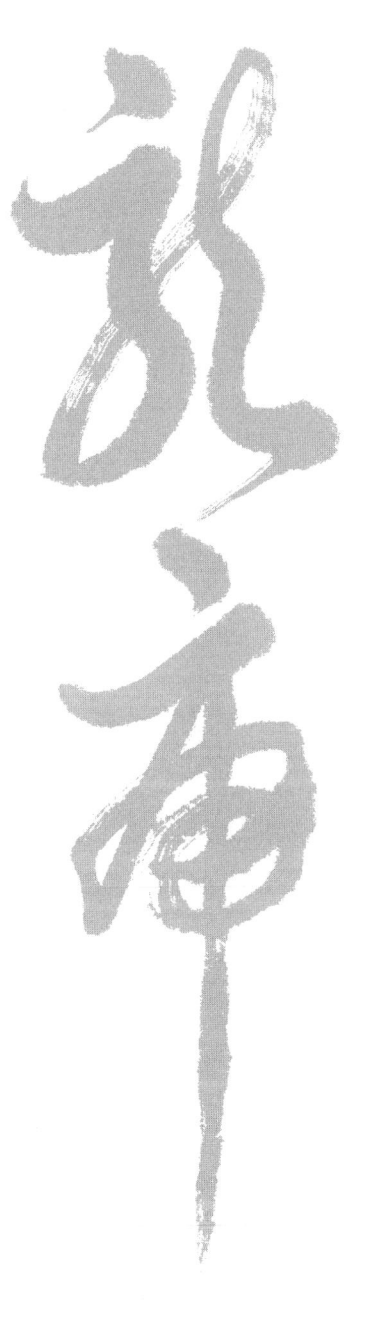

新龍虎秘訣

신용호비결

초판 1쇄 발행 2013년 8월 21일
초판 3쇄 발행 2021년 3월 21일

지은이 | 이승훈

펴낸이 | 이의성
펴낸곳 | 지혜의나무
등록번호 | 제1-2492호
주소 | 서울시 종로구 관훈동 198-16 남도빌딩 3층
전화 | (02)730-2211 팩스 | (02)730-2210

ISBN 979-11-85062-02-0 03240

* 잘못된 책은 바꾸어 드립니다.

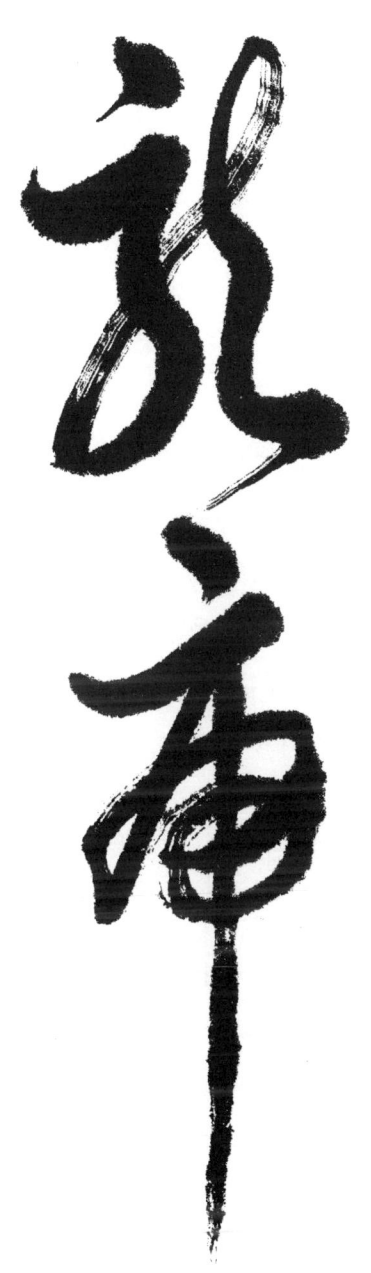

지혜의나무

서문序文

　대체로 하늘에는 천변만화하는 도가 있어서 일월이 가득 차 있는가 하면 기욺도 있고, 땅에는 흥망성쇠의 도가 있어서 기운의 사라짐과 드러남이 있고, 사람은 선악미추의 도가 있어서 세속을 초탈한 성인이 있는가 하면 세속의 한 가운데서 삶의 낙을 찾는 이른바 범부가 있으니 이는 고금에 걸쳐 변하지 않는 한결같은 이치이다.
　천지인天地人을 삼재三才라고 한다. 이 말은 사람도 천지와 동격이라는 말이다. 그런데 천지와 더불어 장구할 수 없는 것은 무엇 때문인가? 천지가 자연이면 사람도 자연이다. 자연은 사람을 배척하지 않고 포용하고 또 어루만져 준다. 여기에다 하나 더 보탰다. 무위가 그것이다. 무위는 어떤 방향이나 장소나 모양 모습에 의하여 가로막히지 아니한다. 그래서 무위자연은 청정한 그대로이고 위엄을 만들지 아니 한다. 그러면 무위자연은 어디서 찾아야 하는가? 하늘과 땅을 낳아서 기르고 일월을 운행시키고 만물을 길러내는 어머니가 있으니 그것이 곧 도道이다. 마땅히 무위자연의 상태에서 도道를 만날 수도, 얻을 수도 있다. 과연 도를 얻었다면(得道) 천지와 같이 장구할 수는 있는 것일까? 즉 윤회의 고리를 끊을 수 있겠는가?

답은 현신한 부처와 진선들이 이미 몸으로 보여 주었다.

"세간에서 가장 얻기 어려운 것이 사람 몸 받는 일이다. 사람으로 태어나서 가장 얻기 어려운 것이 도이다." 먼저 도의 세계로 들어간 선각자의 말이다. 비록 사람이 삼재품 대열에 끼어 만물의 영장이 되었으나 그것을 최상으로 끌어올리는 일은 스스로에 달려 있다고 할 것인즉 도가수련을 선택한 선각자의 넋두리 같지만 후학도 들에게는 경각심을 일깨우는 일갈이기도 하다. 즉 너무 쉽게 생각해서 쉽게 얻으려 하지 말라는 일침이기 때문이다. 그래서 나는 이 길을 가야 하는가에 대해서 많은 망설임을 감당해야 했다. "인류가 탄생한 이래 많은 득도 지망생들이 이 길에 나섰지만 유·불·도를 포함하여도 정과를 이룬 사람은 과연 몇이나 되느뇨?" 나 자신에게 물어 보았다. 바로 답이 돌아왔다. "석가세존께서도 500생을 윤회하고 득도하여 대각을 이루셨느니…." 그렇다. 득도하겠다는 것에 매달리면 또 다른 번뇌와 망상이 나의 뼈와 살을 파고들어 올 뿐이다. 그래서 아무 생각 없이 시작했다. 도의 정신만을 보고 무식하게 뛰어들었다. 많은 시행착오를 거쳤다. 무엇보다도 늦은 나이에 시작한 공부이기에 아까운 시간을 허비해 버린 것이 아쉽지만 그래도 그런 경험이 있었기에 얻을 수 있는 것도 있었다. 그중 하나는 진가를 식별할 수 있는 능력이다. 간단한 예를 든다면 이 공부를 처음 시작하는 사람은 배우고자 하는 문중이 얼마나 오랜 전통과 정통성이 있느냐를 알아본 다음, 배우는 공법으로 진선들이 배출되었느냐, 그리고 직접 가르치는 선생님의 공능은 실재 존재하느냐, 또 선생님 은사의 경지는 어느 정도냐, 정도만 검증해도 충분한 답이 될 것이다. 콩에서 팥이 생기지 않으며 봉황이 까마귀를 기르지 아니하는 것과 같이 삿된 스승이니 이싱한 지파들은 모두 당대에 만들어져서 수 천만 명의 회원을 거느린다고 자랑했지만 결국 당대에 사라져 버리고 말았지 않았는가? 도가의 도조는 노자다. 노자의 맥을 이어받아 그 공법을 계승하는 종파의 정통성을 이어가는 것이 우리의 공부다.

또 하나는 반드시 명사明師와 만남이다. 대개는 항간의 잡설과 주워들은 학설로서 지엽적인 것만 추구하다 보니 대도가 날로 멀어지게 되고, 이단이 다투어 일어나는 풍속은 예나 지금이나 변함이 없으며, 만고의 진리를 가장하여 배우는 이들을 미혹에 빠트리면서 요결을 가르치고 법식을 전수하니 섬뜩하지 않을 수 없다. 하늘을 감동시키는 공덕을 쌓아야 명사와의 인연을 짓는 법. 만약 명사의 지점이 없다면 어떻게 화로를 앉히고 솥단지를 세울 것이며 어떻게 채약하여 약을 얻는다 하겠는가. 간을 가리켜 용이라 하고 폐를 호라 하나 어떻게 교합시킬 수 있으며, 감坎이 연鉛이 되고 이離가 홍汞이 됨을 알지만 어떻게 빼고 더함을 얻을 수 있겠는가. 어떻게 하거河車를 굴리고 화후조절은 어떻게 할 것이며 어떻게 활자시를 기다려서 공양하며 어떻게 결태와 결단은 할 것인가. 이것을 명사의 지점 없이 삿된 스승을 만난다거나 또는 책이나 보고 혼자 공부한다면 옆길로 빠져 버리게 되는 것은 자명한 일, 털끝만 한 차이도 결국 천리의 거리를 갖게 한다는 것을 머리가 아닌 몸으로 익혔다.

"달마가 서쪽에서 한 글자도 가지고 온 것이 없고 오직 마음과 뜻에만 의지하여 공부 하였으며, 만약 책 속에서 불법을 찾을 수 있다면 붓 끝으로 동정호洞庭湖의 물을 찍어 다 말릴 것이다."라고 한 것은 선禪의 수행은 글자에 매달리지 말라는 말이다. 도가의 공부 역시 수학修學이나 수행修行이 아닌 수련修煉이니만큼 명사의 지점 없이 책속에서 답을 찾으려고 한다면 그 결과는 그림자陰功만을 보게 될 것이고 또 그것만을 갖게 될 뿐이라는 것을 알게 된 것만으로도 시행착오에 대한 보상이 되었으리라!

공부가 익어가고 눈이 트이게 되면서 이것저것이 보였다. 그중에 하나가 우리나라의 선도에 대한 인식과 저변에 깔려있는 기반이 너무 취약하다는 점이다. 유럽의 경우만 해도 1920년대에 중국의 북경에서 머물고 있던 독일학자 Richard Wilhelm이 여동빈 조사가 저술한『태을금화종지太乙金華宗旨』를 본국으로 가지고 가서 심리학자 C. G. Jung 등과 연구한 결과 과학적 가치를 인정하고 1926년 번역을 완성하였고 1929년 출간하였다. 그 뒤 1931년에는 영문판을 출간하여 영국 등으로 전파되었고 1961년에는 일본학자 탕천태웅湯淺泰雄과 정방소부定方昭夫에 의해 일어로 번역 출간되기도 하였다. 우리나라는 2세대를 넘긴 70여 년이 지난 후 1990년대에 이르러 리하르트 빌헬름의 영문판 번역을 저본으로 이윤희·고성훈 공역으로 출간되었으나 지금은 이마저도 절판된 상태이어서 찾을 길이 없다. 이러한 현실이 옛날 "환인桓因이 동방東方 선파仙派의 종조宗祖이다"라고 자부하는 우리나라 선도의 현주소이다. 부끄러움을 넘어 서글퍼지기까지 한 것은 나만이 아닐 것이다.

우리나라에는 선도에 관한 역사를 기록한 저술은 많으나 전통 선도를 공부하는 과정, 즉 교육용으로 저술한 것은 16세기 전반기를 살아온 북창 정염鄭𥖝(1506~1549)의『용호비결龍虎秘訣』을 꼽을 수 있고 그 밖에는 일반에게 알려진 것이 없다. 북창은 그 시대 기인으로 유·불·도를 넘나들면서 소요자재한 분으로『용호비결』이란 걸작을 세상에 내놓았다. 470년이 지난 지금까지도 선도를 지망하는 후학도 들에게 귀감이 되고 있으며, 그로 인해 선도의 맥은 단절됨이 없이 면면히 이어지고 있다.

옛날에는 선도에 관한 책을 펴내는 데 생각보다는 신중을 기했다. 중국의 어느 선인은 선도에 관한 글을 쓰는 소회를 다음과 같이 밝히기도 했다.

"무릇 무극진도는 자고로 입에서 입으로만 서로 전하며 감히 붓으로 기록하여 글로 남기지 아니한 것은 행위가 바르지 못한 사람들이 얻으면 반드시 하늘의 견책譴責을 만날 것을 두려워 한 것이다. 비록 글을 써서 그 가운데 도를 담아 놓는다 해도 반드시 비유의 말로 하였는데, 어머니는 숨겨두고 아들만 말하고 뿌리는 숨기고 가지만 말하였다. 대개 이런 것은 사물을 빗대어 도를 밝힌 것인데, 마치 장 씨의 관을 이 씨가 쓰고 있는 격인 것이다. 나 역시 함부로 누설하지 못하고 이제 이 진도를 어렴풋이나마 대강만 드러내어 도를 찾는 증빙이 되게 하고 자칫 잘못하여 사도방문에 떨어지는 일이 없도록 할 뿐이다."

도가의 책들을 보자면 대부분 은어가 많고 비유를 써서 이야기 하는데 간단한 예를 들면 "삼성三姓이 이미 회합하고 이물二物이 서로 끌어안아서…"의 문장 중에서 삼성은 정精·기氣·신神을 말한 것이고 이물은 연鉛과 홍汞을 말한 것이다. 또 몸 부위 어느 지점을 상징하는 단어도 혼란스러울 정도다. 즉 상단전을 지칭한 용어만도 약 50개 중단전을 말하는 용어도 70여 개에 이른다. 그것뿐이 아니다. 수련을 시작할 때 가장 기본적인 호흡만 해도 코로 숨을 쉬는 비 호흡에서부터 발뒤꿈치로 쉬는 종식踵息과 마지막 태식胎息까지 20여 종류가 된다. 어찌 간단하고 쉽다고 할 것인가? 사정이 이렇다 보니 그것들을 이해하기 위해서는 총명聰明하지 않으면 여간한 노력으로는 불가능하다. 예로부터 천기를 가벼이 누설하지 않는다는 원칙이 있었고 그것을 경직되게 따르다 보니 지극히 자연적인 현상으로 받아들여지긴 하지만 그래도 한 귀퉁이에 불만이 남아있는 것은 어쩔 수 없다.

9세기 중반 김가기金可紀라는 신라인이 있었다. 그는 원효나 의상과 동시대를 살아온 사람이다. 그도 새로운 문물을 배우겠다고 당나라로 유학길에 올랐다. 그리고 섬서성 종남산 자오곡에서 종리권에게 선도를 배운다. 40여 년을 정진한 후 옥황상제의 부름을 받고 2,000여 명이 지켜보는 가운데 우화등선羽化登仙 한다. 『속신선전續神仙傳』에 의하면 신선술을 공부하여 우화등선한 사람은 모두 16명이라고 한다. 당시 신라인 김가기도 당당히 16선 중 한사람이 되면서 중국도교의 신화적 존재가 되었고 우리나라 사람으로는 유일무이하다.

그도 유학중에 두고 온 고향을 잊지 못해 한차례 귀국하게 된다. 그리고 다시 당나라에 가서는 영영 고국을 찾지 못하게 되는데, 나는 여기서 또 불만이다. 그가 애국심이나 민족성을 발휘해서 고국에 돌아와 백년대계를 위해 후학을 길러내는 일을 했어야 했고 고국의 산천에서 우화등선을 했어야 한다고 따지고 싶은 것이다. 우리나라에도 종리권이나 여동빈 같은 훌륭한 조사들의 역할이 있었다고 생각해 보라! 우리 선도 역사는 독립된 새로운 국면을 맞았을 것이고, 찬란한 꽃을 피워냈을 것이고, 그 열매의 씨앗은 유구한 세월 속에서 면면綿綿이 전해 내려왔을 것이다.

지금도 독일에서는 『태일금화종지』를 근간으로 선도에 관한 연구가 매우 활발하다고 한다. 선생님(王力平) 말씀을 유추해 보면 수련생들의 공력이나 연구·노력하는 부분에서 우리나라의 수준을 능가하고 있었다. 정신이 번쩍 들었다. 도가의 선도라는 것이 아시아인의 전유물인 양 알고 있었는데 그것은 착각이었다. 선도와 무관해 보이는 유럽에서부터 자기들의 것으로 만들고 있지 않는가! 그것뿐이 아니다. 지난 2010년에는 미국인 선도 지망생들이 중국에서 함께 공부한 적이 있다. 그들의 공부에 대한 열정 하나만 보아도 미국 등 전 세계적으로 선도의 기류가 확산되어 가고 있다는 조짐이다. 선도의 세계화다. 고무적이고 반가운 일이다. 우리도 그들에게 뒤떨어지지 말고 함께 경쟁력을 키워야 한다는 숙제가 선도의 길을 가는 선도인 모두의 어깨에 떨어졌다.

요즈음 개혁이니 변화의 물결이니 하는 것들이 유행이다. 선도도 예외는 아니라고 생각한다. 선도가 백안시되어 온 인식을 새롭게 하기 위해서는 지금까지의 방법을 벗어나 새로운 안목으로 바라볼 수 있는 환경을 조성하여 하여야 한다. 이 일은 선도인의 몫이다.

이 책을 펴내면서 고백하고 싶은 것은 파리 날개만 한 힘을 가지고 저 높은 창공을 나는 붕새의 모습을 흉내만 내는 것 같아서 부끄럽고 걱정이 앞선다. 아무쪼록 독자들이 선도를 바른 눈으로 보고 또 바로 보이는 데에 이 책이 일조하였으면 하는 바람을 가져 본다.

靈鷲山 아래 靈芝谷 芝山洞에서

靈龍子 이승훈 謹識

차례

서문序文 | 4

제1편 人自不二 인자불이

자연의 생명生命은 순환循環이다 | 19

사람의 생명生命은 일기一氣로부터 시작되었다 | 28

사람의 생명과 함께한 또 다른 탄생 | 37

   (1) 성性 & 명命 | 39

   (2) 원신元神 & 식신識神 | 46

   (3) 혼魂 & 백魄 | 49

   (4) 정精 & 기氣 & 신神 | 52

   (5) 선천先天의 기수起數 | 56

   (6) 12정경正經과 기경8맥奇經八脈 | 62

공수래空手來 공수거空手去는 공수표空手票다 | 67

호법신護法神 | 78

선천先天과 후천後天 | 83

제2편 道도

신神의 조화造化 유儒·불佛·도道 | 95

무위無爲의 세계世界 도道 | 100

도道를 이어주는 경전經典들 | 105

    (1) 도덕경道德經 | 107

    (2) 태상노군설상청정경太上老君說常淸靜經 | 112

    (3) 남화진경南華眞經 | 117

    (4) 황제음부경黃帝陰符經 | 121

    (5) 도장道藏 | 124

수련을 이끌어 주는 도서들 | 126

    (1) 종여전도집鍾呂傳道集 | 126

    (2) 영보필법靈寶畢法 | 133

    (3) 태을금화종지太乙金華宗旨 | 136

수련을 이끌어 주는 용어들 | 146

    (1) 현玄 | 146

    (2) 현관玄關 | 149

    (3) 곡신谷神 | 151

    (4) 청탁淸濁 & 동정動靜 | 153

    (5) 내공內功 | 156

    (6) 호흡呼吸과 호식呼息 그리고 태식胎息 | 159

        ① 호흡과 호식 | 159

        ② 폐기閉氣 | 163

        ③ 태식 | 165

(7) 주천周天 | 166

　　(8) 화후火候 | 171

　　(9) 감리坎離 | 173

　　(10) 용호龍虎 | 175

　　(11) 연홍鉛汞 | 178

　　(12) 목욕沐浴 | 179

생활 속의 도 | 182

　　(1) 일상에서 양생술 | 182

　　(2) 여자의 생리와 기의 작용 | 185

　　(3) 몸 안의 탁기濁氣에 물의 쓰임 | 187

　　(4) 도가의 음식 | 190

제3편 丹道단도의 길

무하유지향無何有之鄕을 찾아 | 197

수련 체계修煉體系 | 203

　　(1) 정좌공의 체계 | 204

　　(2) 연신섭기煉身攝氣 인선법引仙法 | 205

　　　　1) 제1법 수심정좌收心靜坐 | 207

　　　　2) 제2법 조신調身 | 208

　　　　3) 제3법 무시무청無視無聽 | 208

　　　　4) 제4법 수시반청收視返聽 | 208

　　　　5) 제5법 조범식調凡息 | 208

　　　　6) 인선님보고공女神二步功 | 209

7) 제7법 조진식調眞息 | 209

　　　8) 제8법 수무루修無漏 | 209

　　　9) 제9법 내시반청內視反聽 | 210

　　　10) 제10법 응신적조凝神寂照 | 210

　　　11) 제11법 청식수식聽息隨息 | 211

　　　12) 제12법 양심목욕養心沐浴 | 211

　(3) 인체내공선人體內功線 | 212

　　　1) 삼관三關 | 212

　　　2) 삼전三田 | 214

　　　3) 6선六線 | 214

　　　4) 사면四面 | 215

　(4) 안신조규安神祖竅 | 216

　(5) 진양화進陽火 퇴음부退陰府 | 217

　(6) 연정화기煉精化氣 인선공人仙功 | 220

　　　1) 음양필배陰陽匹配 | 221

　　　2) 취산수화聚散水火 | 222

　　　3) 용호교구龍虎交媾 | 222

　　　4) 소련단약燒煉丹藥 | 223

　(7) 연기화신煉氣化神 지선공地仙功 | 224

　　　1) 주후비금정肘後飛金晶 | 225

　　　2) 옥액환단玉液還丹 | 226

　　　3) '금액환단金液還丹' | 227

　(8) 연신환허煉神還虛 천선공天仙功 | 228

1) 조원연기朝元煉氣 | 229

2) 내관교환內觀交換 | 230

3) 초탈분형超脫分形 | 231

(9) 여선女仙들 이야기 | 233

① 서왕모西王母 | 234

② 손불이孫不二 | 240

제4편 靜坐정좌

정좌靜坐 체계體系 | 251

효율적인 정좌수련 시간대 | 254

반좌盤坐의 자세 | 256

(1) 수식手式 | 258

(2) 입정入定 | 260

『태을금화종지太乙金華宗旨』의 수련 단계와 방법 | 265

1) 역개천목力開天目 명심견성明心見性 | 266

2) 안신조규安神祖竅 회광수영回光守靈 | 274

3) 응신기혈凝神炁穴 문무목욕文武沐浴 | 282

4) 반관내조返觀內照 운화오행运化五行 | 286

왕중양조사王重陽祖師의 심전心傳 | 295

1) 옥액玉液(소약수련) | 297

2) 산약産藥(대약수련) | 298

3) 채약采藥(대약채취) | 299

4) 득약得藥(대약을 얻음) | 300

5) 온양溫養(목욕) | 301

기식氣息의 신비 | 303

정좌를 이끌어주는 보조공 | 310

   1) 삼공三功 | 310

      ③ 보조공補助功 | 315

   2) 오술五術과 구법九法 | 319

      ① 오술은 명命, 상相, 복卜, 산山, 의醫를 말한다 | 319

      ② 구법九法이란 아홉 종류의 법술을 말한다 | 321

제5편 道家도가의 系譜계보

신선체계神仙體系 | 325

   1) 오등선五等仙 | 325

   2) 삼청三淸과 존신尊信 | 331

   3) 천지일월성신 등 제 대신天地日月星辰等諸大神 | 331

   4) 진인과 선인眞人·仙人 | 335

      ① 사대진인四大眞人 | 335

   5) 계파系派 | 336

   6) 도교의 인물 | 339

후기後記 | 344

제I편 人自不二 인자불이

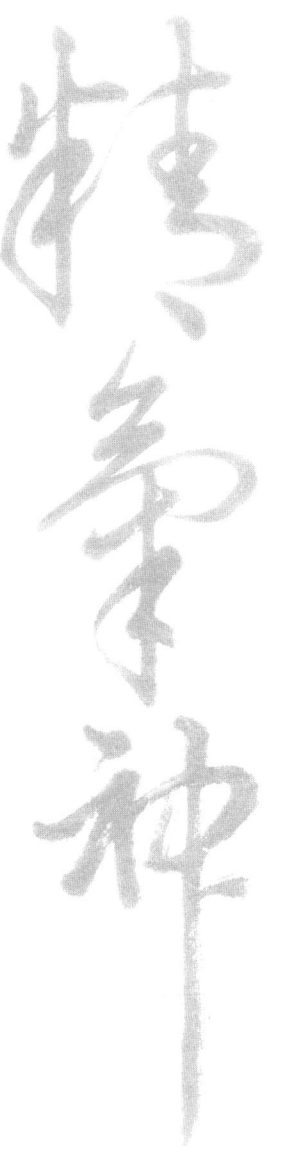

자연의 생명生命은 순환循環이다

우주가 탄생하기 이전이 있었다. 무극無極의 세상이었다. 헤아릴 수도 없는 홍몽鴻濛한 기운은 혼돈混沌의 소용돌이 속에서 분열하기 시작하였다. 그리고 무극의 선천先天에서 태극太極의 후천後天의 세상이 열리더니 다시 음양陰陽으로 나누어진다. 가볍고 맑은 기운은 위로 떠서 하늘이 되었으니 그 성질은 양陽이다. 무겁고 탁한 것은 아래로 내려와 엉긴 것이 땅이 되었는데, 그 성질은 음陰이다. 하늘의 맑은 기운과 땅의 탁한 기운이 섞인 것을 사람이라고 하며, 그 성질은 음양이 반반으로서 조화를 이루고 있다. 이렇게 세상에 우주가 탄생한 것이다. 선천에서 후천세계가 도래한 것이다. 당연히 사람도 천지인天地人 삼재三才 가운데 끼여 천지와 동격을 이룬다. 그래서 사람을 소우주라고 말함이다.

이렇게 우주의 탄생에서 보듯이 무극에서 태극으로 전화轉化 될 때, 즉 선천에서 후천으로 바뀔 때는 반드시 혼돈이라는 대가를 치러야 한다. 이 혼돈은 선천의 세계를 뛰어 넘는 과정에서 생기는 소용돌이다. 이 소용돌이에 말려드는 것은 선천의 기억을 잊어버리기 위해서라고 하니 자연의 신비는 경이롭기만 하다.

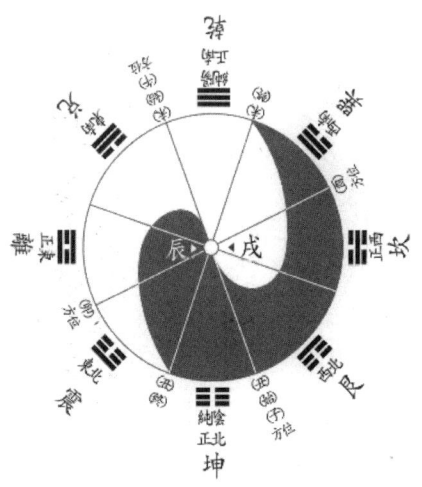

태극도太極圖

　천지의 탄생도 이럴지어니 하물며 사람과 생명력을 갖는 모든 만물의 탄생도 예외일 수는 없어서 모두 자기의 격에 맞는 혼돈을 거쳐서 탄생하게 된다.
　이 혼돈을 겪으면서 처음으로 나누어진 하늘과 땅이 자리를 잡았으니 그 형체는 알과 같아 육합六合(동서남북상하)으로 둘러쌓어 공처럼 둥글다고 한다. 해와 달은 하루마다 한 번은 그 위를 운행하고 한 번은 그 아래를 운행한다. 해는 동에서 떠서 서쪽으로 지기 전까지가 낮이 되고 서쪽으로 져서 동으로 다시 뜨기 전까지가 밤이 된다.
　21세기 과학은 우주선이 달나라까지 정복한 문명의 시대를 열었다고 하지만 고인古人들도 해와 달에 대해서 연구하지 않은 것은 아니었다. 다만 정복에 의미를 두지 않고 무위無爲로서 자연 그대로 받아들였을 뿐이다.

년年의 시작은 동지부터이다. 이때는 일출이 오전 7시 50분이고 일몰은 오후 4시 50분이어서 하루 중 낮이 제일 짧다. 이때부터 일출과 일몰을 거듭하면서 남에서 북으로 이동하면서 겨울에서 차례로 여름에 이르니 따라서 추위가 더위로 되어가는 과정이다.

또한 동지에서 생긴 하나의 양陽이 점차로 발전해 가는 과정이기도 하다. 년의 반을 이동하면서 하지를 맞으면 절정을 맞은 양에서는 음陰이 다시 생기고 일출은 4시 50분이고 일몰은 7시 50분이어서 하루 중 낮이 제일 길다. 이때부터 해는 다시 북에서 남으로 이동하면서 더위가 추위로 변화되어 가는 과정을 반복 순환循環한다. 여름의 낮은 겨울의 밤과 같고 겨울의 낮은 여름의 밤과 같아지는 공평성을 가지고 자연은 순환하는 것이다.

태양은 이렇게 년을 하나의 시時로 삼아 순환하여 도를 잃지 않으므로 1년이 지나면 또 1년이 있어 영구히 운행된다.

달이 뜨고 지는 것은 해와 다르다. 달이 차면 백옥반 같은 만월滿月이 되어 천하에 밝음을 과시하지만 달이 기울면 형상이 깨진 거울 같아서 삭월朔月이 되어 어두움 뒤로 숨어 버리는 것이 달의 영측盈昃의 이치이다.

달은 혼魂과 백魄이 존재하는데, 유형有形무질無質이다. 인체에도 혼백이 있는데, 혼은 얼이고 백은 넋이다. 백은 서방에서 거주하고 혼은 동방에서 거주한다. 인체에서는 혼은 간(東을 상징)에서 거주하고 백은 폐(西를 상징)에서 거주하니 자연의 세계와 대응된다. 육안肉眼으로 보아서 보이는 부분이 백이고 육안으로 보아서 보이지 않는 부분이 혼이다. 음력으로 초하루가 되면 달은 서쪽에서 백을 싣고 동쪽에서 혼을 빌어 밤에 빛을 비추니 혼이 낮에 감추어졌기 때문이며, 백 가운데 혼이 생겨서 초경初更(8-10

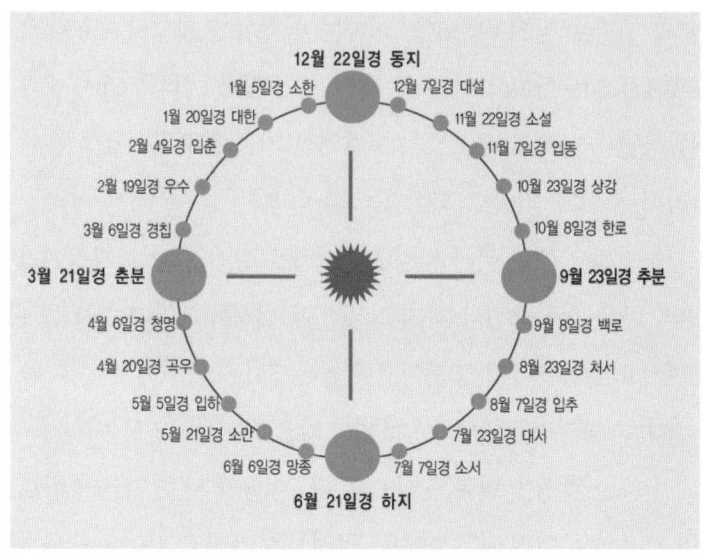

24절기도

시)에 빛을 비추었고 그것이 다시 뜨고 지면서 차츰 서에서 동으로 간다. 상현上弦(7~8일)에는 백 가운데 혼이 반이니 남에서 빛을 비추고 보름이 되면 백 가운데 혼이 가득 차는데, 해와 서로 마주보며 동에서 빛을 비춘다. 다음부터는 혼 가운데 백이 생기고 하현下弦(22~23일) 때에는 혼 가운데 백이 반이고 새벽에 혼이 남에서 감추어졌다. 그믐에는 혼 가운데 백이 가득 차니 해와 서로 등지고 새벽에 혼이 동에서 감추어진다. 이렇게 매 달마다 순환한다.

달이 해의 혼을 받아서 해가 달의 백을 변화시키면, 약 15일은 달이 그 백을 빼고 해가 그 빠진 백만큼 혼을 더하여 정화精華가 이미 가득 차므로 세상을 밝게 비춘다. 그렇지 않으면 초승달이 상현으로 변하고, 상현이 보름으로 변할 리가 없는 것이다. 만약 달이 음의 백으로 돌아오고,

해가 양의 정精을 거두면, 뒤 15일은 해가 그 혼을 빼고 달이 그 빠진 혼
만큼 백을 더하여 밝게 비춤이 이미 시들어 음의 백이 차게 된다.

　이것이 달이 차 있고 기움의 이치이다. 동지 이후에는 해와 반대로 월
출이 북에서 남으로 이동하니 여름의 낮에 비유되고 하지 뒤에는 월출이
남에서 북으로 이동하니 겨울의 낮에 비유된다. 이렇게 월이 지나면 다시
월이 시작되는 순환이 끊이지 않고 그 도를 잃지 않으므로 영구히 달이
운행된다.

매월 달의 운행에 따른 음양의 소장과 괘상

일 시	음양의 진행으로 消長되어가는 과정	괘상
初一日 亥時	天上日月並行. 천상의 해와 달이 병행하여 ☷ 곤괘가 되어	坤爲地 괘
初三日 巳時	進一陽. 一陽이 나아가서 ☳ 복괘가 되고	地雷復 괘
初五日 亥時	進二陽. 二陽이 나아가서 ☱ 임괘가 되고	地澤臨 괘
初八日 巳時	進三陽. 三陽이 나아가는데 鉛八兩이 되어 ☰ 태괘가 되고	地天泰 괘
初十日 亥時	進四陽. 四陽이 나아가서 ☳ 대장괘가 되고	雷天大壯 괘
十三日 巳時	進五陽. 五陽이 나아가서 ☱ 쾌괘가 된다.	澤天夬 괘
十五日 亥時	進六陽.	乾爲天 괘

	六陽이 나아가는데 ䷀ 건괘가 된다. (君子終日乾乾. 純陽之體也. 若不用火鍛煉. 過此必又生陰矣 역경에 군자는 종일토록 건하고 더욱 건하여서 순양체이다. 만약 회를 써서 단련하지 않으면 이것이 지나쳐 반드시 음이 생긴다.)	
十八日 巳時	進一陰. 一陰이 나아가서 ䷫ 구괘가 되고	天風姤 괘
二十日 亥時	進二陰. 二陰이 나아가서 ䷠ 돈괘가 되고	天山遯 괘
二三日 巳時	進三陰. 三陰이 나아가서 汞半斤이 되어 ䷋ 비괘가 되고	天地否 괘
二五日 亥時	進四陰. 四陰이 나아가서 ䷓ 관괘가 되고	風地觀 괘
二八日 巳時	進五陰. 五陰이 나아가서 ䷖ 박괘가 된다	山地剝 괘
三十日 亥時	進六陰. 六陰이 나아가서 ䷁ 곤괘가 된다.	重地坤 괘

　우리의 민속적인 풍속의 하나로 매달 음력 초 3일이면 나이 드신 보살(여자)들이 사찰이나 무속인을 찾아 공양도 드리면서 기도를 하는 풍습이 있다.

　그런데 왜 초 3일이어야 하는가? 위 표에서 답이 나왔다. 즉 월중 초 3일에 처음으로 천기天機가 한 번 움직여서 원양元陽이 생겼기 때문이다.

　이 원양을 일양시생一陽始生이라고 하며, 이것이 한 번 움직이는 것을 일양초동一陽初動이라고 하는데, 연중으로 말하면 동지가 되고 사계절로 말하면 봄이 되고 하루로 말하면 자시가 된다. 수련 시에는 이 원양이 한 번 움직여서 변한 것을 원정元精이라하고 그것이 다시 한 번 동動하여 욕화慾火가 된 것을 탁정濁精이라고 한다.

우리 조상들은 원양이 생기는 계기를 매우 상서롭게 보았는데, 그래서 입춘 일에는 입춘대길立春大吉 건양다경建陽多慶 이라는 입춘 축을 대문 앞에 붙이고 양을 맞이하였다. 이런 풍습은 음에서 양으로 바뀌면서 천지운용의 기미에 변화가 생기는데, 그 변화를 놓치지 말고 받아들여서 좋은 쪽으로 이용하자는 취지이다.

그래서 수련하는 사람들도 일양시생과 일양초동의 시기에 맞추어 수련함으로써 공력을 극대화시키기도 한다. 특히 앞의 표에서 보여 주듯이 초8일과 23일은 양중음반과 음중양반으로서 연鉛과 홍汞이 생기는 시기이므로 연홍을 상투시켜서 단을 만드는 절호의 기회이기도 하다. 단을 단련하기 위해서는 연 8량과 홍 반 근을 합하여 1근의 단을 만들게 된다. 남자나이 2×8=16세가 되면 양정이 만족하게 되니 이를 한 근으로 비유하였다. 따라서 신과 기가 적절하게 조화되고 연과 홍, 내약과 외약, 성과 명이 적절히 조화, 합성된 것을 반근 8량이라고 한다.

그리고 숫자에도 음과 양이 있는데 홀수를 양으로 보고 짝수를 음으로 본다. 그래서 양의 달에는 월과 일에 같은 숫자가 중복돼는 날을 상서롭게 여겼다. 즉 1월 1일은 설날이고 3월 3일은 삼짇날이고, 5월 5일은 단오절이며 7월 7일은 칠석이고 9월 9일은 중구일이다. 우리 조상들은 이렇게 양이 겹치는 날을 상서롭게 받아들여서 거기에 걸맞은 미풍양속을 만들어 즐기기도 했다.

천지가 운용運用 하는 기미를 공간空間, 시간時間, 기氣라는 세 가지 측면으로 인식해 볼 필요가 있다.

　공간적 측면에서 논하면 위는 하늘이고 아래는 땅이다. 고인들은 하늘과 땅의 거리를 84,000리라고 규정했다. 하늘에 속하는 위의 면이 42,000리이며 양陽의 위치이고 땅에 속하는 아래의 면이 42,000리로 음陰의 위치에 있으면서 음양이 승강昇降을 반복하고 있다.

　시간적 측면을 따른다면 1년은 4계(1계=90일), 8절(1절=45일), 24절기(1절기=15일), 72후(1후=5일), 360일, 4,320시진時辰(1시진=2시간)으로 구분해 놓았다. 하루는 12시진이다.

　기의 측면을 따르면 하늘과 땅 사이에 음양의 기가 운행하면서 4계절과 한 달과 또 하루를 이끌어 가고 있다. 음중의 양기와 양중의 음기가 모두 규율이 있어서 땅의 기온 변화도 따르게 된다. 모두 기의 작용이다.

　지기地氣가 상승하여 올라간 것은 구름이 되고 흩어지면 비가 되어 내린다. 천기天氣가 하강하여 흩어지면 안개가 되고 응결하면 이슬이 된다. 음기가 쌓여 과해지면 이슬, 비, 서리, 눈이 되고 양기가 과해지면 안개, 연기, 구름과 노을이 생긴다.

　인체도 마찬가지다.

　먼저 공간空間적 측면에서는 심장은 하늘에 비유하고 신장은 땅에 비유하며 그 거리는 8촌 4푼八寸四分이다. 음양으로는 간장은 양이며 폐장은 음이다.

　시간時間적 측면을 따르면 1일을 8괘(1괘=3시간)를 써서 8개의 시간으로 나누어 표시하였고 이것을 천시의 4위四位 즉 자子, 오午, 묘卯, 유酉의 시간으로 분류했다. 자(腎)에서 묘(肝)까지는 음 가운데 양이 절반이니 태음으로서 소양을 일으키고 묘에서 오(心)까지는 양 가운데 양이니 순 소양이 태양을 일으키고 오에서 유(肺)까지는 양 가운데 음이 반이니 태양으로 소음을 일으키고 유에서 자(腎)까지는 음 가운데 음이 있으니 순 소음이 태음을 일으킨다. 이것이 하루 중의 시時이며 사람이 살아있는 한 순환·반복한다.

기氣의 측면을 따르면 자시에 신장 가운데 기氣가 생겨서 묘시에 간에 도달하고 오시에는 심장으로 도달한 기가 쌓여서 액液이 생기고 유시에는 그 액이 폐장에 도달하며 자시에 액이 신장에 쌓여 기가 생긴다. 인체의 음양의 기가 운행하면서 음 중의 양, 양 중의 음기가 모두 규율이 있어 변화를 일으킨다.

또한 천지간의 거리가 84,000리라면 인체의 심장(天)과 신장(地)의 거리를 8촌 4푼으로 보고 또한 인체에는 84,000개의 모공毛孔이 있고 1년이 365일이면 인체에는 365골절이 있으며 1년이 12달이라면 인체에는 12경락이 있고 8절에는 인체의 기경 8맥이 있으며 4계에는 4지四肢가 있고 자연이 해와 달이 있다면 사람은 양 눈(좌측 눈은 해, 우측 눈은 달)이 있는 등 자연과 인체의 대응관계를 뗄 수 없도록 설정해 놓았으니 모두 자연의 신비이다. "사람과 자연은 하나이지 둘이 아니다(人自不二)."

사람의 생명生命은 일기一氣로부터 시작되었다

무릇 천지는 태공太空을 근본삼아 사람과 짐승 만물을 생겨나게 하였다고 한다.

사람은 아버지의 정精과 어머니의 혈血, 하늘의 양기와 땅의 음기, 태양의 양혼陽魂과 달의 음백陰魄, 화火의 양신陽神과 수水의 음정陰精을 받아 생겨나는 것이니 사람의 몸은 천지의 기가 조화를 이루어 생겨난 것이다.

사람은 지선至善을 근본삼아 여러 모습으로 태어나는데 부모의 이기二氣가 교합함에 이르러서 부는 곧 양이니 먼저 나아가고 음이 뒤를 따르는데 진기가 진수를 만남으로서 순수한 정精(정자)을 이룬다. 이 순수한 정이 이미 나와 있으면 모의 음陰이 나아가서 만나면 쓰임이 없게 되어 그것을 씻어 내지만 모의 양陽이 먼저 나아가서 만나면 자궁의 앞에서 혈血(난자)이 이어받음으로써 정과 혈이 포태胞胎를 이루니 비로서 무극이 맺혀진다.

이것은 부의 정과 모의 혈로서 조화하여 형체를 이뤄낸 것이어서 처음으로 하나의 기(一氣)가 생긴 것이다. 티끌 하나 없는 순수한 무극 상태의 태胎는 진기眞氣를 품고 모의 자궁으로 들어가 날이 지나고 달이 차면 진기의 조화로 사람이 이루어진다.

이처럼 사람은 순수한 공空에서 시작된다. 처음 교합할 때 부의 정이 먼저 나가고 모의 혈이 뒤에 가서 혈이 정을 감싸면 여자가 된다. 여자는 속이 양이고 겉은 음이니 모의 형상이요, 대개 혈이 바깥에 있기 때문이다. 만약 모의 혈이 먼저 나가고 부의 정이 뒤에 가서 정이 혈을 감싸면 남자가 된다. 남자는 속이 음이고 겉은 양이니 부의 형상이요, 대개 정이 바깥에 있기 때문이다.

　모의 자궁으로 들어간 포태는 어머니의 기와 호흡에 의해 줄이 생기게 된다. 그 줄은 어머니와 연결되어 있고 점차 늘어지며 그 속이 대롱처럼 텅 비어 있어 기가 그 줄을 통해 왕래한다. 그 줄은 앞에는 배꼽, 뒤로는 콩팥에 통하고 위로는 협척에서 인당 산근(양 눈썹사이)에 이르러 구멍이 쌍을 이룬다. 쌍을 이룬 구멍은 아래로 코끝에 이르러 두 개의 콧구멍을 이루어 내니 인체 부위의 제일 첫 번째 작품이다. 비조鼻祖라는 어원은 여기에서 연유되었다. 이때부터 나의 기는 어머니의 기와 통하게 되며 어머니의 기는 천지의 기와 통하게 되고 천지의 기는 태허의 기와 통하게 되면서 구멍과 구멍이 서로 통하여 닫히고 막히는 일이 없어지면서 반달은 양을 생하고 반달은 음을 생하니 이로 말미암아 오장이 생성 되고 육부도 생기면서 주천을 이루는 365골절이 만들어지고 84,000개의 솜털 구멍이 생기는 등 인체 부위가 차례로 완성되어 간다.

　수정란受精卵 중 최소 부분의 양이 머물러 있으면서 최초로 장부를 만든 곳이 양兩 신장腎臟이다. 인체 최초의 원양元陽이 실제로 양 신장 속에 있어서 신장을 생生한 다음 신장은 비장脾臟을 낳고 비장은 다시 간장肝臟을 낳고 간장은 다시 폐장肺臟을 낳고 폐장은 다시 심장心臟을 낳으니 인체의 오장五臟은 완성 된다. 이로써 인체 주요 장부인 오장을 완성했으니 다음

> ### 태아의 생장 과정
>
> 太初 ; 기의 시작, 우주본체의 원시단계, 남녀 음양 2기가 교합하기 이전단계, 태시太始라고도 함.
> 二氣 ; 음양2기, 현대과학논리; 정자의 기와 난자의 기.
> 精血 ; 정자와 난자.
> 胞胎 ; 수정란.
> 太質 ; 形의시작, 음양2기가 교합하여, 새로운 생명을 생성하는 時候, 質은 물질, 혹은 물체.
> 陰承陽生 ; 태아의 질을 잡아 承着시켜 태아의기가 생장함. 양은 태아의 기를 이루고 음은 태아의 물질을 이룸.
> 氣隨胎化 ; 태아의 기와 태아의 질이 붙어서 함께 운화하는 것.
> 太素 ; 質의시작. 태아의 生長적 단계. 즉 선천단계, 이 후에는 오르내림이 있어 황아가 자란다.
> 黃芽 ; 진양의 기와 진음의 액이 서로 교합한 상태.
> 二百八十日形圓 ; 기와 질은 280일이면, 기가 족하고, 형이 원만해짐. 태아가 모체 내에 있는 시간 (남자 선천 수 8과 여자 선천 수에 7을 곱하고 만물을 생하는 오행의 5를 곱한 답이 280일).

은 육부六腑를 만들 차례다. 오장 중 마지막으로 만들어진 심장은 자기와 짝을 이룬 소장小腸을 낳는다. 다음으로 소장은 대장大腸을 낳고 대장은 담膽을 낳고 담은 위장胃腸을 낳고 위장은 방광膀胱을 낳아서 육부도 완성시킨다. 이 모두는 정과 혈을 조화하여 형체를 이루어 놓은 것이다.

여기서 재미있는 것은 각 장부의 생성하는 과정이 모두 오행의 상생관계가 아닌 상극관계에서 이루어진다는 점이다. 오행의 상극에 관한 인식을 새롭게 하는 대목이기도 하다. 오행이 각각 그 성질이 달라 적으로 삼는 것이 상극이니 목은 금으로서 적을 삼고 금은 화로서 적을 삼고 화는 수로서 적을 삼고 수는 토로서 토는 목으로서 적을 삼으니 이것을 다시 역으로 조화를 베풀어 금이 본래 목을 극하는 것이나 목은 도리어 그로 인해 기물을 만들고 목은 본래 토를 극하는 것이나 토는 오히려 이로 인해 생영生榮하게 된다. 토는 본래 수를 극하는 것이나 수는 도리어 이로 인해 넘치지 않게 되며 수는 본래 화를 극하는 것이나 화는 도리어 이로 인해 지나치게 건조하지 않는다. 화는 본래 금을 극하는 것이나 금이 도리어 이로 인해 화를 받아들여 청명함을 이루니 극하는 가운데 새로운 생이 있게 된다.

오행의 목木을 놓고 보면 목은 화火를 생하고 토土를 극한다(木生火, 木克土). 그러나 목이 살아남을 곳은 자기가 극하는 토 밖에 없다. 화는 생해주지만 나머지 금金이나 수水에서는 살아남지 못한다. 토를 만남으로서 뿌리를 박고 성장할 수 있으며 자손을 번성시킬 수 있는 씨앗도 거둘 수 있으며 목 자체의 본성을 펼칠 수 있다. 수극화水克火도 마찬가지이다. 물이 불을 만나야 밥이나 기타 음식 등을 만들 수 있고 불을 만나 물이 뜨거워 져야 물의 효능이 극대화 되어 나타난다. 다른 상극관계도 다 이와 같다. 그래서 상생관계를 모자母子지간이라 하고 상극관계를 부부夫婦지간이라고 하는 것은 위의 장부를 생하는 과정에서 보았듯이 상극관계에서만이 또 다른 생물이 태어나기 때문이다. 그래서 상극관계는 생산을 의미한다.

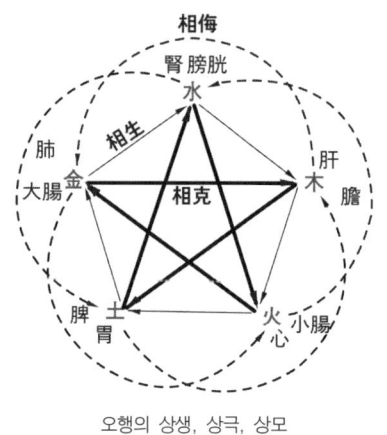

오행의 상생, 상극, 상모

　결혼을 앞둔 남녀가 남자가 목이고 여자가 토일 경우 상극관계라고 해서 파혼되는 우는 범하지 말아야 하는 교훈이다. 그러나 상모相侮 관계라는 것도 있다. 상대를 업신여긴다는 뜻인데 이 경우는 상극의 반대이다. 즉 토모목土侮木이 상모관계이며 이것은 목이 토에게 업신여김을 받으므로 나무는 토에게 뿌리를 내리고 살아남을 수 없어서 좋지 않다.

오행과 장부의 상관표

五行	나무 木	불 火	흙 土	쇠 金	물 水
五臟	간장肝臟	심장心臟	비장脾臟	폐장肺臟	신장腎臟
六腑	담膽	소장小腸	위장胃腸	대장大腸	방광膀胱
相生	木生火(肝生心)	火生土(心生脾)	土生金(脾生肺)	金生水(肺生腎)	水生木(腎生肝)
相克	木克土(肝克脾)	火克金(心克肺)	土克水(脾克腎)	金克木(肺克肝)	水克火(腎克心)
相侮	木侮金(肝侮肺)	火侮水(心侮腎)	土侮木(脾侮肝)	金侮火(肺侮心)	水侮土(腎侮脾)

인체는 이와 같이 무극으로 말미암아 황극皇極이 되고 황극으로 말미암아 태극太極이되어, 양의兩儀와 사상四象과 팔괘八卦와 몸에 두루 365골절과 84,000 솜털 구멍 모두가 최초의 무극에서 비롯된 것이다.

인체가 음양과 사상, 팔괘를 거쳐 성장하는 과정을 알아보기로 하자,

인체 음양의 생성 과정

부모가 交合후 受胎하여				懷胎기간
일수	변화 과정	일수	변화 과정	
15일	陽이 생기고	15일	陰이 생긴다	1개월째
15일	無極이―動하여 皇極의陽이生하고	15일	無極―靜하여 皇極의陰이生한다	2개월째
15일	皇極이―動하여 太極의陽이生하고	15일	皇極이―靜하여太極의陰이生한다	3개월째
15일	太極이―動하여 老陽이 生하고	15일	太極이―靜하여 老陰이 生하고	4개월째
15일	老陽이―動하여 太陽이 生하고	15일	老陰이―靜하여 太陰을 生하고	5개월째
15일	老陽이―靜하여 少陰이 生하고	15일	老陰이―動하여 少陽이 生하고	6개월째
15일	太陽이―動하여 乾이 生하고	15일	太陰이―靜하여 坤이 生하고	7개월째
15일	太陽이―靜하여 兌가 生하고	15일	太陰이―動하여 艮이 生하고	8개월째
15일	少陰이―動하여 離가 生하고	15일	少陽이―靜하여 坎이 生하고	9개월째
15일	少陰이―靜하여 震이 生하고	15일	少陽이―動하여 巽이 生한다	10개월째

위 표는 태아가 태중에서 생성生成되어 가는 과정이다.

여기까지가 사람의 선천先天이라고 한다.

회태한지 10개월째 되면 선천의 기가 만족하게 되어 포태를 찢고 오이가 익어 꼭지가 떨어지듯 한 덩어리가 곤두박질치며 울부짖는 외마디 소리에 무극규無極竅가 터지면서 원신元神과 원기元氣와 원정元精이 무극의 신

천세계를 나와 태극의 후천세계에 자리를 잡게 된다.

태어날 때 선천에서 가지고 나온 원신과 원기 원정은 사람의 삼보三寶이다.

도가의 옛 선인들은 이렇듯 자연적으로 또 자연스럽게 이뤄지는 오묘하고 신비한 태체의 성장과정을 발견하였다. 21세기 선진 과학은 이것을 수긍할 수 있는지 아니면 다른 무엇으로 설명할 것인지 궁금하다.

사람도 선천에서 후천으로 바뀔 때 반드시 거쳐야 하는 과정이 있으니 그것은 혼돈이다. 태아가 10개월을 모태 안에 있을 때 머리는 높고 꼬리뼈는 낮은 자세로 탯줄을 통해 어머니와 교류하다가 달이 차서 출산을 앞두고는 선천의 기억을 잊어버리기 위해 위치가 180도 바뀌면서 포태를 찢고 세상에 나와 탯줄을 끊는 그 순간까지가 혼돈의 과정이다.

출산하는 어머니의 산고産苦도 이루다 말할 수 없겠지만 어머니의 깜깜한 모궁에서 아무것도 모르는 채 좁은 자궁을 거쳐 넓고 밝은 세상을 처음 마주하는 소용돌이에 말려든 신생아에게도 대 변혁이며 죽음을 담보로 한 대가가 아닐 수 없다.

세상에 나와 태를 자른 후 부터는 심장과 폐의 기능이 분리되고 생존환경이 우주와의 상관관계에 놓이게 되면서 오장도 상호 관계를 이루고 그 기능을 발휘하게 된다. 후천세계에 접어든 것이다.

여기서 생명이 탄생하는 신비를 다시 한 번 새기기 위해서 병아리가 탄생하는 과정을 살펴보기로 하자.

암수의 닭이 수정란을 만든 후 어미 닭이 그 알을 품어 21일 만에 병아리로 깨어나게 하는데 이것이 중요하고 묘하다. 영양공급이나 어떤 화학적 작용도 없이 단지 알을 품고만 있었는데 날 수가 차면 껍질을 깨고 병아리가 되어 나오는 것은 정말 신비스런 일이 아닐 수 없다.

도가道家의 단丹에 관한 책에서 언급한 것을 보면 "닭은 알을 품고서 마음으로 변함없이 알 속에서 나오는 소리를 들을 수 있다."고 했는데 이것이 참으로 중요하고 묘한 방법이라고 한다.

닭이 알을 깔 수 있는 것은 따뜻한 기운 때문이다. 따뜻한 기운은 다만 껍질을 따뜻하게 함에 그치고 그 알 속으로 들어가지는 못 하는데 닭이 마음으로 그 기운을 이끌어서 그 속으로 들어가게 한다. 그렇게 하면서 속에서 나오는 소리를 듣는데 그렇게 하기 위하여 한결같은 마음을 그곳에 쏟아붓는다. 마음이 그 속으로 들어가면 기氣도 들어가게 되고 따뜻한 기운으로 생명을 얻어서 알이 깨어져 나오게 된다는 것이다. 암탉이 모이를 먹기 위해서 가끔씩 둥지 밖으로 나가는 경우가 있더라도 변함없이 알 속에서 나오는 소리에 귀를 기울이고 있어서 그 신神을 쏟아붓는 바에 조금도 틈이 없게 하니 따뜻한 기운도 역시 밤이나 낮이나 틈이 없게 된다. 항상 신이 살아 있게 하는 것이다.

알은 무극의 상태이다. 무극에서 어미닭의 따뜻한 기운, 즉 진기眞氣가 조화를 이뤄내서 새 생명을 탄생시킨 것인데 여기서 우리는 한 가지 배우고 넘어가야 할 것이 있다. 위대한 생명이 탄생하는 신비는 값진 영양의 공급이나 어떤 화학적 조합이 아니라는 것을 닭의 부화에서 똑똑히 보았고 그 근원은 진기의 조화라는 것도 확실히 알았다.

이 진기는 알을 깔 때의 암탉이나 임신을 한 어머니 등 만물이 각기 자기 자손을 복제할 때 모태에서만이 생성된다. 이것은 자연을 형성하고 유지하기 위한 자연의 방편이며 자연의 위대한 섭리이다.

태교胎敎라는 것이 유행이다. 태교를 하기 위해서 조용히 명상을 하고 클래식 음악을 듣고 귀감이 되는 독서 등을 하는데 이것은 진기를 생산하고 모으기 위한 방편이다. 몸과 마음을 모두 내려놓고 깊은 선정에 들어서 고요함을 유지할 때 진기는 다가온다. 중요한 것은 고요함이다.

앞으로 태어날 나의 2세가 총명한 아이로 태어나기 바란다면 임산부는 오염되지 않은 한적한 시골에서 자연과 함께 고요함을 유지하는 것만으로 최상의 태교가 될 것이다. 거기다가 임신 중에는 부부간의 성관계를 금하거나 절제하는 것도 곧 태어날 내 2세에게 최상의 총명聰明을 보장하는 선물이 될 것이니 이것이 지상 최대 최고의 태교이다.

사람의 생명과 함께한 또 다른 탄생

　사람이 출생 시 선천에서 부여받은 성과 명, 원신과 식신, 혼과 백, 정·기·신, 선천의 기수, 12경락과 기경 8맥을 말하려고 한다. 그런데 이 모든 것들은 눈으로 보아도 보이지 않는 것들이어서 현대 과학으로부터는 귀신놀음으로 취급되어 외면을 당하는 것도 사실이다. 우리 몸에 있다는 경락이나 경맥도 눈으로 확인 할 수 없어서 양의에서는 인정을 하지 않고 있다.
　물고기는 물을 떠나면 죽고 사람도 공기가 없다면 숨이 막혀 질식할 것이다. 그런데 그 공기라는 것이 눈에 보이지 않는다고 해서 공기는 없다고 주장하는 사람은 없다.
　서양 의학은 인체 해부학이다. 그런데 문제는 해부의 대상이 죽어있는 사람이다. 현대의 인체 생리학生理學은 죽은 시체를 해부해서 얻은 결론이니만큼 생리학生理學이 아니고 사리학死理學이 되어버린 셈이다. 지금 내가 말하려고 하는 것들은 죽으면 다 사라져 버리는 것들이다. 경락이나 경맥까지도 숨이 끊어졌을 때 이미 다 사라져 버리고 없다.
　경락이란 도가에서 고대에 수련자가 장기간 수행하는 과정에서 발견한

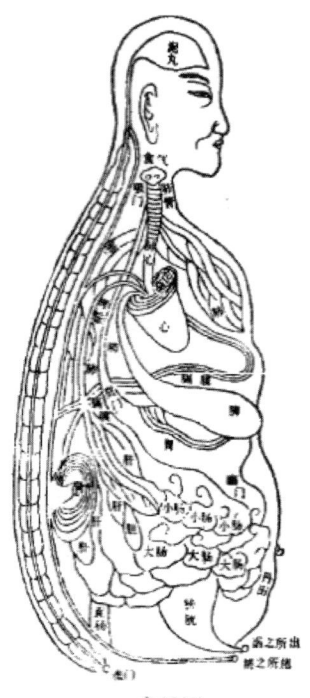
內景圖

> 內景이란
> 1) 내장 및 장부의 생리적 공능과 病理의 변화와 상호 관계를 반영하는 외적 표현이다.
> 2) 사유 활동을 안으로 향하여 장부조직에 어떤 변화가 있는지 관하는 것이다.
> 『黃庭內景經 梁丘子 注書』에서는 "內란 心이다. 景이란 象이다.
> 外象은 日,月,星,晨,雲,霞의 상이요 內象은 血,肉,筋,骨,臟腑의 상이다. 마음이 살고 있는 곳은 몸 안이다. 그 안을 보고 있는 것은 一體의 상이다." 라고 말했다.

인체의 내기內氣 운행의 궤적이다. 이것은 『황제내경』을 저술한 황제黃帝를 비롯한 최고의 경지에 오른 선인들이 살아있는 사람의 몸을 내시內視하여 얻은 것들이다. 선인들이 후손에게 남겨준 귀중한 유산인 것이다. 그리고 수 천 년을 이어서 지켜 오고 있다.

그런데 이런 모든 것들이 무조건 미신으로 치부하고 폄하시켰으나 시간이 흐르면서 과학의 진보와 함께 확신으로 발전되어 왔던 것을 우리는 여러 면에서 경험했었다.

과학이 적극적으로 이런 것들을 규명하는 노력이 절실히 요구된다.

(1) 성性 & 명命

性. 無體則 無爲. 善惡賢愚. 崇釋則 離宮守定.
命. 有基則 有修. 貴賤壽夭. 修道則 坎宮求玄.

성性이란 몸이 없은즉 함도 없다. 선하면 현명하고 악하면 우매하다. 불교 공부는 깨달음을 얻기 위해 상단전(이궁)을 지키는 입정에 들어가고 (불교는 깨달음 위주의 참선 공부).

명命이란 터가 있은즉 닦아야 한다. 귀해지면 수를 누리고 천해지면 요절 한다. 도가 공부는 몸을 만들기 위해 하단전(감궁)에서 단을 얻으려 수련한다(도가는 금단위주의 공부).

위의 글은 『도장道藏』(도교경전)에서 발견하고 따온 것이다. 마침 이 글을 집필하는 중이라서 타임이 맞아 떨어지기도 했지만 내용이 평소에 하고 싶은 말이라서 옮기는 데 주저하지 않았다. 도가에서는 성性과 명命의 공부를 굉장히 중요시한다. 처음부터 끝까지 성명쌍수性命雙修의 공법으로 성과 명을 동시에 수련하는 것이 도가 수련의 정수이다. 불교에서는 참선위주의 간화선看話禪의 화두 수행 등을 하다 보니 성 공부를 위주로 하는 것 같다.

다음은 삼교三敎성인께서 성과 명에 대해서 밝히신 어록을 발췌 했다.

"공자가 세상 법으로 성을 말하고 명을 말했으나 그 말씀은 지극히 미묘하였다.

석가세존께서 성은 말했으나 명은 말하지 않았으니 그 말이 지극히 비밀스러웠다.

성에 대하여 공자께서는 드물게 말 하였고 부처께서는 은밀히 하였다. 은밀히 했다는 것은 그 가르침으로 인해 또 다른 가르침을 찾아야 하니 그 속뜻인즉 성 가운데서 감추어진 명을 찾아야 함이다. 몸이 세존에 지위에 오르지 못한 사람들이 어찌 스승의 깨달음을 말로 나타낼 수 있겠는가? 그러므로 불문의 제자들이 견성성불見性成佛을 외치나 그 속에 감추어진 명은 이미 끊어진 지 오래되었다.

노자의 가르침은 도덕경 등을 통해 일관되게 명을 말하였고 또한 성을 말했으며 성을 말할 때에는 반드시 명을 곁들였고 명을 말할 때에는 반드시 성을 곁들였다."

"공자는 성과 명에 대하여 그 그림자만을 비추어 보였을 뿐 그 몸체는 드러내지 않았다.

부처는 성과 명을 말할 때 성으로써 몸체를 삼고 명으로써 그림자를 삼았다.

노자가 성명을 말할 때는 그 그림자도 비추어 보였으며 아울러 그 몸체도 드러내었다."

孔氏之言性命　言其影不言其形者也

釋氏之言性命　以性爲形以命爲影者也

老氏之言性命　言其影並言其形者也

(天仙直論內鍊金丹心法 중 生死說에서)

유교는 진성입명盡性入命하고 불교는 견성탁명見性度命하며 도교는 성성복명成性復命한다. 유교는 관일貫一하고 불교는 귀일歸一하고 도교는 득일得一하는 것으로서 그 공이 극에 이르면 이르지 못하는 곳이 없다. 생명이 탄생한 이래 너와 나는 이 일성一性을 같이하고 일명一命을 같이한즉 일도一道를 같이하고 있다. 그러므로 형체는 떨어져 있어도 기가 통하고 기가 통하므로 성과 명이 통하고 있다(陶太定眞人).

"성과 명은 눈에 보이는 것이 아니고 하늘의 빛天光에 의지하여 있는데 하늘의 빛도 눈에 보이지 아니하고 사람의 두 눈에 의지하여 있다."

너무나 추상적이기도 하고 조금은 환상적이기도 한 이 성과 명은 과연 어떤 경로를 통해서 우리 앞에 태어났는지 알아보기로 하자.

만물은 천기의 하강과 지기의 상승함을 얻어 음양이 서로 엉킴으로써 형상이 된다. 진도眞道는 형상이 생기게 된 최초의 원인이 된다. 사람은 아버지의 정과 어머니의 혈이 교합하여 태어나는데 이때 세 개의 성性을 부여받는다. 부모의 성과 자연에게 받은 성, 그리고 독자적으로 가진 성이다. 부성과 모성이 결합하여 육신을 얻었고 자연에서 또 하나의 성을 받았으며 나머지 하나의 성은 아버지와 어머니, 그리고 자연을 닮지 않은 독자적인 성이다. 즉 도가나 불교에서 말하는 견성성불見性成佛의 그 성이다. 그러면 과연 이 성은 누가 부여 했을까?

육체는 유한하여 언젠가 없어지게 되지만 영靈은 천지와 함께 영원히 존재한다.

이 성은 바로 영이 주었다. 이것이 과학적으로 증명이 되었다고 한다. 아버지의 정과 어머니의 혈이 교합할 때 즉 수정란이 이루어지면서 빛이 반짝이는 것을 포착했다고 한다. 이때의 빛이 곧 영이다. 만일 이때 빛이 나지 않을 경우에는 무정란으로 그치고 만다.

도덕경에서도 말하기를 도는 1을 낳고 1은 2를 낳고 2는 3을 낳고 3은 만물을 낳는다고 했다. 음과 양, 그리고 영이 합쳐져서 만물을 낳는다고 보는 것이다. 그래서 1은 체體가 되고 2는 용用이 되며 3은 조화造化가 된다. 이 조화는 다 교합에서 기인한다.

이 성이 육신에 존재할 때에는 인성人性이라 하고 육신을 벗어나면 본성本性이라 한다. 수행修行과 수련修煉을 통해 육신 밖으로 나올 때 독자적인 자기의 성, 즉 참 나다, 그때 자신이 누구인지 알 수 있다. 도가의 수련이나 불교의 수행 목적은 부모의 옷을 벗어 던지는 것이다. 그때 우리의 본성이 훤히 나타날 수 있으니 이것이 견성見性이다. 이것이 바로 무극 선천으로 돌아간 부모미생전父母未生前의 본래면목本來面目인 진정한 자기이다. 흔히 견성은 성을 본다는 것으로 알고 있는데 사실은 성을 밝게 드러나게 하는 것을 말함이다.

성性을 부여한 영靈은 다시 신神도 부여한다. 영과 성과 신은 육신肉身을 벗어난 것인데, 이것들이 도가나 불교에서 추구하는 죽지 않는 그 무엇이다. 이 세 가지가 합쳐져서 정신이 존재하고 이후에 사유思惟가 규칙적으로 생긴다고 본다.

육체 안은 물질적인 것이고 육체 밖의 것은 정신 또는 신이라고 하는데 이 신은 양신陽神과 음신陰神으로 나누어진다. 육신(물질)과 육신 밖(비물질)의 교착점에 양신이 있으며 육신 밖의 비 물질에서 나타난 신이 음신이다. 우리가 수련을 하는 목적 가운데 하나는 육신, 즉 물질을 가지고 육신 밖에 있는 비 물질(정신, 음신 등)을 마음대로 조절할 수 있는 공력功力을 키우는데 있다. 육신과 육신 밖의 물질 내지 비 물질은 넓게 보아서 사람의 인체 우주기장人體宇宙氣場 안에 포함된다.

그러나 인체 우주기장 밖에서 나를 조절하는 것이 있으니 그것은 영이다. 육체에도 비 육체에도 속하지 않는 꿈을 꾸었을 때가 영의 작용이다. 이 영은 우리가 태어나기 전에도 있었고 우리가 죽어도 소멸하지 않고 영원히 존재한다. 정신은 육체가 없으면 사라지지만 영은 육체·정신 모두 소멸해도 영원히 존재하기 때문에 기억력도 사람이 가지는 사유의 수억만 배나 된다고 한다. 도가의 수련은 좋은 영을 많이 받고 이를 보존하는 것을 위주로 한다.

이렇게 성이란 선천의 자리에 있을 때에는 원신元神이라 부르고 후천에 있게 되면 사려의 신이라 부른다. 따라서 명이란 선천의 자리에 있을 때에는 원기元氣 또는 원정元精이라 하고 그것이 후천에 오게 되면 호흡의 기氣 또는 교감의 정精이라고 한다.

성과 명이 서로 갈라지는 과정은 이렇다.

어머니의 태중에 있을 때에는 하나의 기一氣가 하나로 엉켜 왕성하고 따뜻하게 쪄져서 하나로 합쳐 있다가 그 기가 가득 차서 태가 원만해지면 형체가 요동하여 포가 찢어지는데, 마치 높은 산에서 실족하여 땅에 떨어져 크게 비명을 지르듯이 울음을 터트린 그때(혼돈의 과정을 마치고 선천과 후천으로 갈라질 때) 성과 명이 나누어진다. 성은 그 뿌리를 심장에(수련하면 니환궁으로 돌아감) 두고 간직되며 명은 그 뿌리를 신장에 두고 있다. 이 후부터 영원히 성은 명을 볼 수 없게 되고 명 또한 성을 영원히 볼 수 없게 된다. 도가 수련은 이것을 선천 상태로 되돌리는 데 있다.

도덕경에서는 성을 '만물의 본시 타고난 성질'이라고 말하고 명은 '만물에게 주어진 갈 길이라고 하였다.

우리가 귀로 들을 수 있고 눈으로 볼 수 있고 손으로 가질 수 있고 발로 다닐 수 있는 것이 사람이 살아있는 것이고 원기도 살아있다. 이것을 기로 말하면 명이라고 한다. 성이란 심心 속에 있는 것을 성性이라고 한다.

도가의 수련은 성과 명을 분리해 놓았지만 행공만은 동시에 할 수 있도록 설계되어 있다.

> **성명쌍수性命双修**
> 내공수련은 성과 명의 2자의 뜻이 함유되어 있다. 이理, 신神, 의意, 념念, 덕德 등은 성性이고 법法, 식息, 기炁, 정精, 형形, 공功 등은 명命이다. 총체적으로 정신생명 방면에 속하는 것은 성이고 육체적 방면에 속하는 것은 명이라고 한다.
> 사람의 생명적 본체는 두 가지, 즉 정신과 육체라고 말할 수 있다. 이 두 가지는 사람이 죽지 않는 한 서로 뗄 수가 없다. 소위 도가수련의 정수로서 특별히 성명쌍수를 강조하는 것은 이 때문이다.
> 장삼풍張三豊 진인이 말하기를 "기맥이 고요하면 안으로 원신을 간직한 것 이것이 진성이다. 신이 고요한 생각 속에 오래 있으면 원기이고 이것이 진명이다. 진성은 명 가운데 있고 진명은 성 가운데 있다. 성명의 본체가 이속에 있다."고 했으며
> 여순양呂純陽 진인은 말하기를 "단지 성을 닦고 명을 닦지 않으면 수행의 첫째가는 병이고 성만 닦고 댠명을 연마하지 않으면 만겁이 지나도 음영만 있어서 성인에 들어가지 못한다."고 했다.

8괘八卦상으로는 리離☲괘가 성性을 상징한다. 리☲괘는 바깥은 양이고 속은 음인데 본바탕은 건乾☰괘이다. 본바탕인 건☰괘의 속에 있는 효爻에 하나의 음이 들어와서 주인이 된 괘인 것이다.

감坎☵괘는 명命을 상징한다. 감☵괘의 가운데에 있는 양이 위로 올라가게 되는데 본바탕이 되는 곤坤☷괘의 속으로 건☰괘 중에서 하나의 양이

들어와 이루어진 것으로 본다.

리☲괘 가운데 음과, 감☵괘 가운데 양이라는 두 물질이 교차하게 되면 우주자연의 근원을 이루고 있는 것과 같은 기운이 가득 차서 살아 움직이는 조화를 부리는데, 이것이 성性과 명命의 합일이다.

"도가의 공부는 성性으로부터 시작하는 것이 아니겠습니까?"

어느 제자가 스승인 여동빈 조사에게 묻는 말이다. 여조사가 답하여 이르기를

"성을 배운다고 해서 명을 배우는 일을 다 해서 마치지 아니한다는 것이 아니다. 먼저 성을 찾아내서 그로부터 이끌어가서 명에 이르도록 하여서 명에 막힘이 없어지면 성도 탁 터지게 되는 것이다. 성은 명이 아니면 탁 터지지 아니하고 명은 성이 아니면 다 이루어 마칠 수가 없는 것이다. 그러므로 「역」에서는 '이치를 끝까지 깨닫고 성을 다해서 명에 이른다(窮理盡性 以至於命).'고 했고 기가 편안하고 숨이 멈춘 듯 한 고요한 경지가 바로 나의 성과 명의 기틀이 다시 살아나게 되는 이치이다."

무릇 본성이 이미 나타나면(見性) 도道의 길을 다 지나와서 이미 마친 것이다.

(2) 원신元神 & 식신識神

　부모 교접 후 성을 부여한 영은 신도 함께 주었다. 이렇게 선천에서 영으로부터 받은 신을 원신元神이라 한다.
　태아가 태어나자마자 울음을 터트리면서 처음으로 호흡할 때 천지로부터 몸속으로 빨려 들어오는 신이 있으니 이것을 식신識神이라고 한다. 육신이 생겨서 식신이 생긴 것이다.
　원신은 알음알이도 없고 지각도 없는 맑고 순수한 그 자체지만 능히 조화를 주제할 수 있다. 우리가 무의식적인 상태에서 사색에 잠기어 어떤 생각이 떠오르거나 행동이 있다면 이것은 모두 원신의 작용이다.
　상대적으로 식신은 가장 두드러지고 가장 신령스러워 능히 반응하고 변화를 부림이 쉼이 없는데, 우리가 의식적으로 한 행동이나 말, 운동할 때의 순발력 등은 이 식신이 작용한 것이며, 이 식신이 바로 사람의 사유를 좌우지하는 주인 노릇을 한다. 즉 배가 고프면 밥을 먹고 싶고 추우면 두꺼운 옷을 입고 싶은 것들은 모두 식신의 작용이다. 처음 태어난 태아가 처음에는 보고 듣던 것을 몸을 이용하여 감응하다가 나중에 확실하게 볼 수 있고 들을 수 있을 때에는 식신의 능력은 더욱더 커진다. 식신이 체외에 있을 때는 안신조규 수련으로 조정할 수가 있지만 체내에 들어오면 조절이나 공제는 불가능하다.
　원신은 원래 무극에서 나온 것으로 도가에서는 철한이라 부르고 불교에서는 금강이라 부르며, 유가에서는 혼령이 부르는데, 생함도 없고 멸함도 없으며 늘고 줄지도 않는다. 몸에 있으면 혼이라 하고 몸 밖으로 나가면 귀신이라고 하지만 만약 선을 닦아서 공과功果를 얻으면 신선이나 부처가 되고 악을 지으면 죽어서 축생으로 변하는 성품을 가지고 있다.

원신은 몸이 있고 없음에 따르게 되고 부모의 교접으로 태를 받을 때 그 생을 얻음으로써 무극의 중앙에 응결하여 막 생겨나는 몸의 조화를 주제하게 되는데, 태가 열 달을 채우면 오이가 익어 꼭지가 저절로 떨어지듯 천지가 뒤집히듯 하나의 덩어리가 땅으로 곤두박질치면서 큰소리로 울부짖으니 니환궁(상단전)에 머물러 있던 원신은 무극의 선천에서 후천의 심장으로 내려오게 된다.

한편 후천세계에서 태아의 호흡을 따라 빨려 들어가 수태되어진 식신은 원신과 같이 심장에서 동거하게 된다. 그러나 이 식신이 마음을 주제하게 되어 주인 노릇을 하다 보니 원신은 설 자리를 잃어버리게 되고 식신이 모든 권리를 잡아 7정(기쁨喜 성냄怒 슬픔哀 두려움懼 사랑愛 미움惡 욕심慾心)과 6욕(眼, 耳, 鼻, 舌, 身, 心)을 행사한다.

처음 영에게 받을 때의 원신은 거울처럼 맑고 순수했으나 식신의 작용에 의해 7정 6욕의 티끌에 가려져 거울은 때가 끼고 마음은 순조롭지 않으니 이것이 사람의 행동에 나타나게 된다. 원신은 식신의 활동이 없는 잠든 후에라야 활발하게 작용을 하게 된다.

도가에서는 원신을 음으로 보고 식신을 양으로 보는데, 원신이 식신을 감싸고 있으면 많은 지혜가 생기지만 식신이 원신을 감싸고 있으면, 즉 양이 음을 감싸면 죽음에 더 가깝다고 보고 있다.

도가의 수련은 이 식신을 몰아내므로 때가 낀 거울을 맑고 순수함을 되찾아서 원신을 회복하여 선천으로 돌아가자는 데 있다. 그럴 때만이 마음도 거울처럼 맑고 순수해지므로 저절로 선을 닦아 공과를 얻게 될 것이다.

그러면 어떻게 하며는 식신을 몰아낼 수 있을까? 하는 수련방법이 궁금해진다.

8선 중 한 분인 여조사는 다음과 같이 재미있는 표현으로 그 방법을 드러내었다.

"심장에 있는 식신이 마치 변방의 세력이 강한 나라의 사나운 장군과 같아져서 귀, 눈, 입, 코, 피부 같은 기관을 주재하면서 임금에 해당하는 심장을 속이고 그를 외롭게 몰아세워서 멀리 떨어져 있게 하고는 식신이 한 몸의 법도를 잡고 있기를 오래 계속하게 되면 마침내 임금을 보좌하던 보검의 칼끝이 거꾸로 임금에게로 향하는 반역이 일어난다. 이때 빛을 돌려 엉기게 (안신조규 때 빛을 돌리는 수련을 하여) 한 다음 천심(상단전, 수련을 하면 원신은 상단전으로 올라간다)이 있는 궁궐을 향해 비추면 밝은 빛이 임금을 돕는 것과 같고 날마다 빛을 돌려 비추면 마치 왼쪽 문신과 오른쪽 무신이 마음을 다하여 보필하는 것과 같아진다.(이때의 빛은 순양의 기운이다) 이렇게 안으로 다스림이 엄숙하게 이루어진 뒤에는 모든 간사한 무리들이 저절로 창끝을 아래로 향하여 내려뜨리고 임금의 명령을 듣지 아니함이 없게 된다."

이렇게 원신의 입지를 넓혀 나가면서 식신의 영역을 좁히는 것이 도가 수련이다.

요즘말로 쉽게 표현하자면 무의식이 원신이고 의식적인 것이 식신이다. 도가수련은 의식(有爲)을 빌려서 무의식(無爲)으로 들어가는 고도의 수련이다.

(3) **혼魂** & **백魄**

혼은 얼이고 백은 넋이다.

하나의 생명이 생길 때 영靈이 건궁乾宮에 떨어지면 그것은 곧 혼과 백으로 나누어진다.

혼은 하늘의 중심에 자리를 잡고 활동하게 되는데, 그 성질은 양陽하고 가볍고 맑은 기氣다.

백은 음陰하고 무겁고 탁한 기의 성질을 가졌는데, 모양이나 모습이 있는 모든 생물의 육체에 붙어 기식한다.

혼은 살기를 좋아하지만 백은 죽기를 바라는 성질이 있다. 이 세상의 물질적인 것을 좋아하며, 움직이는 모든 기氣는 백이 그렇게 만들어 가는 것이라고 한다.

우리 몸에 있는 백(넋)은 의식에 붙어서 작용을 하게 되고 의식은 백에 힘입어서 생겨난다. 이 의식은 곧 식신을 말 함이다. 백은 의식을 바탕(體)으로 삼는데, 의식은 끊임없이 이어지니 생겨나고 생겨나서 한 세대에서 다음 세대로 이어지고 한 세상에서 다른 세상으로 이어지면서 백의 모습이 바뀌어 지거나 그 백이 몸담고 있는 그릇이나 그것을 이루게 되는 재료가 변하게 되는 일은 끝나지 아니한다. 오직 이것을 갈무리하는 것은 혼(얼)이다.

우리 몸에 있는 혼(얼)은 낮이면 두 눈에 깃들어 있다가 밤이 되면 간肝에 가서 머문다. 혼이 두 눈에 깃들이게 되면서 눈이 볼 수가 있어 눈의 구실을 할 수가 있으며, 간에서 머무르면 꿈이 이루어진다. 꿈이라는 것은 영계에서 신이 떠돌아다니는 것을 말한다. 위로는 아홉 단계의 하늘(九

天)과 아래로는 아홉 층계의 땅(九地)을 눈 깜짝할 동안에 모두 다녀오는데 깨어나면 그 모든 것이 언제 있었냐는 듯이 어둠 속으로 사라지고 마치 깊은 연못 속같이 되는 것이 꿈이다.

혼백은 음양의 두 기를 머금고 붙어산다. 혼이라는 것은 진정眞精의 양이다. 백이라는 것은 진정의 음이다. 혼백의 처음 이름은 진영眞靈이다.

'자산'께서 말씀하시기를 "사람의 시작은 백이다. 이미 살아서 양이 되고 혼이 된다. 두 기가 발생하여 진영이 응함으로 혼백이 아님이 없다. 살아가는 데 변화가 많으면 천변만화를 이루고 생도 그 속에 있고 죽음도 그 속에 있다. 하늘에 있는 일월과는 다 상象이 통한다. 일월이라는 것은 천지의 혼백이다. 고로 혼은 해이고 낮의 주인이며 하늘의 진정이다. 백은 달이고 밤의 주인이며 땅의 진정이다. 대개 사람의 혼백은 모두 일월의 상으로 통한다."고 하셨으며 또 '회남왕'은 말씀하시기를 "하늘의 기는 혼으로 이루어졌고 땅의 기는 백으로 이루어졌다."고 했으며 또 『오장내경五臟內經』에서는 "아버지의 정기는 혼이고 어머니의 정기는 백이다."라고 했다

앞에서 달의 차고 기우는 이치와 밝음과 어두움의 변화가 모두 혼백과의 유관함을 말하기도 하였는데, 사람이나 생물에 붙어사는 백은 자기가 붙어 있었던 생물이 죽은 뒤에는 피로 된 음식을 받아먹는다고 하며 되살아나는 경우 음한 것들이 음한 것에게로 돌아가서 같은 것끼리 뭉치게 되면 불행한 일이 일어나게 되는 것은 당연한 이치. 도가 수련은 정과 기와 신을 단련하는 과정에서 이 음한 백을 모조리 불태워 버리고 잡된 것 하나 없이 순수한 양으로 만드는 것이 수련의 요체이다.

옛 사람들은 세상을 벗어나는 방법으로 음한 찌꺼기들을 모조리 불로

태워서 잡된 것 하나 없이 순수한 양으로 다시 돌아오게 하는 것이었으며, 백을 녹여 없애고 혼을 온전하게 하는 것이었다.

세상살이를 하면서 변화무쌍함을 지키면서 쫓아가는 것은 하나의 안녕을 얻기 위한 것이다. 만 가지로 변화하는 것은 혼백이 움직이고 또 붙어 살기 때문이다. 우리가 어떤 형태에 사로잡힌다는 것은 다름 아니라 그 넋(백)에 사로잡힌다는 것이므로 수련을 함으로써 얼(혼)을 단련하면서 신을 보존하게 되면 넋을 제압하게 되고 결국은 넋의 바탕이 되는 의식을 끊어 버리게 된다.

혼과 백을 옛 선인들은 어떻게 정의를 내렸는지 정리해 보자.

○ 기가 성하면 혼 가운데 음이 없으며 양이 왕성하면 백 가운데에도 기가 있다.

○ 혼은 기氣의 신이다. 맑음이 있고 탁함도 있다(有淸有濁). 간은 혼의 주인이며 혼은 간의 신이다.

백은 정精의 신이다. 비어 있기도 하고 차 있기도 하다(有虛有實). 폐는 백을 감추고 백은 폐의 신이다.

○ 이 혼백의 활동을 정신활동이라고도 한다. 혼이 고요하면 뜻이 어지럽지 않고 백이 안정되면 장수를 얻을 수 있으며, 이것을 조절하는 것은 정신활동 여하에 달렸다. 안으로 신을 지키고 밖으로 너무 나서지 않으면 혼백이 안정되고 정서도 평온해진다.

○ 혼은 위로 올라가는 것을 좋아해 뇌로 돌아가며, 백은 샘으로 들어가는 것을 좋아해 아래의 신장으로 돌아간다.

(4) 정精 & 기氣 & 신神

『황정경黃庭經』에서는 "최고의 약에는 세 종류가 있는데, 신神과 기氣와 정精이다."라는 구절이 있어서 정·기·신을 강조하게 되는 단서가 되었다고 한다.

정·기·신은 사람에게만 있는 것이 아니다. 우주에도 있으며 모든 만물에 정·기·신은 존재한다. 정·기·신은 모든 생명을 유지하기 위해 구성된 3개의 요소다.

정·기·신을 쉽게 설명하자면 정은 생명의 열에, 기는 힘에, 신은 빛에 비유될 수 있다. 만약 인간의 생명에서 빛과 열과 힘의 작용을 제거한다면 이는 곧 죽음을 의미한다.

이 정·기·신에서 신의 작용은 두뇌 부분에서 일어나며, 기의 주요 작용은 가슴 부분에서, 정의 주요 작용은 신장과 아랫배 부위에서 일어난다. 이 정·기·신 이론 중, 정을 팽련하여 기화시키고 기를 신화시킨다고 하지만 빛, 열, 힘,의 원리에 입각해서 보면 열과 힘은 모두 빛의 작용에 의해서 생기듯이 상호 혼합되어 보완해 가는 것으로 보아야 할 것이다.

여기서 알아두어야 할 것은 인체 내의 쾌감은 정으로부터 생기며, 의지와 결단력은 기력이 충만해짐으로써 생기며, 지혜는 신의 고요한 정으로부터 생긴다는 사실이다. 그래서인지는 잘 모르겠지만 불교에서는 수심양성修心養性을 중시하여 신과 기를 수련의 근본적인 출발점으로 삼아 편향성을 보이고 있다.

선도에서는 정·기·신을 인체의 삼보三寶라고 한다.

52

태어날 때 타고나는 선천의 정은 무위 상태에서 자연히 본능적으로 생산하는 원정, 또는 진정이다. 후천적 정이란 체내의 매우 정밀한 물질로서 우주에서 채취하는 기와 섭취하는 음식물 등에서 만들어지는데, 유년기 및 청소년기의 성장발육도 본질적으로 이 정의 작용이다. 만질 수 없고 보이지도 않지만 우리 체내에서 움직이면서 생명을 유지시켜 준다. 만약 정이 부족하거나 없다면 체내에서는 당연히 정밀한 물질이 운행되지 않으므로 무력해지고 몸에 있는 털도 윤기가 없고 빠지게 된다. 마치 몸의 활력을 주는 건전지와 같은 역할이라고 할 수 있다. 정은 신장에 저장되어 있으며, 오행으로는 수에 속하고 삼전 가운데는 하단전에 해당한다.

기는 힘(에너지)이다. 선천적 기를 원기 또는 진기라고 하고 후천적 기를 호흡지기라고 한다. 기라는 것은 형태는 없지만 분명하게 존재하면서 인체의 생명활동에 필요한 운동적 기능을 할 수 있도록 어떤 작용을 하는데 그것을 에너지라고 볼 수 있다. 기는 몸 밖의 에너지 몸 안의 에너지 그리고 몸 안에서 몸 밖으로 발산하는 에너지의 3가지가 있다.

몸 밖의 에너지는 천원지기 라고 하는데, 우주만물을 운행하는 에너지로서 모든 기의 총칭이며 기氣'라고 표기한다. 이 에너지가 몸속으로 들어와 생체내의 힘으로 변화된 것을 특별히 내기内炁라고 부르고 기氣자와 구별하여 기炁'라고 표기한다. 이 기炁는 정이 변환하여 생긴 것으로 정이 충실한 사람은 저절로 기炁도 왕성하다.

체내의 기炁를 발사하여 몸 밖으로 나오는 기氣를 휘광이라고 하는데, '기氣'라고 표기한다. 수련이 수승하면 이러한 기氣가 충만 하는데, 예수님이나 성인들의 영안을 보면 몸 주위에 밝은 휘광이 있으니, 바로 이것을 말한다. 체내의 기를 발사할 때의 기는 특별형태의 기氣인데 치료에너지가 담겨있다. 기공치료가 그것이다.

기는 오행으로는 토에 속하고 삼전 가운데는 중단전에 해당된다.

사람이 일단 모태에서 나오게 되면 정이 주主가 되지만 모태 속에 있을 때는 기가 주가 된다. 정좌수련을 할 때는 사람이 모태 속에 있는 태아처럼 사고활동思考活動도 줄어들고 정과 신을 사용하지 않게 되며, 따라서 기가 주가 되는 태아상태를 유지하게 된다. 이런 경지를 황홀하다고 한다.

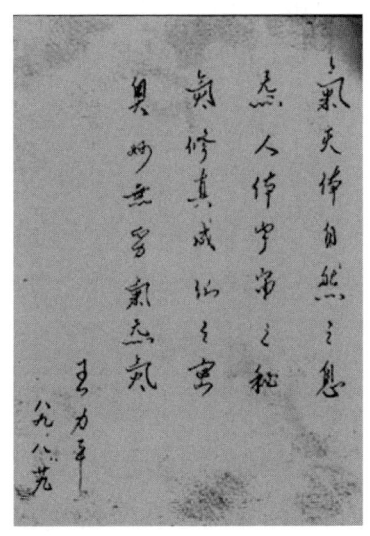

氣天体自然之息, : 기氣는 천지우주자연의 숨이고
炁人体宇宙之秘, : 기炁는 인체우주 안에서 생기는 신비이고
気修真成仙之密, : 기気를 수진하는 것은 신선을 이루는 비밀이다.
奥妙无穷氣炁気 : 세상에서 오묘하고 무궁한 것이 氣·炁·気이다.

王力平 八九년 八월 二十九일
전진도 용문파 18대 장문 왕리핑 선생의 친필

신이란 양신과 음신으로 나눈다. 그리고 이 둘 사이의 교착점에 중성中

性이 있어서 영이 매개체 역할을 한다. 또한 체내의 신과 체외의 신으로도 구별한다. 선천의 신은 원신이라고 하며 맑음이 극에 달해 사유가 없는 상태에서 신령스럽고 밝은 성性을 말한다. 후천의 신은 사려의 신이라고 한다. 신은 정이나 기를 통제하면서 사유의 중심을 잡아 주는데, 만약 신이 없거나 부족하다면 식물인간이나 바보가 되는 것이다. 엄밀하게 말하면 신이 없는 것이 아니고 신이 몸에 깃들이지 못하는 경우다. 신은 오행으로는 화이고 삼전 가운데 상단전에 해당한다.

신神은 일종의 능력의 표현이며, 어떤 때는 형상에서 유형 무질의 상태로 출현하기도 한다.

인체 오장의 예를 들어 보면 간의 신肝神은 청룡靑龍의 형상을 띠고 있으며, 심의 신心神의형상은 주작朱雀, 비의 신脾神의 형상은 봉황鳳凰, 폐의 신肺神의 형상은 백호白虎, 신의 신腎神은 현록玄鹿의 형상으로 나타난다.

선인들이 정·기·신에 관해 말한 것을 정리해 보자.

○ 정·기·신은 연공할 때 기본물질이다. 그래서 상약이라고 한다.『심인묘경』에도 정·기·신은 상등약품 중에 상약이라고 했다.
○ 영을 밝게 하고 지각을 깨우치는 것은 신이 하고 운동을 충족시켜 주는 것은 기가 하고 자액을 윤택하게 해주는 것은 정이 한다. 신은 통제하고 기는 작용하고 정은 운화하여 각 전담하는 기능을 발휘한다.
○ 정·기·신은 한 몸에서 떨어지지 아니하고 상호 작용한다. 신이 이르는 곳은 기 역시 이르고 또 서로 의존하여 자연이 만들어진다.
○ 신체가 순일하고 화평하게 하나로 통하는 것은 정·기·신의 역할이다. 순일하고 잡된 것이 없는 것이 정이라 하고 혈맥이 막힘없이 잘 통하는 것

을 기라고 이름하며 텅 비어 있는 영의 활동을 하는 것을 신이라고 이른다. 셋이 하나이고 하나가 셋이다.

○ 천심天心을 주主로 삼고, 원신元神을 용用으로 삼으며, 삼보(三寶: 정기신)로서 기틀을 삼는다.

바깥 삼보(三寶: 후천 정기신)가 세지 않으면, 안의 삼보(三寶: 선천 정기신)는 스스로 합하여진다.

(5) 선천先天의 기수起數

사람은 출생할 때 선천의 숫자를 가지고 태어난다. 이 선천의 숫자는 남자와 여자가 다르다. 남자는 8이라는 숫자를 가지고 태어나고 여자는 7이라는 숫자를 가지고 태어난다. 이것은 2,000년전 『황제내경』에서 말한 것이다. 여자와 남자를 음양으로 보고 음양이기(7과8)를 만물을 생하는 오행과 곱해 주면(7×8×5=280, 1달을 28일로 보면 만 10개월) 태아가 모궁에 있는 기간이다.

여성의 경우 여성의 기수 7×4=28일 이것은 여성의 생리기간으로 만약 생리가 28일 미만이면 질병이 있는 징조이고 28일을 초과하면 정서가 불완전한 징조이다. 여성이 난자를 생성하는 숫자도 정해져 있다. 49년×12달이 정상적인 난자의 생성 숫자이며, 이보다 부족할 경우 체질이 허약하다고 보아야 한다. 그러나 남자의 경우 정자의 숫자는 정해져 있지 않다. 64×?=정자 수, 가 공식이지만 이것은 수련하여 얼마만큼의 영靈을 얻는가에 따라 정자가 정해진다.

수련을 통해 천지간의 정기精氣를 흡수해서 보존하는 것이 보루補漏 과정이고, 이렇게 체내의 부족한 정자를 보충해서 우리의 본원으로 환원시키는 것이 환원還源 과정이다.

정자와 난자가 조화되어 원정, 원기가 신장 속에 감추어지는데, 이 신장의 기가 성하고 쇠함에 따라 인체의 건강이 좌우된다.

남자는 선천에서 가지고 나온 신장 속에 감추어진 신기腎炁가 8세가 되면 실해져서 머리가 길게 자라고 치아를 갈게 된다.

다시 8에다 2를 승하여 16세가 되면 신기가 성하여져 유정遺精하며, 정기가 넘쳐 새니 음양이 화합하므로 아이를 낳게 할 수 있다.

다시 8에서 3을 승하여 24세가 되면 신기가 고르게 되어 뼈와 살 등 근골이 강해지며 사랑니가 나고 신체는 제일 크게 성장한다.

다시 4를 승하여 32세가 되면 근골이 융성하고 피부에 살이 꽉 차고 단단하다.

다시 5를 승하여 40세에는 신이 쇠하여 모발이 빠지고 이가 약해진다.

다시 6을 승하여 48세에는 양기陽氣가 위에서 다하여 얼굴이 초췌하고 모발과 수염이 희게 된다.

다시 7을 승하여 56세에 이르면 간기肝炁가 쇠하여 근육이 제대로 움직이지 못하고

다시 8을 승하여 64세에는 유정遺精이 없어지면서 신장이 쇠하여 몸의 모양이 모두 극에 달하여 치아와 두발이 잘 빠져서 없어진다.

처음 태어날 때에는 신장이 수를 주관하여 오장의 정기를 받아 저장함으로서 신이 성해졌는데, 지금은 오장도 쇠하여져 근골이나 골수가 다 풀어져 버리고 정액도 다하고 모발도 희어지며 신체도 무겁고 행보도 바르

지 못하게 된다.

여자는 선천에서 가지고온 신기가 성해져서 7세가 되면 치아를 갈고 머리털이 길게 자라며 2를 승하여 14세가 되면 임맥이 통하고 태충맥이 성해져 월경이 시작된다.

다시 3을 승하여 21세가 되면 신기가 고르게 되어 사랑니가 생기고 신체도 제일 크게 성장한다.

다시 4를 승하여 28세에 이르면 근골이 건실해지고 두발도 가장 길게 자라며 신체도 왕성하고 건강하게 된다.

다시 5를 승하여 35세에 이르면 양맥陽脈이 쇠하여 얼굴이 초췌해지기 시작하고 두발도 빠지기 시작한다.

다시 6을 승하여 42세에 이르면 삼 양맥이 위에서 쇠하여 얼굴이 모두 초췌해 지고 두발이 희어지기 시작하며

다시 7을 승하여 49세에 이르면 임맥이 허해지고 태충맥이 쇠하여 작아지고 월경이 고갈되며 지도地道가 불통하니 몸이 무너져 아이를 갖지 못한다.

위의 말은 『황제내경黃帝內經』에 있는 황제黃帝와 기백岐伯의 문답 내용 중 일부인데 황제가 다시 묻기를 "도를 가진 사람은 100세가 넘어도 자식을 가질 수 있는가?"라는 물음에 기백이 답하기를 "도를 가진 사람은 늙어도 몸이 온전하여 비록 나이가 들었어도 아이를 낳을 수 있습니다."라고 대답했다고 한다.

젊음은 반드시 젊었을 때 지켜야 한다. 그 비결은 음욕의 절제다. 노자도 「태상감응편」에서 음욕의 절제를 다음과 같이 강조하였다.

"음욕을 절제 하여라. 음욕을 절제하면 사람의 정精이 삼초에 고루 있고 백 가지 맥이 영화로우니라. 한번 음욕이 일어나면 모든 맥이 합하여 명문으로 부터 흘러나오나니 그 해로움이 극에 이르니라. 정을 충실히 하고 근골을 강하게 하는 것은 모두 음욕을 절제함에 있나니, 무릇 2월부터 4월까지 절제하고 아주 춥고 아주 더울 때 절제하고 일월의 흐름이 순조롭지 않을 때 절제하며 큰 바람 큰 안개 큰 뇌성 큰 비가 올 때 절제하고 본인이 태어난 본명일에 절제하여야 하고 경신일, 갑자일, 병정일, 매월 15일, 28일, 정월 초2일, 14일, 15일, 2월 초2일, 3월 초9일, 4월 초4일, 초8일, 5월 3일, 5일, 6월 7일, 9일, 10월 10일, 11월 25일, 12월 초7일, 20일은 마땅히 계를 지켜 절제하여야 한다.

세인들아, 삶을 장수하고자 하거든 반드시 음욕을 절제 하여야 한다. 마음은 악독함이 가득하고 자애로운 듯한 얼굴을 하는 사람은 표범과 같아서 웃음 속에 칼날이 숨어있고 쉽게 등 뒤에서 배반하나니 참으로 위험하고 흉하도다. 선인은 항상 고요할 때는 눈을 감고 천지의 이치를 생각하며 몸 안에 하늘의 광명이 가득 차게 하느니라."

사람이 이와 같이 인체의 출생에서부터 성장 노쇠의 과정과 생육능력의 발생과 소실 등 전 생리과정을 도가에서는 다시 태체胎體, 동체童體, 누체漏體, 파체破體, 쇠체衰體, 약체弱體 등으로 분류하고 있다.

남녀 공히 수정란이 되어 어머니의 모태에 있을 때는 태체이다. 여기서 선천수 남 8 여 7의 수에 따라 각기 분류가 되는데 남성 16세 이전 여성 14세 이전을 동체로 분류한다. 남성 16세, 여성 14세 부터는 모두 정자와 난자를 생신하기 시작하고 교합하여 아이를 낳으니 남성 32세 여성 28세까지를 누체로 분류한다. 또 남성 48세 여성 35세 까지를 파체라 하고 남성 64세, 여성 49세까지를 쇠체로 분류하고 남성 64세 이후, 여성 49세 이후를 약체로 분류했다.

수련 체계도

→ 順則凡. 순리 데로 살아가면 나이가 들어 죽게 되고 결국 귀신이 되는 이치 →						
태 체→	동체→	누체→	파체→	쇠체→	약체→	
모태안의 10개월→	1~16세→	16~32세	32~48세	48~64세	64세 이상	
←태체	←동체	← 누체				
		← 파체				
		← 쇠체				
		← 약체				
←天仙功	←地仙功	←人仙功	← 인선법 引仙法			
연신환허	연기화신	연정화기	← 연신섭기 煉身攝氣			
←선 천 (반선천返先天)	←후 천 (방선천倣先天으로)					
← 逆則仙. 거슬리는 법을 써서 후천에서 선천으로 가는 수련하면 신선이 됨						

나이는 남자의 경우임

선도의 수련은 수련자의 해당 나이에서 연신섭기煉身攝氣 과정을 통해, 즉 환원還原, 보루補漏축기築基. 하여 동체로 돌아오고 동체에서부터는 연정화기煉精化炁(人仙功)과정의 수련을 통해 태체 직전까지 도달하면 여기까지가 후천의 세계이다. 방선천倣先天하여, 즉 수련을 통해 선천을 모방하여 여기까지 왔으니 이때는 반선천返先天 즉 선천으로 돌아가야 한다. 선천의 세계인 태체에서 연기화신煉炁化神(地仙功) 과정과 연신환허煉神還虛(天仙

功 과정을 모두 마치면 마침내 태체 이전 허무의 경계인 무극의 연허합도 煉虛合道로 돌아간다. 그래서 도가에서는 수련하여 역행하면 신선의 경지에 이르는 것이고 순행하면 범인이 되어 귀신이 된다고 하였다.

사람의 일생을 12단계로 나누어 음양의 진퇴를 구분하고 음양이 자라고 사라짐의 이치와 나아가고 물러나서 존립과 멸망의 이치를 한눈으로 볼 수 있도록 표로 만들어 보았다.

사람의 음양 소장의 이치와 괘상

나 이	음양진퇴	괘의 변화	괘 상
처음 태어나면		곤괘에 속하고 (960일마다 1爻가 변한다)	
2년 8개월이 되면	進一陽하여	곤괘가 변해서 復괘가 되고	지뢰복괘
5년 4개월이 되면	進二陽하여	복괘가 변해서 臨괘가 되고	지택임괘
8세가 되면	進三陽하여	임괘가 변해서 泰괘가 되고	지천태괘
10세 8개월이 되면	進四陽하여	태괘가 변해서 大壯괘가 되고	뇌천대장괘
13세 4개월이 되면	進五陽하여	대장괘가 변해서 夬괘가 되고	택천쾌괘
16세가 되면	進六陽하여	쾌괘가 변해서 乾괘가 된다	건위천괘
이상 六爻가 변한 것까지는 純陽의 童體로서 上士의 자리이다. 이때 修煉하면 聖域에 올라설 수 있다. 이 후 96개월(8년, 24세)이 되면 爻가 하나씩 변하는데 이때 수련하지 않으면 점점 下士가 되고 만다.(8년마다 1爻가 변한다)			
24세가 되면	進一陰하여	건괘가 변하여 姤괘가 되고	천풍구괘
32세가 되면	進二陰하여	구괘가 변하여 遯괘가 되고	천산돈괘
40세가 되면	進三陰하여	돈괘가 변하여 否괘가 되고	천지비괘

61

48세가 되면	進四陰하여	䷓	비괘가 변하여 ䷓ 觀괘가 되고		풍지관괘
56세가 되면	進五陰하여	䷖	관괘가 변하여 ䷖ 剝괘가 되고		산지박괘
64세에 이르러	進六陰하여	䷁	박괘가 변하여 ䷁ 坤괘가 된다		곤위지괘

이때는 純陰으로 陽氣가 없고 卦氣가 이미 가득 찼으나 이때를 쫓는다면 陽이 조금은 남아 있어 만약 수련하려 애쓴다면 陰中에서 陽으로 가해 돌이킬 수 있어서 죽음에서 도망쳐 나와 생명을 유지할 수는 있겠으나 혹시라도 만약 다시 수련하지 않으면 남은 陽氣마저 消盡됨에 이르러 無常이 닥치면 한번 나간 입 기운(口氣)은 다시 돌아오지 않나니…

(6) 12정경正經과 기경8맥奇經八脈

하늘에는 천도와 황도가 있으며, 땅에는 경도와 위도가 있고 사람에게는 경락과 맥락이 있다. 천지인은 상호 상승상응한다. 사람의 몸은 하나의 소천지小天地이다. 땅에는 도랑과 호수가 있듯이 몸에도 12정경과 기경8맥이 있다.

정경에는 경맥經脈과 낙맥絡脈이 있다. 곧게 흐르는 것을 경經이라고 하고 갈라져 흐르는 것을 낙絡이라 한다. 경맥에는 12개가 있으니 손의 3음과 3양, 발의 3음 3양이 바로 그러한 것들이다. 낙맥은 15개가 있으니 이것은 12경맥에 각각 하나의 낙맥이 있고 비장에 대 낙맥이 있으며, 임맥과 독맥에 두 개의 낙맥을 합쳐 15개가 된다. 이 27개의 경락이 기氣를 따라서 상하로 쉬지 않고 흐른다. 음맥陰脈은 오장에서 다스려지고 양맥陽脈은 육부에서 다스려져서 음양이 서로 관통하여 흐르는 것을 되풀이한다. 12경락에서 맥의 기가 융성하면 그 기는 8맥으로 들어가서 안으로는 오장육부를 따뜻하게 적서 주고 밖으로는 피부를 윤택하게 해준다.

기경奇經의 기奇자는 기이하다는 의미가 아니고 '독립된 줄기'란 뜻으로 이해하면 된다. 8맥은 12경락의 구속을 받지 않고 겉과 속에서 일정한 비율로 섞어짐이 없으므로 기경이라고 한다. 경락은 도랑 같고 기경은 호수와 같다.

기경은 팔맥으로 임任, 독督, 충冲, 대帶, 음유陰維, 양유陽維, 음교陰蹻, 양교맥陽蹻脈이다.

○ 임맥은 회음혈(會陰穴:음부와 항문 사이의 혈)에서 시작하여 배를 경유하여 몸의 앞부분으로 운행되니 음맥陰脈을 이어받아서 '음맥의 바다'라고 한다. 현대 의학에서 말하는 자율신경과 관련되어 있는 내장 기관을 말한다.

○ 독맥은 회음혈에서 시작하여 등을 따라 신체의 뒷부분으로 운행되니 양맥陽脈의 총독總督이 되므로 '양맥의 바다'라고 한다. 의학적으로 중추신경 계통인 척추신경이다.

○ 충맥은 회음에서 시작하여 배꼽을 끼고 곧바로 위로 올라가서 모든 맥의 요충지가 되므로 '십이경맥의 바다'라고 한다. 이와 같이 독맥은 몸 뒤의 양을 주재하고, 임맥과 충맥은 몸 앞부분의 음을 주재하니, 이는 남쪽과 북쪽으로 이야기한다.

○ 대맥은 허리 부위를 횡으로 둘러싸서 형상이 마치 허리를 묶은 것과 같으니 모든 맥을 다 묶은 것이다. 이같이 모든 맥을 묶었으니, 이는 육합(六合:사방+상하)으로 이야기 한 것이다. 현대 의학의 신장신경 계통과 유사하다.

○ 양유는 몸의 표면을 주관하며 음유는 몸의 속을 주관하므로 이는 하늘

乾과 땅坤으로써 말한다. 양유맥은 여러 양이 모이는 곳인 방광경膀胱經의 금문혈(金門穴:바깥 복사뼈 앞쪽 하단) 부위에서 시작하여 외과(外踝:발목의 바깥 복사뼈)를 경유하여 위분(衛分:신체의 표층)으로 올라가고, 음유맥은 여러 음이 모이는 곳인 신경腎經의 축빈혈(築賓穴:발목 안쪽 복사뼈 위쪽) 부위에서 시작하여 내과(內踝:발목 안쪽 복사뼈)를 경유하여 영분(營分:기분氣分과 혈분血分의 사이)으로 올라가니, 양유맥과 음유맥이 한 몸의 중요한 맥이 되는 것이다.

○ 양교는 몸의 좌우의 양을 주관하고 음교는 몸의 좌우의 음을 주관하므로 '동서東西'로써 말함이다. 양교맥은 근중(跟中:발꿈치)에서 시작하여 외과(外踝:발목의 바깥 복사뼈)를 거쳐서 몸의 좌우로 올라가고, 음교맥은 근중(跟中:발꿈치)에서 시작하여 내과(內踝:발목 안쪽 복사뼈)를 거쳐서 몸의 좌우로 올라가니, 양교맥과 음교맥은 신체의 기관으로 하여금 빨리 순환하게 하는 것이다.

모든 사람은 팔맥이 있으나 음신이 닫혀 열리지 않는다. 오직 신선이 양기로서 충격해 열수 있으니 이것이 열리면 능히 득도한다고 한다.

의사가 이것을 모르면 병을 보지 못하며, 신선이 이것을 모르면 노정爐鼎을 안치하지 못한다. 오직 이 팔맥만이 선천대도의 뿌리가 되며 일기一氣의 원조가 된다. 이것을 얻으려고 하면 음교 맥을 먼저 캐어서 음교맥을 움직여 모든 맥을 통하게 해야 한다.

다음으로 독맥, 임맥, 충맥의 삼맥이 총체적으로 경맥 조화의 근원이다. 그리고 음교맥은 단경에 산재되어 있는 그 이명異名이 너무도 많다 즉 천근天根, 사호死戶, 복명관復命關, 풍도귀호豐都鬼戶, 사생근死生根, 그리고 신神이 주관한다 하여 도강桃康이라고 부른다. 위로는 니환궁과 통하고 아래로는 용천을 뚫는다. 이 음교맥의 능통함을 알아보면 모이고 흩어지는 그 진기는 모두 이 관규關竅에 종속되면서 천문은 항상 열려 있고 땅의 문은 영원히 닫힌다. 이 맥이 꽁무니에서부터 온몸 주위를 흘러서 상하를 관통해 온화한 기가 자연히 위로 뜨며 양이 자라고 음이 소멸하여 물속에서 불이 일어나고 눈 속에 꽃이 피는 것 같으니, 어느 선인은 "천근天根이 월굴月窟에서 한가로이 왕래하며 삼십육궁 모두 봄이로다."라고 말했다. 이것을 얻은 자는 몸이 가볍고 건강하며 반노환동 한다. 혼혼묵묵昏昏默默하여 마치 취한 듯 어리석은 듯하며 그것이 기의 효과이다.

도가 수련 중에 임·독맥을 타통하여 기를 돌리게 되면 소주천小周天이라고 하며 팔맥을 다 통과 하게 되면 대주천大周天 이라 한다. 그러나 소주천도 기로氣路주천, 맥로脈路주천, 단도丹道주천 등 여러 단계가 있으니 대주천도 같은 맥락으로 보아야 한다.

서남지향西南之鄕의 곤지坤地의 위치는 미려의 앞 방광의 뒤 소장의 아래 영귀靈龜의 위로서 천지가 나날이 기근이 생하는 곳이며 연鉛이 나오는 땅이다.

12경락을 열거해 보면 수태음폐경手太陰肺經, 수양명대장경手陽明大腸經, 족양명위경足陽明胃經, 족태음비경足太陰脾經, 족소음심경足少陰心經, 수태양소장경手太陽小腸經, 족태양방광경足太陽膀胱經, 족소음신경足少陰腎經, 수궐음심포경手厥陰心包經, 수소양삼초경手少陽三焦經, 족소양담경足少陽膽經 족궐음간경足厥陰肝經이 있으며 여기다 독맥과 임맥을 더해 14경락이라고도 한다.

도가에서는 두 가지 방법으로 경락과 위락의 존재를 확인할 수 있다. 그 하나는 수련이 일정한 단계에 오르면 내공으로써 인체를 내시內視하는 방법이고 또 하나는 내공의 탄탄한 기초 위에서 외단外丹을 복용하고 따뜻한 물속에서 정좌를 하여 독기를 뽑아낸 후에 인체 표면에서 경락과 위락을 살펴보는 방법이다.

12경락은 대게 몸의 표면에 혈 자리를 지나는 도랑 같은 경로이므로 침을 놓고 뜸을 뜨는 등으로 병을 치료한다. 그래서 한의학에서 12경락을 주로 이용하지만 기경 8맥은 몸속에 있으면서 호수와 같아서 이것을 이용하기가 용이하지 않다. 그러나 선도 수련에 있어서는 매우 중요한 비중을 차지하므로 기경 8맥을 타통 하는 수련에 역점을 두고 있다. 그 공법으로는 외동공의 하나인 평형공平衡功 등이 경락을 여는 데 도움이 되고 8맥을 여는 수련은 참장공站樁功의 공법을 이용한다.

오장 육부 12경락과 괘상

독맥			☰건괘	기		
간, 담	족궐음간경	족소양담경	☴손괘	음경	다혈소기 多血小氣	
신, 방광	족소음신경	족태양방광경	☵감괘	음경		
비, 위장	족태음비경	족양명위경	☲간괘	음경		
삼초, 심포	수소양삼초경	수궐음심포경	☳진괘	양경		
심, 소장	수소음심경	수태양소장경	☲리괘	양경	다기소혈 多氣小血	
폐, 대장	수태음폐경	수양명대장경	☱태괘	양경		
임맥			☷곤괘	혈		

공수래空手來 공수거空手去는 공수표空手票다

빈손으로 왔다가 빈손으로 가는 것이 인생이라고 한다. 이 말은 후천세계의 물질적인 측면에서 바라본 것이다. 그러면 선천세계의 비 물질, 즉 영적인 측면에서는 어떻게 말하는가. 말할 것도 없이 상대적이니까 무언가 가지고 태어난다는 이야기다. 즉 전세前世의 공과功果와 업보業報를 가지고 태어난다는 것이 불교나 도가의 입장이다. 이것은 육신은 사라져도 영원히 존재하는 영령의 실체를 입증하는 말이기도 하며, 이 영이 그것들을 기억했다가 윤회를 통해 다시 사람으로 태어나는 수정란에 투합되어 있어서 영령靈이 성명性命과 원신元神을 부여할 때는 이미 영겁의 공과와 업보가 그 속에 다 들어 있었다. 도가의 수련이나 불교의 수행을 통해 이것을 나타나게 하는 것이 부모 미생전의 자기의 본성이며, 이것을 밝게 펼쳐 보이는 것이 견성見性이다. 사람이 짓는 선악에 따라 그 갚음을 받는 것을 말한 인과응보因果應報란 말도 여기서 연유 되었음이다.

사람이 몸을 받으면 6근六根이 있고 6식六識이 있으며, 6식이 있으므로 6진六塵이 있게 되고 6진이 있음으로 하여 6적六賊이 있게 되고 6적이 있음으로 하여 6신六神이 소모되고, 6신이 소모됨으로 하여 6도六道에 떨어지게 되면서 생을 마감한다.

  6근을 받아서 7정 6욕의 세상의 파고를 넘나들면서 6신이 소모되어 6도의 나락으로 떨어질 때 선악의 경중에 따라 다음 생으로 가는 길이 갈라지는데 표에서 본 6도 중 천도와 인도까지가 극락으로 분류되어 사람으로 다시 태어나고, 마도나 지옥도는 지옥으로 분류되어 사람의 몸을 받아 다시 태어나더라도 윤회를 거듭하면서 태胎, 난卵, 습濕, 화化의 네 가지 생으로 변하여 만겁이 지나도 헤어 나올 수 없게 되는 경우가 생길 수 있으며 나머지는 사람의 몸을 받지 못하고 축생으로 태어난다고 한다.

6에 관련된 기공 용어 모음

6근六根 : 안眼, 이耳, 비鼻, 설舌, 신身, 의意,　6식六識 : 6근과 동일

6진六塵 : 색色, 성聲, 향香, 미味, 촉觸, 법法,

6적六賊 : 안眼, 이耳, 비鼻, 설舌, 신身, 심心,

6신六神 : 심의신 단원심신단원心神丹元, 간의신 용연간신용연肝神龍烟, 비의신 상재비신상재脾神常在,

      폐의신 백회폐신백회肺神皜華, 신의신 현명신신현명腎神玄冥, 담의신 용요담신용요膽神龍曜,

6도六道 : 천도天道, 인도人道, 마도魔道, 지옥도地獄道, 아귀도餓鬼道, 축생도畜生道

6욕六慾 : 안眼, 이耳, 비鼻, 설舌, 심心, 신身. (불교에서는 색욕色欲, 형모욕形貌欲, 위의자태욕威儀姿態欲, 언어음성욕言語音聲欲, 세활욕細滑欲, 인상욕人相欲을 6욕이라고도 한다.)

6합六合 : 東, 西, 南, 北, 上, 下(또는 天, 地),　6문六門 : 눈, 귀, 코, 입, 배꼽, 니환궁,

6친六親 : 부父, 모母, 형兄, 제弟, 처妻, 자子,　6부六府 : 금金, 목木, 수水, 화火, 토土, 곡穀

6기六氣 : 기氣, 혈血, 진津, 액液, 정精, 맥脈,　6계六界 : 지地, 수水, 화火, 풍風, 공空, 식識

6구六垢 : 뇌뇌, 해해, 한한, 첨첨, 광광, 교교,　6해六害 : 욕욕, 지지, 병병, 독독, 사사, 풍풍

6음六淫 : 풍風, 한寒, 서暑, 습濕, 조燥, 화火,　6액六液 : 정精, 누淚, 타唾, 체涕, 한汗, 약弱

  사람이 죽을 때 영성靈性이 빠져나가는 문이 눈, 귀, 코, 입, 배꼽, 니환궁의 6문이라고 한다. 눈으로 영성이 나가면 난생이 되어 새의 종류로 태

어나고 귀로 나가면 태생이 되어 개, 고양이로 태어나고, 코로 나가면 화생이 되어 파리 개미, 등으로 태어나고 입으로 나가면 습생이 되어 새우, 물고기 등으로 태어나고 배꼽으로 나가면 일반 보통사람으로 태어나고 니환궁(上丹田)으로 나가면 부자나 귀인으로 태어나게 된다.

사람이 생명을 마감하는 임종 시에 오관五官의 변화와, 육체의 부드러움과 딱딱하게 굳음과, 얼굴의 단정 여부를 관찰하면 망자亡者가 천상에서 소요하는지, 지옥에 떨어지는지를 가히 알 수 있다고 하였다.

임종 시에 오관이 단정하고 신체가 부드러우며 얼굴색이 마치 살아있는 것과 같으면 망자의 영혼은 이미 극락에 이르렀다.

임종 시에 신체가 경직되고 얼굴색이 검고 오관이 공포와 두려움에 가득 차게 변하여 있으면 망자는 지옥에 떨어진 것이다.

임종 시에 신체가 굳고 얼굴색이 검게 변하며 오관이 공포와 두려움에 가득차고 눈에는 눈꼽이 있으며, 귀에는 먼지 등이 있고 코에는 콧물이 흐르고, 입에는 침이 흐르는 사람은 이미 사생전륜四生轉輪의 문이 열려 영혼이 임종 시에 사방 문으로 흩어진 사람으로 다음 생에 사생四生(태란습화) 윤회로 태어난다.

사람이 죽을 때 영성이 빠져나가는 이 6문을 6적의 문이라고도 하는데 그것들을 열거한 어느 선인의 표현이 재미있어 인용해 본다.

○ 눈이 미색을 탐하기만을 즐기고 그 고리를 끊지 못하면 임종 시에 눈동자가 확대되고 본성이 눈으로 나오는데 윤회하여 이 영성靈性이 난생지옥卵生地獄에 떨어져 변하여 날짐승인 까치나 독수리나 까마귀가 되는데, 깃털을 가진 조류는 온 몸에 오색찬란한 깃털을 입고 있어 보기는 좋다 하겠으나

어디 사람만 하겠는가!

○ 귀로 삿된 말만 많이 듣기를 즐기고 그 고리를 끊지 못하면 임종 시에 양 귀의 끝이 높아지며 영성이 태생지옥胎生地獄에 떨어져 변하여 낙타나 코끼리 말과 같은 길짐승이 되는데, 달리는 짐승들은 목에 방울을 달았으니 그 얼마나 듣기 좋다 하겠는가!

○ 코로 육향의 냄새를 탐하여 끊지 못하면 임종 시에 콧구멍이 확대되어 영성이 코로 나와 흩어져 습생濕生지옥에 떨어져 변하여 내세에는 물고기, 새우, 자라, 게 등으로 태어나 일체 모든 악취를 코로 맡고 사는데, 물에서 사는 어류는 맑지 못한 습기 속에 깊이 가라앉아 항상 물을 들이키고 내뿜고 있으니 그 얼마나 냄새 맡기가 한가하다 하겠는가!

○ 입으로는 시비를 가리고 비방하고, 혀로 파, 마늘, 달래, 부추, 담배와 날짐승, 길짐승, 어류를 탐하여 끊지 못하면 임종 시에 입이 벌어져 닫히지 않아 영성이 입으로 나오며, 내세에는 화생化生지옥에 떨어져 변하여 모기, 파리 등의 다른 생명에 기생하여 태어나는데, 기슬蟣虱류는 도리어 입으로 사람을 상하게 하고 물건을 상하게 하며 냄새를 맡지만 그 얼마나 맛이 있다 하겠는가!

○ 마음으로 재물을 탐하여 싫어함이 없으면 죽은 후에는 이 영성이 타각駝脚류에 떨어져 평생을 사람과 같이 해야 하는 낙타 같은 동물이 되어 재화나 금, 은 따위를 늘 몸에 지니고 다니므로 몸에서 떠날 날이 없으니 그 어찌 부자라 하여 만족하겠는가!

○ 몸으로 음욕을 탐하여 즐기기만 한다면 죽은 후에는 이 영성이 연화지옥에 떨어져 계압鷄鴨류가 되어 하루에도 수없이 교감을 하니 그 얼마나 즐겁다 하여 사람에 견주겠는가!

무릇 습생과 화생으로 태어나는 것은 그 죄가 가장 무겁고 깊으며 혼백과 영
은 흩어져 버린다.

이상의 말들은 6적에 마음이 이끌려 받는 인과응보이다. 그리고 이 6개의 문은 모두가 곁문으로서 우리가 취하는 문이 아니다. 오직 그 영성이 출입해야 할 문은 천기天機와 서로 통하고 있는 니환궁을 통한 현관玄關(현관에 관해서는 다음 현관 편에 자세히 설명)뿐이다. 영성이 현관으로 빠져 나가면 드디어 윤회의 고리를 끊게 되니 마침내 선불仙佛의 세계로 돌아가게 된다.

그런가 하면 7정으로도 상하는 것들이 있으나 사람들은 이것을 알지 못하고 있다. 7정이란 기쁨喜과 성냄怒과 슬픔哀과 두려움懼과 사랑愛과 미움惡과 욕심慾心이다.

○ 기쁨이 지나치면 심장이 상하고, ○ 화가 지나치면 간이 상하고, ○ 슬픔이 지나치면 폐가 상하고, ○ 두려움이 지나치면 담이 상하고, ○ 애착이 지나치면 신이 상하고, ○ 미움이 지나치면 정情이 상하고, ○ 욕심이 지나치면 비장이 상한다.

이상은 7정에 연루되어 마음이 상하는 것을 열거한 것인데, 세상을 살아가면서 눈만 뜨면 7정6욕과 부딪치고 마주하며 살아가야 하는데 어떻게 외면하고 살아가란 말인가. 이 7정이야말로 삶의 윤활유요, 살아가는 지혜와 방법이요 삶을 팽팽하게 긴장하게 하는 수단이다. 이러한 삶 속에서 자기가 지향하는 목표를 성취함으로써 살아가는 보람을 얻게 되는 것인 만큼 7정에 연루되지 않는 세상을 살아가는 것은 출세出世한 출가出家자들의 몫이다. 그러나 일반 속가俗家자들도 명심해야 할 것은 이 7정에서

상하는 것들이 모두 지나침에서 오는 것이니 만큼 너무 집착해서는 아니 되며 정도를 지키고 지나침을 경계해야 하는 것을 개을리해서는 안 될 것이다.

또한 이 외에 십손十損이 있으니 이 또한 사람들은 불가부자. 이것들을 열거해 보면, ○오래 걸으면 근육이 손상되고, ○오래 서 있으면 뼈가 손상되고, ○오래 앉아 있으면 피가 손상을 입고, ○오래 잠을 자면 맥이 손상되며, ○오래 들으면 정精이 손상되며, ○오래 보면 신이 손상되고, ○오래 말하면 기가 손상되고, ○배부르게 먹으면 심장이 손상되며, ○오래 생각에 빠지면 비장이 손상을 입고, ○오래 음탕함에 빠지면 명命이 손상된다. 이것이 지나치면 모자람만 못하다는 열 가지 과유불급過猶不及이다.

대체로 세상 사람들 그 누구도 이 육적과 칠정과 십 손의 굴레에서 해방되어 피해를 받지 않고 살아가는 자는 없다.

노자는 말하기를 "재앙과 복록은 문이 없으니 오직 사람이 스스로 부른다. 선과 악은 반드시 보응이 있나니 마치 그림자가 그 형상을 따르는 것과 같도다."라고 했다.

하늘과 땅에는 과거를 관장하는 신이 있어 사람이 지은 죄의 경중에 따라 응벌을 내리는데, 악을 지은 사람은 모든 사람들이 그를 싫어하며 반드시 형벌을 받고 재화를 받을지니 복이 변하여 화가 되고 상서로운 일이 재앙으로 되어 버리니 스스로가 던진 그물에 걸린 것이다.

사람은 머리 위에 삼태북두신군三台北斗神君이 있어 죄과를 모두 기록하는데 죄과에 따라 사람의 수명 중 일기一紀(12년)를 감한다고 한다.

또한 사람은 몸에 삼시신三尸神이 있는데, 이것은 삼독이다. 상시上尸는 이름을 팽거彭琚라 하는데, 사람의 상초에서 선악을 관장하고 중시中尸는 이름을 팽질彭瓆이라 하는데, 사람의 중초에서 선악을 관장하며 하시下尸는 이름을 팽교彭蹻라 하는데, 사람의 하초에서 선악을 관장한다.

상시는 옥침관에서 살고 중시는 협척관에서 살며 하시는 미려관에서 사는데, 매번 경신일과 갑자일마다 천상에 올라 그 사람이 행한 선악을 천신에게 알리어 매월 한 번씩 결산하니 사람이 큰 죄악을 지으면 12년의 수명을 빼앗고 작은 죄악은 100일의 수명을 감한다.

또한 구고九蠱가 있어 해를 일삼고 삼관三關(미려, 협척, 옥침)과 구규九竅(이, 목, 구, 비, 전음, 후음)를 가로막아 봉쇄하여 수련자에게 그 진양眞陽을 상승할 수 없게 방해한다.

삼시라는 것들은 경신 일에 사람이 잠을 자는 시간에 빠져나와 그동안 그 사람의 죄상을 모두 천상에 고해바침으로 수련하는 사람들은 경신일과 갑자일에는 잠을 자지 않으므로 삼시가 빠져나가지 못하게 하기도 하고, 또 다른 방법으로는 삼시를 박멸하는 부적을 사용한 다음 그것을 태워서 복용하는 방편을 쓰기도 한다.

노자께서 말씀하시길, "악을 피하고 죄를 짓지 말라 이미 지은 죄과는 진실로 뉘우치고 다시 짓지 말아야만 모든 일이 여의하고 장수할 수 있다. 반드시 먼저 죄악을 피하고 바르고 선한 일을 행하는 데서 도道가 생긴다. 천지간에 생명이 있는 모든 곤충과 나무와 동물들을 함부로 상해하지 말며 보호하고 생명을 구하여야 한다. 악인이 지은 죄는 어둡고 어두워서 죽음에 이르며 선인이 행한 선업은 밝고 밝아서 생명의 밝음에 이른다."고 하였다.

모든 사람은 태어나면 반드시 죽는다. 사망의 전조는 반드시 질병으로 나타나는데, 마치 나뭇잎이 누렇게 말라 바람에 떨어져 땅에 묻히듯이 사람의 병세와 임종도 이와 같다.

그리고 사람이 태어나면 지옥에 이미 명부가 올라가는데, 그 기록이 마치 나무와 형상이 비슷하다 하여 사람의 명적을 기록한 장부를 '원형수原形樹'라고 한다.

지옥에서 현세 사람의 명부인 이 '원형수'를 살피어 원형수의 나무가 변하면 명부의 관원이 '생사적生死籍'을 관찰하여 시간이 도달하면 지옥의 사자를 현세에 보내어 혼백을 데려오면 이때를 현세에서는 사망이라고 한다.

죽은 사후에는 흑인 백인 황인종의 육체적 구별이 없고 사람의 본성인 영혼만이 존재한다.

혼백이 사람의 육체에 수 십 년을 마치 나무의 가지처럼 붙어 동화되어 있어서 그것들이 육체에서 벗어나려면, 마치 가지가 끊어지고 거북이 껍질을 벗는 듯이 고통을 느낀다.

사람이 죽을 때의 모습을 살피어 보면 이빨을 악물고 눈을 부릅뜨고 얼굴이 변하며 극심한 고통에 시달리는 것은 좋지 않은 현상으로 원한과 분노와 두려움 같은 업장이 많고 횡사하는 죽음으로 지옥에 떨어진다.

또한 사망 시에 얼굴이 인자하고 마치 조용히 잠을 자는 것같이 살아생전과 같은 고요한 모습은 그 혼백이 평안하고 안정되어 있어서 선업과 음덕이 많은 사람으로 공덕에 따라 천상에 오른다.

사람이 사망하면 그 혼백은 황망하고 불안한 중에 황천의 길을 가는데, 가족은 각자의 인연에 따라 신선과 부처의 명호冥護를 부르며 황천의 길을 가는 혼백을 도와야 한다. 그리고 명부의 제신들에게 향과 공양을 올리며 배례하고 정성을 드려야 한다.

어떤 사람은 이렇게 말하기도 한다. "현세의 고통과 고난이 너무 힘들고 어려워서 죽었으면 한다." 그러나 지금 이 현세에서 병마의 고통이 아무리 힘들어도 지옥의 고통에 비교하면 천만 배의 천상 극락과 같다고 한다. 지옥에서는 형벌을 가하여 완전히 숨이 끊어지면 다시 온전히 살아나서 다시 형벌을 받고, 또 극형을 받고 죽으면 다시 살아나서 또 다른 극형을 받는 과정이 수 백 년…. 죽으면 느낌이 없지 않을까? 아니다. 죽으면 그 공포와 느낌은 살아있었던 생시 때보다도 더욱더 강렬하다.

목련존자는 지옥에서 형벌을 받고 있는 자기 어머니의 참혹한 모습에 부처님에게 어머니를 구할 수 있는 방법을 물으니 부처님께서는 보시를 사면의 대안으로 제시해 어머니가 살아생전 모아두었던 재산을 보시하여 어머니를 구한 불교의 일화는 한 치의 거짓이 아니다.

죽으면 모든 것이 끝나는 것이 아니요, 새로운 시작과 윤회의 또 다른 과정이다.

내가 지금 병마에 시달리면 현세이든 전생이든 반드시 그 원인이 있으며 그 원인을 찾아서 해결해야 한다. 우주의 모든 일은 인과의 법칙과 윤회에 원칙에 한 치의 어긋남이 없다. 수행자는 죽음의 시기와 날짜를 미리 알아 몸과 마음을 정결히 하고 반좌를 하며, 그 시간을 기다려서 귀천하는 것이 높은 수행자의 긴 여행의 또 다른 시작이다. 그러나 수행자가 자신의 죽음의 시간을 미리 아는 것 또한 쉬운 경지는 아니다.

모든 사람은 임종이 가까워오면 남에게 빌린 물건 등 아주 작은 것 하나라도 모두 돌려주고 자신의 물건은 모두 인연 따라 베풀어서 신변을 정리해야 한다. 빈손으로 가기위한 사전 작업이다.

공수래공수거를 공수표로 표현한 것은 이 공수표는 지급할 액수가 공으로 되어 있는 백지수표를 말함이다. 우리가 태어날 때 그것을 가지고 왔다. 그리고 죽을 때는 그것을 가지고 가야 한다. 거기다 기재할 금액은 우리의 삶이 결정한다. 삶의 가치에 따라서 마이너스를 기록한 사람도 있을 것이다.

빈손으로 세상에 나와 공덕도 쌓고 과업도 남기면서 평생을 살아온 나는 과연 몇 점짜리인지 가늠해 보는 공과功過의 격格을 살펴보는 것도 재미있을 것 같다.

이 격格은 제일 낮은 점수의 1점부터 제일 높은 100점까지로 분류하였는데, 1점짜리 공덕을 예로 든다면, * 한 사람 배고픈 것을 구제해 주는 것, * 돌아갈 곳이 없는 사람을 하룻밤 잠 재워 주는 것, * 선법을 강연하여 열 사람에게 가르침이 미치는 것, * 좋은 일을 일으켜 그 이익이 열 사람에게 미치는 것, * 육식을 하는 사람이 하루 동안 육식 않고 재계하는 것, * 한 생명(방생)을 구해서 살려 주는 것 등이고 1점짜리 과업은 * 남이 한 가지 나쁜 일을 하도록 돕는 것, * 남이 근심하고 놀라는 것을 보고도 위로하지 않는 것, * 한 번 약속을 어기는 것 등이다.

제일 높은 단계의 100점짜리 공덕으로는 * 한 사람 죽는 것을 구제해 주는 것, * 한 여자의 정절을 지켜 주는 것, * 한 자녀를 물에 빠뜨려 죽이려고 하는 것을 저지하는 것(기타 여러 죽음을 저지하는 것), * 다른 사람의 자손(후사)을 이어 주는 것 등이고 높은 단계의 100점짜리 과업은 * 한 사람을 죽게 만드는 것, * 한 부녀자의 정절을 손상시켜 잃게 하는 것, * 다른 사람이 한 자녀를 물에 빠뜨려 죽이도록 방조하는 것(기타 여러 죽음으로 유도하는 것), * 한 사람의 후사를 끊는 것 등이다.

그러면 불교나 도가에서 말하는 최상의 삶을 살아온 사람의 액면가는 어떻게 기재했는지 죽어서는 어떤 예우를 받는지 도가의 입장에서 본 그 실상을 알아보자.

"도를 이루고 덕이 갖추어지고 공과功果가 원만해져서 양신陽神이 들어올려지면 삼궁三官의 보주保奏로 선동이 인도하여 구소九霄를 지나 옥경玉京에 올라 제불諸佛을 친견하며 상제上帝를 배알하고 중조衆祖가 모여 금모金母께 조회朝會할제 공功의 대소大小를 대조하여 품급을 정하시고 과果의 원만圓滿과 결缺에 따라서 천작天爵을 봉封함 받고 선의仙衣를 받아 입어서 그 몸이 영화롭고 옥과玉果와 경장瓊漿으로 그 배(腹)를 불리게 한다.

삼승三乘과 구품九品은 공功에 의하여 정해지고 오선팔부五仙八部는 과果를 보아서 주어지는데, 혹은 중천中天에 거居하기도 하고, 혹은 서천西天에 거居하기도 하니 이 모두가 극락極樂이다. 혹은 36동천에 머물기도 하고, 혹은 72복지에 머물기도 하니 이 모두가 복지福地이다. 혹은 삼청에 머물기도 하고, 혹은 십지十地에 머물기도 하니 모두가 청정淸靜에 속한다.

높고 낮음, 크고 작음이 공功에 의해 획득하여 정해지는 바 털끝만큼도 사사로움에 꺾임이 없고 인연과 분수에 따라 청정淸靜의 복을 누리게 될지니 이 어찌 아름답지 아니하며, 어찌 즐겁지 아니 하리요 헛되이 하지 말고 사람이 되어 단 한 장면에 세상을 뛰어난다면 이것이 바로 대장부이고 사람 위의 사람인 것이다. 이 경지에 이르면 곧 청정할 것이다.

이제야 비로소 방도訪道하고 구도求道하고 득도得道하고 오도吾道하고 수도修道하고 수도守道하고 성도成道하고 요도了道하는 이 여덟 개의 도자道字를 대장부는 능히 마쳐야 할 일이다." (태상노군설상청정경,수정자주해본, 중에서)

호법신護法神

일반적으로 보호신保護神이라고 부른다 불교나 도교에서는 윤회사상을 신봉한다. 사람이 죽으면 다시 태어난다는 것을 믿는 것인데, 일반적으로 이것은 육체肉體적인 것과 신체神體적인 것, 영체靈體적인 것의 3가지 측면에서 다루어진다.

육체는 부정모혈로 이루어져 부모가 준 것으로 잠깐 동안 존재하는 것이다. 신과 영도 같이 존재한다. 신이 영을 에워싸고 있는 형태여서 여기서 사람의 지혜가 생긴다고 하며, 신이 존재하지 않으면 미련하다고 한다. 육체가 다시 태어나야 신도 다시 환생하는데, 이는 몸이 없으면 신이 의탁하지 못하기 때문이다.

신이 누구의 몸에 나타나는 것은 신이 환생하였기 때문이며, 이것이 접신, 즉 신들린 사람이다. 이런 사람은 자신의 의지보다는 그 신의 지배하에 행동하게 된다.

인체에는 영도 존재하는데, 영의 활동 여하에 따라 신이 강해지거나 약해지는 것이다. 그들의 속성은 아래 표와 같다.

> 육체肉體 → 일생—生 : 육체를 가지고 있는 현존하는 일생을 말함.
> 신체神體 → 일시—時 : 신체는 몸에 계속 붙어 있지 않고 일시적인 것
> 영체靈體 → 일세—世 : 영체는 몸이 없어도 영원히 존재하는 것.

현재의 육체를 가진 나는 이 생生이 있기 전에도 존재했었으며, 지금의 부모 도움을 빌려서 다시 나타난 것이다. 종교적으로 볼 때는 전생이 현생을 결정하고 현생은 다음 생을 결정한다고 보고 있다. 크게 보면 이 결정된 운명 가운데 고칠 수도 없고 바꿀 수도 없는 운명이 있으니 이 부분만큼은 정해진 것이 확실하다.

정해졌다는 것을 수數라고 표현하는데, 첫째 성별이다. 남자냐 여자냐는 태어나면서 정해지고 이 운명은 고칠 수가 없다.

다음으로 내가 태어났을 때 부모가 어떤 상황이었는지도 결정되었으며, 부모가 자신에게 줄 수 있는 것도 유한한 것이어서 이것 또한 고칠 수 없다. 만약 내가 아프리카에서 사는 흑인 부모의 도움을 빌려서 태어났다면 나는 아프리카에서 흑인으로 살고 있었을 것이다. 그리고 흑인 부모가 준 그대로를 물려받았을 것이다.

이러한 것들이 모두 전생에서 결정되었다는 말이다.

신체神體는 일시적이다. 1년 12달 신들려 지내지 않는다. 신이 몸에 들어와서 있으면 갑자기 머리가 아프거나 생각이 잘 나지 않는 등 표현이 내 의지와는 다르게 나타난다. 이런 현상은 일시적인 것으로 1년 365일 계속되지는 않는다.

우리가 세상에 존재하기 이전에 영은 있었다. 육체와 신체와는 달리 영체는 영원히 존재한다. 정좌수련 중 안신조규에서는 영체를 중점적으로 수련하여 영체의 작용으로 신체와 육체의 변화를 가져오게 한다. 안신조

규에서 거둬들이는 신광神光이 곧 영체이다.

이 3체로 인해서 3가지 호법신護法神, 즉 보호신이 생긴다.

전세호법 轉世護法	신과 영을 육체에 보내주는 작용을 한다. 죽으면 자격이 시작해서 육체로 다시 태어나기 직전까지의 호법신이다.
종생호법 終生護法	모체 속에서 성장 과정부터 세상에 태어날 때까지 호법신이다. 이 과정에서 중요하게도 건강하고 총명함이 결정된다.
금생호법 今生護法	출생 후부터 죽을 때까지 나의 운명을 보호 작용을 하는 호법신이다. 이 3가지 호법신은 보호능력이 제한되어 있어서 전지전능하지는 않다.

전세는 "너는 어디서 왔느냐?"이고

종생은 "너는 어디로 가느냐?" 이며

금생은 "너는 무엇을 하고 있으며 어디로 갈려고 하느냐?" 하고 반문하며 살아가야 하는 것이 인생살이의 전부이며, 이것을 슬기롭게 사는 것이 지혜이다.

우리의 신체에 존재하는 신이나 영은 전생에서 전해져 내려오는 것이며 금생호법(보호신)은 이들을 제지하고 통제할 힘이 없다고 한다. 가령 영이라는 것은 하늘이 우리의 몸에 출장을 보낸 것인데, 금생호법(보호신)은 이 영보다 급수도 낮아서 통제가 안 되는 것이다. 이때의 영은 우리의 몸을 빌려 작용을 하게 된다. 영이 임금이라면 금생호법은 신하와 같아서 호법신이 제한을 많이 받는다. 그래서 영과 금생호법이 배합이 잘 이루어져야 하고 평화적이어야 한다. 우리가 수련을 하는 것도 이 영을 평화적으로 활용하기 위해서이다.

육체는 사람에게만 한하지 않는다. 동물, 나무, 화초 등 식물도 육체이며 이들도 신도 있고 영도 있다. 그리고 사회가 발전되고 지적향상이 절대 가치를 누린다고 해도 이 3가지를 부정할 수 없으며, 이 범주에서 벗어날 수도 없다. 현대 과학의 발전은 자연과 멀어지고 변화를 가져와 영을 고정시키고 신도 외적으로 작용하지 못하며 육체는 제한성을 갖게 한다. 이러한 현상은 인간과 자연이 자연스럽지 못하고 이 자연스럽지 못한 것은 인간과 만물에게 나쁜 영향을 미치게 되며, 그것은 좋은 현상이라고 볼 수 없다. 과학과 자연의 모순이다.

여기서 호법신에 관한 재미있는 일화가 있어 소개하고자 한다.

의상대사가 당나라 유학 시절 종남산의 지장사에서 당대의 교학을 집대성하여 새로이 화엄사상을 정립해 가던 승려 지엄至嚴의 문하생이 되었다. 의상은 지엄의 많은 제자들 가운데 가장 촉망받는 제자로 성장했다. 얼마 지나지 않아 의상의 학문은 오히려 스승을 능가하기에 이르렀다.

지장사 이웃에는 유명한 도선율사道宣律師가 살고 있었다. 도선은 언제나 끼니 때가 되면 하늘에서 보내주는 음식을 먹었으므로 절에서 지은 밥은 먹지 않았다. 그러한 도선이 하루는 신라에서 온 유학승인 의상이 학문이 깊고 덕행과 법력이 높다는 소문을 듣고 하늘 음식을 한 끼 대접하고 싶어서 초대하였다. 의상은 도선의 초대를 받고 찾아가서 그릇을 놓고 좌정하여 하늘의 음식이 나오기를 기다렸다. 그러나 아무리 기다려도 음식은 나오지 않았다. 그리하여 의상은 할 수 없이 끼니를 굶고 돌아왔다. 의상이 돌아간 뒤에서야 천사가 음식을 가져왔다.

"무엇 때문에 이렇게 늦게 왔는가?"

도선이 천사에게 물었다.

"신병神兵이 온 골짜기에 가득 차서 길이 막혀 들어올 수가 없었습니다. 그래서 늦은 것입니다."

천사들의 대답이었다. 그때서야 도선은 의상의 도와 덕행이 높아서 신병들이 호위하고 있었다는 사실을 알게 되었다. 자기보다도 도력이 높다고 생각한 도선은 하늘의 음식을 그대로 두었다가 이튿날 다시 의상과 그의 스승 지엄을 함께 초청하여 대접했다고 한다.

선천先天과 후천後天

선천의 다른 이름은 태허太虛이다. 음양이 나누어지지 않고 일기一氣가 혼혼돈돈混混沌沌하는 가운데 있는 무극상태를 선천이라고 한다. 적연부동寂然不動하고 묘묘명명杳杳冥冥하며 태극이전의 고요한 상태를 말함이다. 고요함이 극에 달하면 일양一陽이 생기고 고요함이 극에 달하면 움직임이 생기는데, 이것은 기가 움직이는 것이다. 즉 선천의 기이다. 기공 수련 시에는 망형망상亡形罔象 한 연후에 선천의 일기一氣를 얻을 수 있다. 선도의 수행은 방선천倣先天하여 반선천返先天 하는 것이다. 즉 선천을 모방하여 선천으로 돌아가자는 것이다.

선·후천 표

선천先天	후천後天
鴻濛―混沌―無極 홍몽―혼돈―무극	太極―兩儀―四象―八卦―十六官―六十四卦―萬殊 태극―양의―사상―8괘―16관―64괘―만수
하도河圖	낙서洛書
무위無爲의 도道	유위有爲의 법法

선천이란 형이상形而上학이다. 감각으로는 파악할 수 없으며 형체가 없는 것. 시간·공간을 초월한 추상적·철학적·초경험적인 것이라면, 후천이란 형이하形而下학이다. 형체를 가지고 있어 감각으로 알 수 있는 것을 말한다. 기공수련 시에는 느낌이 따르고 통함을 알 수 있는 것은 후천이다. 태극이 이미 결정되어 음양이 나누어 지면서 황황홀홀恍恍惚惚하다.

마음이 고요하면 선천이요, 마음이 7정6욕에 떨어지면 후천이며 기가 순수하면 선천이요, 탁하면 후천이다. 마땅히 수련을 하는 사람은 선천을 후천으로 변하게 하지 말아야 할 것이고 후천을 선천으로 되돌려야 할 것이다.

소우주인 사람도 자연과 같이 선·후천으로 나눌 수 있는데 부모의 교합으로 태가 만들어진 태아는 모궁 안에서 어머니와 탯줄을 통해 교류하면서 오장육부가 만들어지고 주천을 이루는 365골절이 이루어져 이로 말미암아 84,000모공이 생기고 선천의 기가 만족하게 되면 세상에 나와 첫 울부짖는 외마디 소리에 오이가 익어 꼭지가 떨어지듯 한 덩어리가 땅으로 곤두박질치며 선천 무극 규竅가 터지고 이어서 탯줄을 끊으면서 세상 속으로 떨어지는데, 여기까지가 사람의 선천이다.

탯줄을 끊을 때 모든 움직임이 그치면서 일순간 사망했다가 다시 움직이면서 살아난다고 한다. 탯줄을 끊을 때는 임맥과 독맥도 끊어지고 다시 열릴 때 후천의 정·기·신이 진입하는 것이 인체의 생명활동이라고 본다. 오장을 신神적 의미로 분석하면, 신장은 정, 비장은 기, 심장은 신, 간은 혼, 폐장은 백으로 신화神化되어서 다음과 같은 성품과 감응을 갖는다.
1) 신장의 정精은 주로 뜨고 그 성품은 어리석고(痴)고 감응은 슬픔(哀)을 낳는다.

2) 비장의 기氣는 주로 움직이고 그 성품은 어지럽(亂)고 감응은 욕심欲을 낳는다.
3) 심장의 신神은 주로 신령스럽고 그 성품은 탐貪하고 느낌은 즐거움(樂)을 낳는다.
4) 간장의 혼魂은 주로 생生하고 그 성품은 선善하고 감응은 기쁨(喜)을 낳는다.
5) 폐장의 백魄은 주로 사死하고 그 성품은 악惡하고 감응은 노여움(怒)을 낳는다.

이것을 희노애락욕을 가지는 인체의 후천적 성품이라고 한다.

탯줄을 끊은 후부터는 생존환경이 천지와의 관계에 들어서면서 심장과 폐의 기능이 분리되고 위장은 영양분을 공급받고 비장은 혈액성분을 조절하고 골수가 혈을 만들고 호흡을 하기 위해서는 폐가 산소를 받아들이는 작업을 하며 체내에 받아들인 영양분 중 독소는 간이 걸러내고 수분과 액체를 받아들이면 신장이 작용을 하면서 출생 후의 오장 역할은 이렇듯 선천과 다르게 되므로 사람으로서 후천세계에 들어선 것이다.

도가의 수련은 모궁 안에서의 태아의 상태와 자세 등을 모방하는 방선천倣先天의 방법을 쓴다. 그 방법으로는 정좌靜坐(반좌盤坐라고도함) 수련을 꼽을 수 있다. 정좌수련은 불교·이슬람교·요가 등에서 기본적으로 수용하고 있으며, 도가에서는 모궁 안의 태아를 모방한 상태를 유지하기 위해서 머리는 높고 꼬리뼈는 낮게 하는데, 정좌 시 꼬리뼈의 두 좌골만 바닥에 닿는 결가부자좌가 그것이다. 선천의 태아는 임맥과 독맥이 돌고 있고 숨은 탯줄에 의지하므로 혀는 상악上顎(입천장)에 붙어 있고 귀·코·눈은 닫혀 있으며, 전목혈大目穴이 열려 있어 영과 교류하고 있으며, 우리의 사유를 좌지우지하는 식신은 없어서 원신이 몸을 주재하고 원정 원기 원신은 순수하고 청정하며 태아는 모궁 안에서 제대臍帶를 통해 영양분을 공급받고 전신모공을 통해 체내 불필요한 물질을 모공호흡으로 배출하고, 태아가 자체적으로 하는 태식 등을 도가수련에서 따라하는 것이 방선천倣先天이고 그 결과는 선천으로 돌아가는 반선천返先天이다.

사람이 수태할 때 맨 처음에 무극이 먼저 맺히고 이 무극을 쫓아서 태극과 양의와 사상과 팔괘가 생겨나 사람의 온몸을 구성하게 되는데 이는 일본一本을 연유로 해서 이것이 흩어져 만수萬殊가 되는 것으로 이는 범부凡夫가 생기고 죽어서는 귀신이 되는 도인 만큼 이를 되돌려서 만수萬殊는 64괘로 복귀하고 또 이를 쫓아 64괘는 16관으로 돌아가며, 이로 연유하여 16관은 모두 팔괘로 돌아가고, 이로 말미암아 팔괘는 모두 사상으로 돌아가고 사상은 모두 양의로, 양의는 태극으로, 태극은 다시 무극으로 돌아가게 되어 처음 수태할 때로 돌아온 것이니 이것이 반선천이다.

이로 말미암아 만수萬殊는 일본一本으로 다시 복귀하니 이는 성인聖人과 선불仙佛을 낳는 도가 되는 것이다.

괘상에는 선천팔괘도와 후천팔괘도가 있는데, 이것도 역시 후천팔괘를 선천팔괘로 되돌리는 일이다. 선천팔괘도를 하도河圖라 하고 후천팔괘도를 낙서洛書라고도 한다.

하도河圖는 복희씨가 천하를 다스릴 때에 머리는 용이고 몸은 말의 형상을 한 신비로운 짐승이 하수河水에서 출현하였는데, 그 등에 있는 55개의 점이 천지창조와 만물생성의 이치를 담은 신비한 그림이다. 또한 용마龍馬가 짊어지고 나왔다는 것은 실재하지 않는 상상의 동물로서 선천의 형이상학적인 도를 나타낸 것으로 보고 있다.

하도河圖를 살피면 1(하), 2(상), 3(좌), 4(우), 5(중)의 수가 안에 있고 6(하), 7(상), 8(좌), 9(우), 10(중)의 수가 밖을 둘러싸고 있는 모습으로 모두 55개의 점으로 구성되어 있으며 이 수를 합하면 55가 된다.

1, 2, 3, 4, 5는 안에 있으면서 만물의 생명을 낳는 근본이 된다하여 생수生數라 하고 6, 7, 8, 9, 10은 밖에 있으면서 만물의 형체를 이룬다 하여 성수成數라고 한다.

낙서洛書는 낙수洛水(황하의 지류)에 나타난 신령스런 거북이의 등에 45개의 점으로 된 무늬가 있었는데, 하우씨夏禹氏는 이 무늬에서 신묘한 이치를 깨달아 치수사업에 성공하였다고 한다. 낙서가 거북이의 등에 나타남은 실존하는 거북이로서 후천의 형이하학적인 법을 보인 것이라고 할 수 있다.

낙서를 거북이의 몸에 비교해 보면 등 한가운데의 5를 중심으로 꼬리 부분의 1과 머리 부분의 9, 좌측의 3과 우측의 7이 각기 상하좌우로 마주하여 있고 어깨의 좌우에 4와 2가 있으며, 발에 해당하는 8과 6이 좌우에 처하여 총 45개의 점이 구궁으로 나뉘어 배열되어 있으며 이 수를 모두 합하면 45가 되며, 선천의 수와 후천의 수를 합하면 100이 된다.

지금도 책이나 서적 등을 도서圖書라고 하는 것도 하도의 도와 낙서의 서에서 연유되었으며, 바둑 등에서 9단 이상을 취하지 않는 것은 우리가 살고 있는 후천 세계에서 9라는 숫자가 가장 높아서이며, 그 이상 10은 선천의 수이기 때문이다.

선천팔괘에서 서로 상대가 되는 것은 건乾☰은 남이고 곤坤☷은 북이며, 리離☲는 동이고 감坎☵은 서西로 사정위四正位이다.

河圖

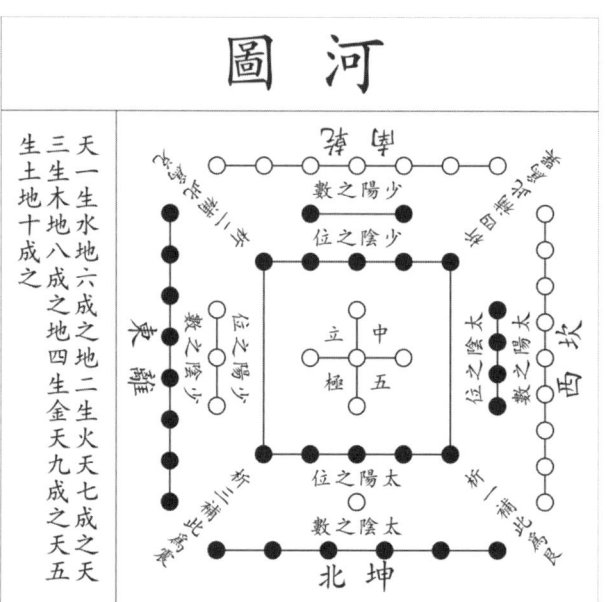

天一生水地六成之地二生火天七成之天三生木地八成之地四生金天九成之天五生土地十成之

洛書

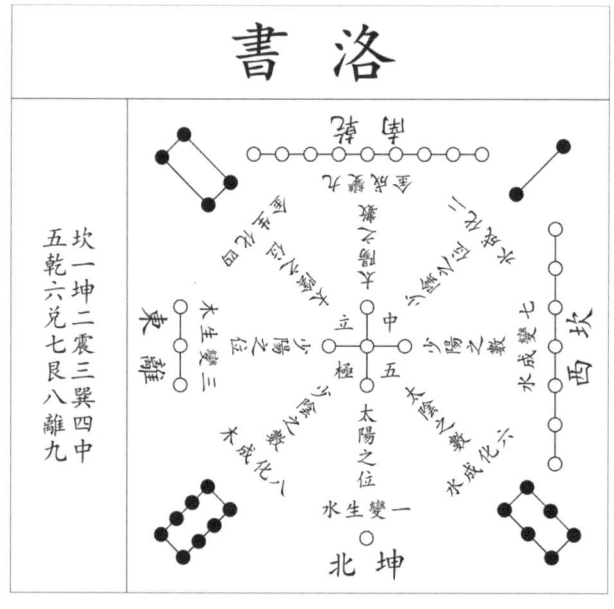

坎一坤二震三巽四中五乾六兌七艮八離九

先天八卦

易翼云天地定位山澤通氣雷風相薄水火不相射八卦相錯

後天八卦

易帝出乎震齊乎巽相見乎離致役乎坤說言乎兌戰乎乾勞乎坎成言乎艮

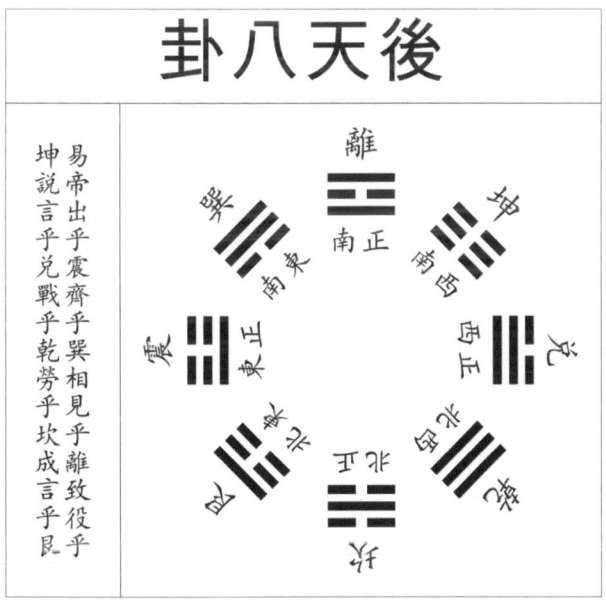

진震은 동북이며, 손巽은 서남, 간艮은 서북, 태兌는 동남으로 사우위四隅位이다. 이를 괘의 상대라 한다.

선천팔괘에서 괘의상대

4정위四正位	건☰南	곤☷北	리☲東	감☵西
4우위四隅位	진☳東北	손☴西南	간☶西北	태☱東南

건☰의 3효는 양이고 상대되는 곤☷의 3효는 음인데 이름하여 천지정위天地定位라 한다. 감☵은 안쪽이 양이고 밖 양쪽이 음인데, 상대되는 리☲는 안쪽이 음이고 밖 양쪽이 양으로 수화불상사水火不相射라 이름한다.

진☳은 제일 아래 효가 양이요, 위 두 효가 음인데 상대되는 손☴은 아래 효가 음이요, 위 두 효가 양으로 뇌풍상박雷風相搏이라 이름한다.

간☶은 위가 양이고 아래 두 효가 음인데, 상대되는 태☱는 위가 음이고 아래 두 효가 양으로 산택통기山澤通氣라 이름한다.

이를 이르기를 효爻의 상대라 한다.

이와 같이 괘卦와 효爻의 상대되는 이러한 것들이 곧 선천인데, 하늘을 거스르지 않는 성聖을 이루는 도道인 것이다.

후천팔괘에서 괘의상대

4정위四正位	리☲남	감☵북	진☳동	태☱서
4우위四隅位	건☰서북	손☴동남	간☶동북	곤☷서남

리☲는 남이고 감☵은 북이며 진☳은 동이고 태☱는 서이며 건☰은 서북에 위치하고 손☴은 동남에 위치하며 간☶은 동북에 위치하고 곤☷은 서남에 위치하므로 선천이 변하여 후천이 되는 것이다.

후천이란 유행하는 氣인 고로 후천은 천시를 받드는 연명술인 것이다. 그런 까닭에 알 수 없는 것이 선천 무위의 도이며 후천 유위의 술인 것이다.

후천에서 선천으로 되돌아가려면

감☵ 가운데 일양이 리☲괘의 가운데 효 자리로 되돌아가 리☲괘가 변하여 건☰이 되어야 하고

리☲의 가운데 일음이 감☵의 가운데 효 자리로 되돌아가 감☵이 변하여 곤☷이 되어야 하며

진☳의 위 일음이 태☱괘의 초 효 자리로 되돌아가 태☱가 변하여 감☵이 되어야 하고

태☱의 아래 일양이 진☳괘의 상효 자리로 되돌아가 진☳이 변하여 리☲가 되어야 하며

건☰의 위와 가운데 이양이 곤☷괘의 위와 가운데 효 자리로 되돌아가 건☰이 변하여 간☶이 되어야 하고

간☶의 위양과 아래 음이 손☴괘의 위와 아래 이 효 자리로 되돌아가 손☴이 변하여 태☱가 되어야 하며

손☴의 위양과 아래 음이 간☶괘의 아래와 위 이 효 자리로 되돌아가 간☶이 변하여 진☳이 되어야 하는데, 이것은 효를 뽑아 괘상을 바꾸는 것이니 바로 후천을 선천으로 바꾼다 하는 것이 이것이다.

오마五魔를 변하게 해서 오원五元이 되게 하고 낙서洛書를 돌이켜 하노河

圖로 되게 하는 것을 가히 천하의 기인奇人이라 하리라.

만약, 후천이 없다면, 선천을 무슨 수로 불러내겠는가?

만약 후천이 선천을 얻지 못한다면 어떻게 변화하고 통달할 수 있겠는가?

이것은 바로 무無 속에서 유有가 생긴 것이며, 유속에서 무가 생긴 것이다.

무는, 유로 인하여 흘러서 상象을 이루고, 유는 무로 인하여 감응하여, 신령과 통한다.

선천 후천의 두 기운은 계곡이 소리에 응하는 것과 같다.

제2편 道도

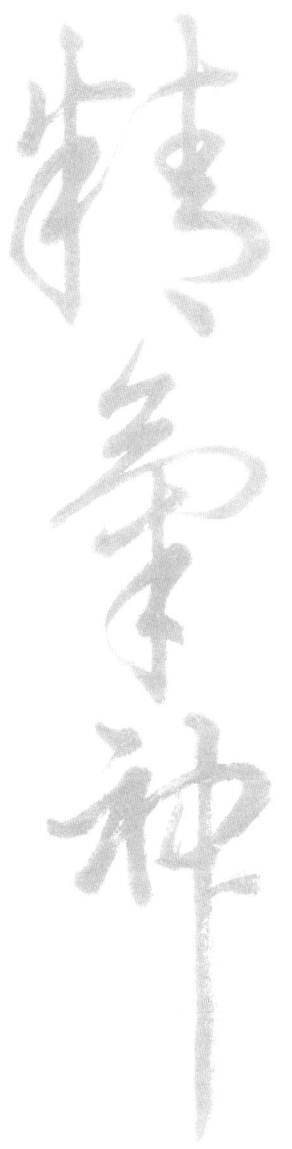

精氣神

신神의 조화造化 유儒·불佛·도道

　인간은 신 또는 초인간적 초자연적인 절대자의 힘이 존재한다고 믿고 그를 경외하고 숭배하며, 자기의 부족한 부분을 보상받기 위하여 그것을 신앙심으로 의지하는 것이 본래 성품이다. 그 누구도 우주를 주재하는 초인간적 또는 초자연적인 신의 존재를 부정하거나 이를 비켜가려 하지 않는다.

　고금의 영웅호걸도 인간의 탈을 쓴 이상 신의 존재 앞에서는 무력하기만 한 것이다. 그래서 종교가 탄생 되었으며 각 나라마다 신앙의 대상이 다르다 보니 지구상에 존재하는 종교의 종류는 이루 헤아릴 수 없이 많다.

　동양에서는 복희 황제 때부터 전해오는 삼니의세설三尼醫世說에 의해 중니仲尼, 모니牟尼, 청니靑泥라는 삼대 성인의 가르침에 따라 각각 교를 세우고 지금까지 이어오니 그들이 공자, 석가, 노자이다. 기원전 6세기, 동양에는 거의 동시에 세 명의 위대한 사상가가 나타났다. 그들은 바로 중국의 노자와 공자 그리고 인두의 석가모니이다.

　노자와 공자는 중국 춘추 말기의 사상가로 공자는 기원전 551년에서 기원전 479년까지 살았다. 『사기史記』의 「노장신한열전老莊申韓列傳」에 공자가 "노담老聃에게 예를 물었다."는 기록이 있어 노자가 공자보다 나이가 많았음을 알 수 있다.

석가모니는 기원전 565년에 태어나 기원전 486년에 입적했다고 추정한다. 이는 공자의 생존연대와 거의 비슷하다. 그러므로 노자 공자 석가모니는 비슷한 시기에 살았다고 말할 수 있다.

이 세 명의 사상가들이 각자 창시한 사상 모두 고대 중국에서 교류, 융합, 발전하였다. 그리고 그 사상들이 세계적인 동아시아 문화를 형성하였다.

동아시아 문화란 석가모니가 창립한 불교, 노자로 대표되는 도가 학파와 도교, 그리고 공자가 창시한 유가 사상을 말한다. 유, 불, 도 3교는 중국과 동아시아 전통문화의 체계를 구성하는 3대 요소다. 유가와 도교는 중국 고유의 문화이고 불교는 고대 인도에서 전해졌지만 중국에서 새롭게 발전하여 중국화 된 불교가 되었다.

유·불·도 3교는 서로 영향을 주고받으며 흡수보완해 가면서 중국 전통문화의 발전을 촉진시켰다. 그들이 지향하는 궁극적인 목표는 하나로 보면 득도이고 나누어 살펴보자면 유교는 입신양명이고 불교는 해탈성불이며, 도가는 비승飛昇이다.

이와 같은 삶의 질은 유교에서는 수신제가 치국평천하를 수학修學하는 현세 지향적이고, 불교에서는 마음 하나를 바루고 깨달음을 얻기 위해 수행修行하는 내세 지향적이며, 도교에서는 선천으로 돌아가기 위해 수련修煉하는 무위자연 지향적 공부를 내세우는 것으로 나타난다.

이 모두는 심신수양을 모태로 하고 있으나 문중이 셋으로 갈라져 지향하는 목표나 실천하는 방법이 달라 보이지만 결국은 하나로 귀착되니 그 종착점은 도道이다. 조물주는 이 도를 이루기 위해 서로 상생할 수 있도록 삼니의세설三尼醫世說로 절묘한 균형과 조화를 빚어 놓았다.

유가儒家에서는 仁・義・禮・智・信을 받드는 것을 덕德으로 삼고 충서忠恕를 행行으로 삼는다.

불가佛家에서는 殺・盜・淫・妄・酒를 경계하는 것을 덕德으로 삼고 자비慈悲를 行으로 삼는다.

도가道家에서는 金・木・水・火・土를 수련하는 것을 덕德으로 삼고 감응感應을 행行으로 삼는다.

덕德과 행行이 온전히 갖추어지면 후천後天에 물들지 않음으로써 상덕上德이라 하는 것이고 후천後天을 선천先天으로 돌이키는 일 역시 상덕上德이라 한다.

이 오상五常과 오계五戒와 오행五行의 덕德과 행行이 온전히 갖추어지면 유가에서는 성인이 되고 죽어서는 천당에 오르고 불가에서는 부처를 이루고 죽어서는 극락왕생을 염원하며, 도가에서는 신선이 되고 죽어서는 허무자연으로 되돌아가는 이상향을 갖고 있다.

이러한 이치를 세상에 펼치고자 중니, 모니 청니의 삼교三教 성인께서는 직접 몸으로 실천하는 모범을 보이셨다.

돌이켜 보면 유사 이래로 기나긴 세월 동안 인류가 이룩한 찬란한 문화 중에서도 유교 문화는 가장 빛나는 금자탑이다. 그리고 유교가 독주하면서 파생되는 부작용 등을 견제하면서 상호 보완・융합・분쟁하는 불교와 도가가 서로 상생하면서 동양문화의 삼각 축을 이루어 왔다. 이러한 중국문화는 발상지인 한민족에게는 말할 것도 없고 멀리 동쪽으로 우리나라와 일본에게까지 전래되어 두 민족의 문화형성에도 막대한 영향을 미친 것이다.

유불도 덕목과 천지인의 관계

佛	儒	道	天	地	人
殺生하면	仁이 없어	木이 결핍되고	歲星이 不安	東쪽에 재앙	肝臟과 膽이 손상
盜賊질하면	義가 없어	金이 결핍되고	太白星 不安	西쪽에 재앙	肺臟과 大腸이 손상
淫蕩하면	禮가 없어	火가 결핍되고	熒惑星 不安	南쪽에 재앙	心臟과 小腸이 손상
酒와 고기는	智가 없어	水가 결핍되고	辰星이 不安	北쪽에 재앙	腎臟과 膀胱이 손상
妄語이면	信이 없어	土가 결핍되고	鎭星이 不安	中央에 재앙	脾臟과 胃腸이 손상

각 종교의 삼신

신교神敎	유교	불교	도교	천주교
조화신造化神	무극	법신불法身佛	옥청玉淸	성부
교화신敎化神	태극	화신불化身佛	상청上淸	성자
치화신治化神	황극	보신불補身佛	태청太淸	성신

'어느 초원의 나라에 말들이 싱그러운 풀을 뜯으며 한가로이 평화를 누리고 있었습니다. 넓은 초원에는 풍성한 초목뿐인데다가 천적도 없어서 게으름만 있을 뿐 삶의 긴장은 없었습니다. 세월이 흘러 말은 자손의 번식을 거듭하다 보니 나중에는 초원의 나라를 채워 가고 있었습니다. 그러다 보니 종국에는 말이 다 굶어 죽어야 할 형편 이었습니다. 신은 이 위기를 다스리기 위해서 천적인 육식동물을 내려 보냈습니다. 그 결과 팽팽한

긴장 속에서 서로 견제와 균형의 조화를 이루며 살아야 하지만 서로가 먹이 걱정은 하지 않아도 되었습니다.' 이것이 견제와 균형을 조화시킨 상생의 도가 아닐까요?

무위無爲의 세계世界 도道

대체로 도를 말할 때 맨 먼저 떠오르는 것은 무위자연이다. 그만큼 무위자연이 도의 상징처럼 되었다. 노자의 도덕경에도 무위가 많은 비중을 갖는다. 그런데 그것을 설명하려고 하면 그것이 생각보다 쉽지가 않다.

무위無爲의 반대말은 위爲이다. 위란 '무엇을 하다'라는 뜻으로 쓰인다. 그러므로 무위는 '하지 못한다. 하지 아니 한다' 등으로 쓰일 수 있다. 그러나 이것은 문법상의 형이하학적 논법이고 도가의 말들은 주로 선천과 후천을 많이 다루고 있는데 선천, 즉 형이상학적 논법으로 접근을 한다. 예를 들어보면 도가의 용어 중 '장생불사長生不死'를 영원히 죽지 않는 것이라고 해석하면 이것은 틀린 말이 된다. 이것을 바르게 이해하기 위해서는 다음과 같이 두 가지 내용으로 접근해야 한다.

1) 장생長生이라는 것은 병을 없애고 수명을 늘리는 것이다.

2) 불사不死라는 것은 육체적 생명을 끝없이 유지하는 것이 아니라 정신적 생명의 영원함을 말하는 것이다. 정신적 생명이란 마음과 물질을 초월해서 독립적으로 존재하는 생명의 근원이다. 여기서 말하는 불사를 정

신적 생리적 현상과 심리적 의식 작용을 선천적인 형이상학적으로 본 것이다.

무위도 같은 맥락으로 설명해야 할 것이다. 무위는 터럭 하나를 더해도 많고 터럭 하나를 감해도 적다. 청정한 그대로이고 위엄도 만들지 않으며 태초의 허공에 하나의 티끌도 물리치므로 설 자리가 없으며 아득하고 묘하다. 불가에서는 이 무위를 "인연과 합하여 형성되지 아니한 것이다. 생멸生滅하는 절대존재가 아니다."라고 했고 어느 선인은 무위라는 것은 그 마음이 움직이지 않는다. 움직이지 않는다는 것은 안으로는 마음이 일어나지 않는 것이고 밖으로는 사악한 마음이 내 몸의 경계로 들어오지 못하는 것이며, 안과 밖의 안정된 것, 즉 신과 기가 평온한 것을 말한다고 했다. 그리고 무위는 어떤 방향 장소 모양 모습에 의하여 가로막히지 아니한다.

『장자莊子』「지락편至樂篇」에는 "하늘은 무위 때문에 맑고 땅은 무위 때문에 편안하다. 그러므로 두 무위가 서로 합하여 만물이 생성, 변화하는 것이다. 이런 창조의 근원은 아득하여 그 생겨나는 바를 모르고 까마득하여 그 모양도 알 수가 없다. 그러나 만물은 무진장으로 이 무위 때문에 번식한다. 그러므로 천지는 작위作爲함이 없건만 만들어 내지 않은 것이 없는 것이다."라고 말한다.

이렇게 무위를 장황하게 설명하는 것은 무위의 세계에서 피어나는 '도道'를 말하기 위함이다.

도는 유형적인 물질도 아니고 또 사려하는 정신도 아니며, 아울러 이성적인 법칙도 아니다. 이는 우주만물의 일체를 형성하지만 형태도 없고 모양도 없으며, 지극히 텅 비고 지극히 신령한 우주의 근본이다. 물질, 정신,

법칙 등은 모두 도의 파생물이다.

　도란 바로 선천일기先天一氣이며 혼원무극混元無極(혼돈전의 원기)으로 우주 중의 에너지이며 태공太空의 기장氣場 이다. 도는 큰 측면으로 보면 밖이 없고 작은 측면으로 보면 안이 없다. 도는 지극히 간이하고 지극히 정밀하며 지극히 현묘한 자연의 시초이며 온갖 다른 것의 근본으로서 우주만물을 조성하는 근원적 재료가 된다. 이렇게 선천무극속의 홍몽鴻濛한 기운에서부터 존재했고 볼 수도 들을 수도 없는 이것을 노자도 이름을 몰라 어쩔 수 없이 억지로 '도라고 했다고 한다. 도라는 어원이 생긴 이유이다. 도라고 억지로 그렇게 붙였으나 도라는 글자의 뜻을 헤아려 보면 사실은 근거도 없이 억지로 지은 것은 아니다.

　창힐부자倉頡夫子께서 도라는 글자 속에 심오하고 깊은 이치를 넣어 말씀하셨는데 그것을 옮겨본다.

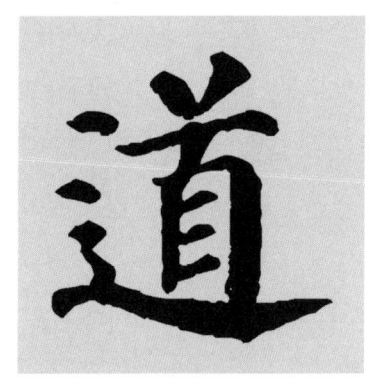

道라는 글자는 먼저 두 점丶을 찍으니 왼쪽 점은 태양이요, 오른쪽 점은 태음이 된다. 이는 흡사 태극의 음양이 서로 감싸고 있는 것과 같은데, 하늘이 있어서는 해와 달이 되고 땅에 있어서는 금오金烏(해)와 옥토玉兎(달)가 되며 사람에 있어서는 양 눈이 되고 수련가에게는 회광반조라 하는 것이다.

　다음으로 한일一자를 쓰는데, 이것은 무극의 한 원圓이다. 이 원은 선천에 있어서는 건괘에 속하고 역易에서는 건원乾圓이라 한다. 홍몽鴻濛한 기운이 한

번 갈라져 하늘이 열리고 원이 꺾어 지고 끊어져 하나(一)가 되었다. 역에서는 건乾을 하나(一)라고 한다. 경전에서 말하기를 하늘이 하나(一)를 얻어 맑아지고 땅이 하나(一)를 얻어 평온하며 사람이 하나(一)를 얻어 성인이 된다 하였고, 유가에서는 오직 정미로운 것은 하나다(유정유일惟精惟一) 하였고 불가에서는 모든 법이 하나로 돌아간다(만법귀일萬法歸一) 하였으며, 도가에서는 원시의 중中을 품고 하나를 지킨다(수중포일守中抱一) 하였다.

다음으로 자自자를 그 아래 쓰는 것은 일자一字와 일권一圈과 건원乾圓 해와 달의 둥글고 둥근 등의 이치가 모두 자기 신상에 있다는 것으로 유가에서 이르기를 도라는 것은 잠시도 떠날 수 없다 떠난다면 도가 아니다 하였다.

아래 위의 글자를 서로 합하면 수首라는 글자가 되는데 수라고 하는 것은 머리이다. 수도修道는 이 머리에서 일자종지의 훌륭한 일이 벌어지는 것이다.

다음으로 쓰는 것이 주走자인데, 이는 움켜지고 나아간다는 것으로 행지行持란 곧 온몸의 법륜을 스스로 굴린다는 말이다. 이러한 말들이 도라는 글자의 외형상 뜻이다.

대도란 하늘과 땅을 낳아 기르면서도 형체가 없어 보이지도 않고 만질 수도 없다. 대도란 해와 달을 운행하기에 어디에나 존재하고, 또한 성품이 원만하여 그 깊이를 잴 수도 없고, 폭도 헤아릴 수 없다. 대도란 만물을 낳고 기르기 때문에 있는 것 같지만 없고, 없는 것 같으나 존재한다. 위와 아래도 없고, 머리와 꼬리도 없고, 좌우 역시 따로 없다. 변하거나 바뀌지도 않고, 밝지도 어둡지도 않다. 천지보다 먼저 생겼지만 시작과 종말이 없고, 죽은 듯 살아있는 듯, 끊임없이 활동하며 영원히 멈추지 않는다. 그리고 전할 수는 있되 주고받을 수가 없으며, 터득할 수는 있되 볼 수는 없다. 태극위에 있어도 높은 척하지 않고, 육극 아래에 있어도 깊다고 하지 않는다. 색깔도, 순서도, 거리도, 소리도 없다.

도道를 이어주는 경전經典들

모든 경전들도 그러하겠지만 특히 도학의 경서들을 살펴볼 때는 어떠한 원칙을 세워놓고 그 선상에서 보아야 한다고 생각한다. 그 원칙이라는 것을 내새운다면, 다음과 같다.

첫째, 경전이 지금까지 전해 내려오면서 역사에 어떤 영향을 끼쳤는가.

둘째, 그 경전을 현실 사회에서 대다수가 적극적으로 수용할 수 있는 것인가.

셋째, 그 경전이 개인 생활에는 어떤 실용적 가치가 있는가.

넷째 그 경전을 다음 세대에 물려줄 수 있는 충분한 가치를 지니고 있는가 등으로 볼 수 있겠다. 도가의 공부는 몸을 수련하여 후천에서 선천으로 되돌리는 공부이기 때문에 만에 하나라도 잘못된 길로 빠진다면 몸이 잘못되어 평생을 그렇게 살아야 하기 때문이다.

도학의 경전이나 도장의 내용들, 그리고 선각자들이 베풀어 놓은 학문들은 대체로 다음과 같은 종류로 나누어 볼 수 있다.

1) 철학류哲學類다. 도가의 철학과 황제, 노자, 장자의 시대적 철학이 담겨있는데, 이것을 어떻게 얼마나 발굴하느냐가 관건이다.

2) 교의류敎義類다. 경전을 바탕으로 도교가 탄생한 이후 도가학설로 신선들의 방술과 신을 숭배하는 사상이 창조·발전되어 왔다.

3) 연양서류煉養書類다. 장생구시를 목표로 몸과 마음을 건강하게 하는 수련방법 등을 개발·소개하여 연양술을 함양하였다.

4) 권선서류勸善書類다. 인과응보의 원칙을 선양하고 누선적덕을 행하여서 그것이 복으로 다시 돌아오는 것을 가르치고 사악한 행동을 경계하였다.

5) 선진전기류仙眞傳記類다. 도가와 도교의 신선 진인의 각종 전기를 망라해 그에 대한 역사와 시대의 문학적 가치를 알 수 있게 하였다.

6) 술수류術數類다. 형상과 숫자를 추측 사물로 변화시키는 학술적 체계를 다듬었다. 그중에는 비상하고도 심오한 뜻이 풍부하게 담겨 있다.

이 외에도 국가나 사회에 기여하는 여러 부분이 있다. 특히 자연으로의 회귀를 주창하는 부분에는 비도교인도 많은 공감을 가지고 있는 것이 사실이다.

도가의 경전을 보면 북종北宗의 경전이나 저술에는 인체우주와 천체우주에 관한 것이 많고 남종南宗의 경전이나 저술을 보면 오류선종伍柳仙宗과 같이 정·기·신을 중요시함을 알 수 있다. 이와 같이 혼선이 있는 만큼 우리가 도가내공의 경전을 살펴볼 때에는 먼저 이경전이 북종에 따른 것인지 남종에 따른 것인지를 확실히 구분해야 한다. 북종의 경전을 볼 때에는 단지 한문만 알면 이해할 수 있는 반면 남종의 경전을 볼 때에는 반드시 불학佛學에 정통해야만 그 요점을 깊이 이해할 수 있다.

(1) **도덕경**道德經

도가의 경전들 가운데 으뜸은 단연 도덕경이다. 도덕경의 저자는 노자老子다. 노자는 중국 고대의 위대한 자연주의 철학자이다. 노자의 생몰연대는 알려지지 않아 그 근원은 알 수 없으나 춘추시대 말기 공자와 동시대를 살아온 것으로 알려졌다. 그러함에도 역사의 기록들은 저 태초의 혼돈 이래 늘 세상에 출세하지 않음이 없었다고 한다.

상삼황(天皇)시대에는 통현천사通玄天師, 중삼황(地皇)시대에는 유고선생有古先生, 후삼황(人皇)시대에는 반고선생盤古先生이라고 불렀다고 하며, 복희伏羲시대에는 전야田野에 강림하여 울화자鬱華子로 불렸고 축융祝融시대에는 항산恒山에 강림하여 광수자廣壽子로 불렸고, 신농神農시대에는 제음濟陰에 강림하여 대성자大成子로 불렸고 황제黃帝시대에는 공동산崆峒山에 강림하여 광성자廣成子로 불렸다. 소호少昊시대에는 다시 공동산에 강림하여 수응자隨應子로, 전제顓帝시대에는 형산衡山에 강림하여 적정자赤精子로, 제고帝곡시대에는 강빈江濱에 강림하여 록도자錄圖子로 제효帝堯시대에는 고사산姑射山에 강림 무성자務成子로 불렸고, 순舜임금시대에는 하양河陽에 강림하여 윤수자尹壽子로, 하夏나라 우禹왕시대에는 상산商山에 강림 진행자眞行子로, 은나라 탕湯임금시대에는 잠산潛山에 강림 석즉자錫則子로 불렸다고 한다.

이 기록은 도장道藏에서 인용한 것이다. 이 기록이 맞는다면 황제의 스승은 노자인 셈이다. 도가에서 황로지학黃老之學이라고 부르는 연유가 여기에 있는지도 모르겠다. 천 가지로 변화하고 만 가지로 화신을 나타낸 것을 다 추측하기 어렵다. 혹은 유성으로도 화현하고, 혹은 식불로 화현하기도 했으며, 혹은 도선으로 화현하기도 했는데, 은신하고 현신하는 모습을 헤아릴 수 없음이다.

당시 공자는 노자를 만나 많은 가르침과 예를 전수받고 돌아와 제자들에게 다음과 같이 말하였다.

"새가 날아다니고, 물고기는 헤엄치며, 짐승이 달린다는 것은 나도 잘 알고 있다. 그러나 달리는 것은 그물을 쳐서 잡고 헤엄치는 것은 낚싯대를 드리워서 낚으며 날아다니는 것은 주살을 쏘으면 떨어뜨릴 수 있다. 그러나 용은 바람과 구름을 타고 하늘을 날아오른다고 하니 나로서는 용의 실체를 알 수가 없다. 나는 오늘 노자를 만났는데, 마치 용과 같아 전혀 잡히지 않는 사람이었다." (『사기』「노장신한열전」 중에서)

불교계에서는 도불동원道佛同原이라고 하면서 노자에 관한 글이 있어 인용해 본다.

세존의 예언에,

"내가 멸도한 후 5백년 안에 가섭迦葉이 삼매에 들어 있다가 동쪽 나라에 화현하면, 그 이름이, 노담老聃이라 하리라"라고 하였는데, 멸도한 후 349년 경신庚申 주나라 말엽에 조상공趙相公의 딸인 16세 동녀의 몸에서 아비 없이 스스로 잉태하셨으니, 그것은 능력이 자재함을 보이신 것이요, 태속에서 81년이나 있었던 것은 인연 있는 시기를 기다린 것이며, 경진庚辰년에 어머니의 왼쪽 옆구리로 나왔으나 옆구리에 뚫린 상처가 없었고, 어머니는 96세였는데도 얼굴은 마치 16세 때와 같았으나, 노담老聃만은 머리와 수염이 눈처럼 흰 것은 늙은이도 수련할 수 있다는 것을 보여 준 것이다.

　늙은이가 이것을 보거든 삼가하여 스스로 포기하지 말고 하루 속히 공부를 착수해야 할 것이요, 소년들은 이것을 보거든 늙어서도 수련할 수 있다고 하여 청춘을 허송하지 말아야 한다.

　이 세상에 3백여 년을 머물면서 인연 있는 이는 다 제도하고 끝으로 윤희尹喜에게 이르기를, "우리 스승이신 고황古皇 부처님께서 서천에 계신다."라고 하고, 허공으로 날아갔다.

　여기에서는 노자를 불타의 제자인 가섭의 화현으로 설명하고 있다.
　　　　　　(능엄경과 도교수련. 원광대학교 노권용 교수의 글 중에서)

　노자가 저술한 불후의 명작인 『도덕경』은 '노자老子'라고도 불리는데 이 한 권의 책은 매우 넓고 정밀하며, 심오한 이치를 담은 철학적 시詩이다.
　이것을 어느 청담가淸淡家가 보면 현언玄言의 말씀들이고 종횡가縱橫家에게는 권모權謀와 술수術數가 있으며, 병가兵家적 측면에서는 병서兵書가 될 수 있으며 군주君主에게는 치세술治世術이고 과학도에게는 우주만물의 이치가 있으며, 수련자에게는 수양이론이 들어 있다.
　도덕경은 중국 고대문명의 지혜의 결정이자 지식의 보고이다. 넓고 심오한 원리를 내포하고 있어서 자연과학, 사회과학, 인체과학, 사유과학, 계통과학 등 여러 방면에서 기본적 소재를 함축하고 있다.
　고대의 수많은 학자들이 다투어 주석하여 그 현묘한 비밀을 캐내고 심오한 뜻을 밝혔는데, 그중에서도 양생의 방면의 연구와 주석을 한 사람들은 하상공河上公과 여동빈呂洞賓 등 수많은 조사들이 주석을 내놓아 『도장

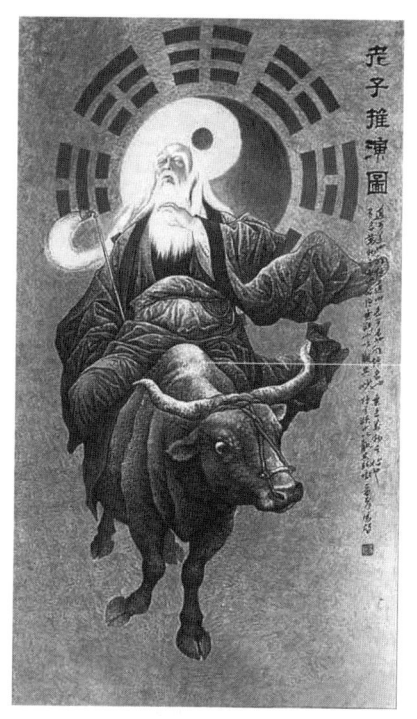

청우靑牛를 탄 노자

道藏』에 나와 있는 것만도 49권 중 9권에서 12권까지 4권을 채우고 있으며 주석본만 가려내도 50여 종류에 이른다.

또한 철학방면의 연구와 주석을 한 사람은 왕필王弼(226~249) 등이며, 그는 23세의 나이로 요절했으니 20세 전후에 쓰인 것으로 보인다.

정치와 권모와 술수 방면의 연구와 주석을 한 사람은 당나라 현종玄宗과 송나라 휘종徽宗이 있다.

노자는 허무의 도를 닦아서 스스로 재능을 숨겨 이름이 드러나지 않도록 힘쓰는 데에 학문의 목표를 두었다. 주나라에 오래 머물었는데, 주나라가 쇠퇴해지자 마침내 그곳을 떠나기로 작정하고 관문(섬서성 종남산 누관대)에 이르렀다. 관령 윤희가 "선생님께서는 이제 은거하시려고 하니 이 사람을 위해 가르침을 남겨주십시오."라고 청하였다. 이에 노자는 상하 두 편을 저술하여 도와 덕의 의미를 밝힌 5천여 글자를 남기고 관을 떠났다.

그 후로 노자의 최후를 아는 사람은 없었다.

도덕경의 내용 중에서 도에 관한 부분 중 일부를 발췌 옮겨본다.

○ 말로 표현할 수 있는 도는 도가 아니고, 부를 수 있는 이름은 참된 이름이 아니다. 이름이 없는 것을 천지의 시초라 하고 이름이 있는 것을 만물의 근원이라 한다(제1장).

○ 혼돈상태에 있으면서도 이루어지는 무엇인가가 천지만물보다도 먼저 생겼다. 그것은 소리가 없어 들을 수도 없고 형체가 없어 볼 수도 없다. 홀로 우뚝 서 있으며 늘 변하지 않는다. 두루 행해지면서도 위태롭지 않으니 천지만물의 어머니라 할 수 있다. 나는 그 이름을 알지 못해서 억지로 글자를 붙여 도道라 부르고 억지로 이름을 지어 크다大할 뿐이다(제25장).

○ 천하 만물은 유에서 생겨나고 유는 무에서 생겨난다(제40장).

○ 도는 하나를 낳고 하나는 둘을 낳고 둘은 셋을 낳고 셋은 만물을 낳는다. 만물은 음을 지고 양을 끌어안아서 텅 빈 가운데 기가 충만하여 조화를 이룬다(제42장).

○ 이 세상에서 가장 부드러운 것이 이 세상에서 가장 단단한 것을 부린다. 형태가 없는 것은 틈이 없는 곳으로도 들어간다(제43장).

○ 학문을 하면 할수록 날로 더하는 것이요, 도를 닦는 것은 날마다 덜어내는 것이다. 덜어내고 덜어내어 마침내 무위에 이르면 무위로써 이루지 못할 것이 없게 된다(제48장).

○ 무엇을 낳고도 그것을 소유하지 않고 무엇을 하고도 그것을 자랑하지 않으며 무엇을 길러주고도 그것을 주재하려 들지 않는다(제51장).

○ 도로써 천하에 임하면 귀신도 조화를 부리지 못한다. 귀신이 조화를 부리지 못할 뿐만 아니라 신도 사람을 해치지 못한다(제60장).

○ 지혜로 나라를 다스리는 것은 나라를 망치는 일이요, 지혜로 나라를 다스리지 않는 것은 나라를 복되게 하는 일이다. 이 두 가지를 아는 것이 다

스림의 법칙이다. 언제나 다스리는 법칙을 아는 것을 현덕玄德이라고 한다 (제65장).

○ 나에게는 세 가지 보배가 있으며, 나는 이것을 언제나 지니고 보존하고 있다. 첫째는 자애이고 둘째는 검약이고 셋째는 천하의 앞에 나서지 않는 것이다(제67장).

○ 사람이 살아 있을 때는 유약하지만 죽으면 뻣뻣해진다. 초목도 살아 있을 때는 부드럽지만 죽으면 말라서 딱딱하게 된다. 그러므로 뻣뻣한 것은 죽음의 무리이고 부드럽고 약한 것은 삶의 무리이다(제76장).

○ 천하에 물보다 더 부드럽고 약한 것은 없다. 하지만 굳센 것을 치는 데 물을 이길 것은 없다(제78장).

(2) 태상노군설상청정경太上老君說常淸靜經

태상노군은 노자를 말한다. 즉 노자가 말씀하신 청정경이라는 말이다. 이것을 중국 삼국시대 오나라의 선인이었던 갈현葛玄(164~244)이 책으로 펴내 세상에 알리게 되었다.

갈현은 포박자抱樸子와 신선전의 저자로 유명한 갈홍葛洪(283~363 동진시대 연단 술사)의 증조부이다. 갈현은 이 책을 펴내면서 다음과 같은 글을 남겼다.

"내가 이 진도를 얻은 것은 이 경을 만 번을 염송하고 깨달았노라, 이 경은 천인天人이 배우는 것으로 하사下士에게는 전하지 않았다. 나는 옛적에 이것을 동화제군으로부터 받았고 동화제군은 금궐제군으로부터 받았으며, 금궐제군은 서왕모로부터 받았다. 서왕모 이상은 모두 입으로만 전하며 문자로 기록하지 않았으나 내 이제 이를 책으로 엮어 세상에 남기니 상사가 깨달으면 천궁에 오를 것이요, 중사가 수련하면 남궁열선南宮列仙이 될 것이요, 하사가 얻으면 세상에서 장수를 누리며 삼계三界를 유행하다가 금문에 오르게 되리라."

불교에서는 "반야심경이 팔만대장경을 비롯한 모든 경의 축소판이다."라고 하고 도가에서는 이 청정경을 그렇게 말하기도 한다.

반야심경이 "선남자로서 만약 깊은 반야바라밀다의 행을 어떻게 수행해야 합니까?"라고 묻는 사리자에게, "몸 밖에서 일어나는 고뇌와 마음을 닦아 행하되 반야바라밀다를 의지하고 수행하라."는 관자재보살의 포괄적인 닦음의 말씀을 하신 것이었다면, 청정경은 몸 안에서 일어나는 청탁 동정과 번뇌와 망상을 다스리는 내면적인 수련을 강조했다고 보인다. 글자 수는 반야심경이 270자이며, 청정경은 371자이다.

이 청정경도 여러 조사들이 주석을 달아 세상에 펼쳐 내놓았는데, 특히 수정자水精子가 24품으로 나누어 주해하고 혼연자混然子가 각 품마다 도해를 한 주석본이 널리 알려져 읽히고 있다.

그중에서 제1장에 나와 있는 원문과 주석, 도해를 인용해 본다.

제1장 무극품無極品

老君曰, 大道無形 生育天地 大道無情 運行日月 大道無名 長養萬物

노군께서 말씀하시기를,

큰 도는 자신의 모습을 드러내지 않으면서 천지를 생육하며,

큰 도는 자신의 감정에 얽매임 없이도 일월을 질서 있게 운행하며,
큰 도는 명예가 따르지 않아도 온갖 만물을 양육 시킨다.

'수정자水精子 주註 : 노군왈'에서 노老는 건양乾陽이고 군君은 성왕性王이며, 왈曰은 말씀하시다는 뜻이다. 노군의 출세가 언제였는지 그 근원은 알 수 없으나 저 태초의 혼돈 이래 늘 세상에 출세하지 않음이 없으셨는데 삼삼황 시대에는 만법천사라 불렀고 중삼황 시대에는 반고산왕이라 불렀으며, 후삼황 시대에는 울화자로 불렀고 신농 시대에는 대성자로, 헌원 시대에는 광성자라 불렀다. 천 가지로 변화하시고 만 가지로 화신을 나타내신 것을 다 추측하기 어렵다. 혹은 유성으로 화현하시고. 혹은 석부로 화현하시기도 했으며, 혹은 도선으로 화현하시기도 했는데 은신하시고 현신하신 모습을 헤아릴 수가 없다. 혹은 감응편을 지으시고, 혹은 도덕경을 지으시고, 혹은 청정경을 지으시니 그 공덕이 끝이 없도다.

대도무형에서 대는 너무 커서 밖이 없다는 것이며 도는 지선이다. 무는 무극이며 형은 종적을 말한다.

무릇 대도는 본래 홍몽한 덩어리가 분열을 일으키기 전의 원기인데 어찌 그 형질을 볼 수 있겠는가? 생육천지에서 생은 생겨서 변화 하는 것이고 육은 함양한다는 것이다. 천은양기이고 지는 음기이다.

천지가 어떤 연유로 대도의 소생이라 하는가? 십이원회十二元會 중 술戌과 해亥 두 회기會期를 만날 때마다 천지가 혼돈에 빠지게 되는데, 이 혼돈이라는 것이 바로 무극이다. 다시 자회반子會半에 이르면 정靜이 극에 달해서 움직이기 시작하여 양이 생긴다. 이 양기가 위로 떠올라 하늘이 되고 사람에게 있어서는 현관이 된다.

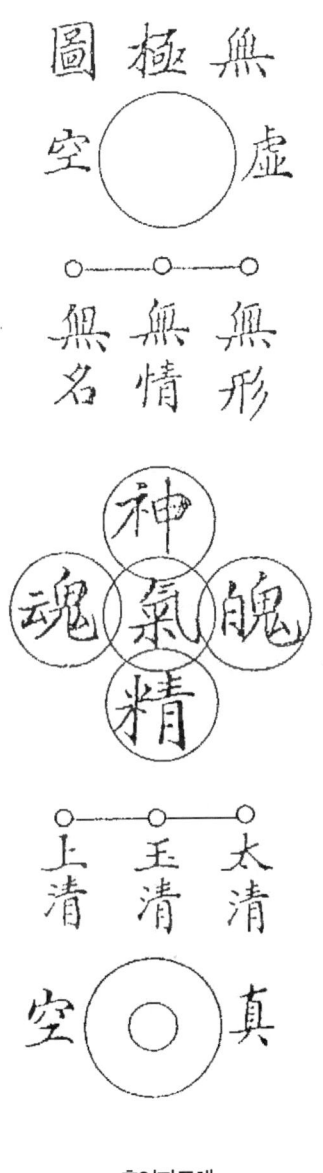

혼연자도해

축회반丑會半에 이르면 동動이 극에 달하여 정靜하기 시작하므로 음기가 생긴다. 음기가 아래로 내려와 엉겨 땅을 이루게 되는데, 사람에게 있어서는 단전이 되는 것이다. 그러므로 하늘은 자회에 열리고 땅은 축회에 생겼다고 하는 것이다.

대도무정에서 대도는 본래 선천에 속하는 것으로 소리도 없고 냄새도 없다. 정情은 본래 후천에 속하고 지음(有作)도 있고 함(有爲)도 있다. 무정이라는 것은 도道이다. 운행일월에서 운은 빙빙 도는 것이고 행은 두루두루 흐른다는 것이며, 일은 금오金烏이고 월은 옥토玉兎이다. 해는 이離괘에 속하므로 차고 더움(寒暑)의 왕래가 있게 되고 달은 감坎괘에 속하게 되므로 소장消長의 차고 기욺이 있게 되는 것이다. 이 일월이 사람에게 있어서는 성일성월聖日星月이라 하는데, 금정金庭을 훤히 비춘다.

대도무명에서 명名은 명목이다. 선천대도는 형체도 없고 모양도 없고 시작도 없고 끝도 없는데, 어찌 이름이 있

115

을 수 있겠는가? 어찌할 수 없이 억지로 도道라고 이름을 붙인 것이다. 장양만물에서 장長은 장생長生이고 양양은 양육이며, 만물은 태란습화胎卵濕化와 곤충초목의 모든 유취로 이들은 모두가 선천의 기운을 얻어 생겨난 것이다.

세상 사람들이 머리를 돌려 도로 향하려 한다면 지인至人(明師)을 찾아뵙고 몸 가운데 천지(심장과 신장)와 몸 가운데 일월(양눈)을 지시받아 무형과 무정과 무명의 도를 닦고 신보神寶와 기보氣寶와 정보精寶의 단을 연마하고 상청 태청 옥청의 관부로 들어가 천선 금선 신선의 과果를 중득證得하면 물 밖에서 소요자재하며 끝없이 긴 세월의 겁을 장존할 수 있는데 그러한 모든 좋은 것 어찌 즐겁지 아니하겠는가!

목공노조시왈 : 도덕천존께서 현묘함을 상세히 말씀하신 존경한 한부가 진전이로다. 스승을 찾아 생사규를 파헤치는 가르침 받고 비결 얻어 용호단을 부지런히 닦으면 개개인이 한가지로 청정도에 오르고 사람마다 다 함께 채운련을 타고 무극으로 돌아가 봉작을 받고서 쾌락 누리며 소요자재 하는 신선 되리라.

문창제군시왈 : 이 한부의 존귀한 경이 세상을 건네는 자항법선 되어 오호사해를 이리 저리 노를 저어 떠다니나, 만약 지점 받지 못하면 경의 진리를 깨치려 하여도 공부한다 하나 헛수고뿐이고 결국 제사상 받는 신세가 되고 마는구나. 이것이 현기玄機이지만 다만 일자一字의 한 묶음에 있는데 호로병속 춘색 그득 수천 년을 지내다가 천존께서 구결을 이 경에 드러내니 이법을 따라 수행하면 구천에 오르리라 하셨다.

여기서 두 진인들의 태상노군설상청정정경에 대한 감회와 당부를 들어보자.

좌현진인左玄眞人께서 말씀하시기를 도를 배우는 사람이 이 경을 지니고 염송하면 십천十天의 선신善神이 그 몸을 옹호하고 연후에 옥부玉符가 원신을 보호하며 금액으로 연형이 되면 형체와 원신이 현묘함을 갖추게 되어 도와 더불어 진眞에 합쳐지리라.

정일진인正一眞人 왈 인가에 이 경을 풀어헤쳐 깨친 자가 있다면 재난과 장애가 간섭하지 못하고 뭇 성들이 그 집안을 보호하며 원신은 상계에 올라 높은 진인을 배알하고 공덕을 원만히 성취하면 제군帝君께서 감동하시리라, 이경을 지니고 염송하기를 물러남이 없다면 몸은 자운紫雲을 타고 오르리라.

(3) **남화진경南華眞經**

『남화진경』은 『장자莊子』를 말함이며 저자 역시 장자이다. 노자와 마찬가지로 그의 생애에 대해서는 별로 알려진 바가 없다. 생몰연대는 노자와 200년의 시차를 둔 전국시대 사람으로 맹자孟子와 거의 동시대 사람이다. 당나라시대에 와서는 현종玄宗이 장자를 '남화진인南華眞人'이라 시호를 내리고 『장자』를 『남화진경』으로 부르게 할 만큼 숭상하였다.

전란이 많았던 시대에 산 그는 노자처럼 도를 철학의 최고 개념으로 삼아 하늘과 사람, 물질과 사람은 모두 같으며 귀천의 구분이 없다는 것을 주장하였다. 또한 역사의 교체, 국가의 흥망, 인사의 변천은 밤과 낮에 시간의 흐름이 있는 것과 같다고 보았다. 그가 표방한 출세出世에는 위대하고 환상적인 과학적 사상이 갖추어져 있다.

그는 하늘에 올라 안개 속을 노닐고 무극을 배회하며 해와 달을 곁에 두고 우주를 옆에 끼는 시공과 생사를 초월한 신인神人이 되기를 희망하였다.

장자는 자기 아내의 죽음을 맞이하고도 노래를 부르고 춤을 추었다는 일화는 유명하다. 장자는 그 이유를 이렇게 설명했다.

"생명이 처음 생겨날 때를 보자면 원래 삶이란 없었고 형체도 없었고 뿐만 아니라 기氣도 본래부터 없었는데 혼돈 속의 우주에 아득하니 퍼져 있다가 변하고 모여서 기란 것이 생기고 기가 변해서 형체기 생기고 형체가 변해서 삶이 있게 된 것인데 이제 그 삶에서 또 변해서 죽음이 된 것이니 이것은 봄, 여름, 가을, 겨울 사계절의 순환과 같은 거라고 할 수 있지. 뭉친 것이 풀어져서 이제 거대한 방에서 편안히 누워 있는 셈인데 그런데도 내가 소리치며 대성통곡을 한다고 하면 이것은 내가 천명을 모른다는 것이기 때문에 그래서 슬퍼하기를 그쳤다."

장자는 가난한 선비로 살았지만 한때는 당시 초나라 위왕威王이 장자에게 많은 돈을 주고 그를 재상으로 삼으려 했으나 장자는 이를 사양하며 "나는 구정물 속에서 놀면서 즐거울지언정 왕을 위해 애쓰는 일은 하지 않겠소."라고 하였다고 한다. 이후 장자는 평생토록 벼슬하지 않고 초가집에서 은거하면서 도에 대해 탐구하고 저술하는 데 마음을 쏟았다.

『장자』는 본래 52편이었다고 하는데, 전해지는 것은 곽상郭象 본 33편뿐이다. 내편內篇은 모두 7편이고 외편外篇은 15편 잡편雜篇 11편으로 되어 있다.

장자에 나오는 그만의 특유의 언어들의 잔치를 감상해 보자.

장자가 누덕누덕 기운 남루한 옷을 입고 떨어진 신을 삼끈으로 얽어 묶은 채 위나라 왕을 찾아갔다. 위나라 왕이 말했다.
"선생은 어째서 이렇게 지쳐버렸소?"
장자가 대답했다.
"나는 가난할 뿐이지 지친 게 아니오. 선비가 마음에 도와 덕을 지니면서 실천하지 못하면 지쳤다고 하오. 해진 옷을 입고 구멍 난 신발을 신은 것은 가난일 뿐 지친 게 아니오. 내가 지쳐 보이는 것은 말하자면 때를 만나지 못했기 때문이오.
왕께서는 나무에 오르는 원숭이를 보지 못했소! 원숭이가 녹나무나 가래나무같이 큰 나무에 올라가 가지를 잡고 빙빙 돌며 그 사이에서 의기양양할 때면 예나 봉몽 같은 활의 명수라 하더라도 쏘아 맞출 방법이 없소. 그러나 원숭이가 산뽕나무나 가시나무, 탱자나무 같이 가시 있는 나무에 있을 때는 조심스럽게 움직이고 두려워 부들부들 떱니다. 이는 나무를 잘 타는 원숭이의 속성이 변해서가 아니라 처한 환경이 달라졌기 때문이오. 가시가 있는 나무에서는 나무 잘 타는 원숭이의 능력을 발휘할 수 없으므로 그렇게 전전긍긍하는 것이오. 지금같이 어지러운 세상에 힘들지 않을 수 있겠소? 난세에 살고 있으니 때에 맞추어 운명을 지킬 뿐이오. 그렇지 않으면 충신 비간이 가슴을 찢겨 살해당한 것같이 화를 입지 않겠소." (산목편)

도는 겉으로 드러나는 작용이 있고(有情) 그것이 존재한다는 증거가 있는(有信) 진실한 존재이며 불생불멸의 영원한 존재이다. 그것은 귀신을 영묘하

119

게 만든다. 시위씨는 그것을 얻어 천지를 정돈하였고 복희씨는 그것으로 원기와 조화되었으며 황제는 그것으로 하늘에 올랐다. 서왕모西王母는 그것을 얻은 뒤 소광산에 안거했는데, 아무도 그녀의 처음과 끝을 알지 못했다 (대종사편).

아침에 생겨나 저녁에 죽는 버섯은 한 달에 그믐과 초하루가 있는 줄 모른다. 아침에 태어나 저녁 때 죽는 씽씽 매미는 봄, 여름, 가을, 겨울을 모른다. 수명이 짧아서 알지 못하는 것이다. 초나라 남쪽에 있는 명령수冥靈樹는 천년을 한 살로 삼는다. 먼 옛날에 있었던 대춘수大椿樹는 1만 6천 년이 한 살이었다. 팽조彭組는 겨우 8백 년을 살고는 장수한 사람으로 유명해져서 사람들이 앞 다투어 그와 같아지려 하고 있다. 그러나 명령수나 대춘수와 비교하면 그도 단명한 것이다. 그런데도 사람들은 팽조와 같아지려고 하니 슬픈 일이 아닌가! (소요유편).

막 꿈을 꾸고 있을 때에는 그것이 꿈인 줄 알지 못하고 꿈속에서도 그 꿈을 점치기도 하다가 깨어난 후에야 꿈이었음을 안다. 또 큰 깨달음이 있은 후에야 인생이 한바탕 꿈이었음을 알게 된다. 어리석은 자들은 자기가 깨어 있다고 생각하고 아는 채하며 임금이니 목동이니 하는데 옹졸한 짓이다. 공자도 당신도 모두 꿈꾸고 있는 것이다(제물론).

무릇 대지는 우리에게 형체를 부여하고 우리에게 삶을 주어 수고하게 하고 늙음을 주어 편안하게 하고 죽음을 주어 쉬게 한다(대종사).

(4) 황제음부경黃帝陰符經

『음부경』의 출처와 저자에 대한 정설이 모호하다. 이 경은 예로부터 기서奇書 또는 비서秘書라고 하여 은밀히 전해진 것이다. 여러 가지 정황으로 보아 황제 헌원軒轅의 저작으로 알려지고 있을 뿐이다. 음부경의 내용이 천기天機를 담고 있어서 태공망 여상이나 귀곡자, 제갈량 등을 거쳐 위나라 구겸지에 이르러서는 전할 사람을 찾지 못하여 숭산嵩山에 감추어 놓았다고 한다. 당唐대에 이르러 이전李筌이 주석을 달아 이것이 세상에 알려지게 되었다. 이전이 이 경을 입수한 경위를 그가 저술한 황제음부경소서黃帝陰符經疏序에 기록하고 있다.

황제음부경소서黃帝陰符經疏序 (이전李筌의 서문)
"소실산의 달관자 이전李筌은 신선의 도를 좋아하여 항상 이름난 산을 돌며 방술을 널리 찾아다녔다. 어느 날 숭산嵩山 호구암虎口巖에 이르러 석벽 가운데에서 비단으로 된 음부경과 두루마리에 주사朱砂로 쓰인 소서素書를 얻어 이를 비단으로 감싸서 간직하게 되었다. 봉하여 이르기를 위진군魏眞君2년 7월 7일 상청도사上淸道士 구겸지寇謙之가 명산에 감추어 동호인에게 전한다고 했으며 그 본래의 겉모양이 문드러지고 낡아서 희미해진 것을 이전이 다시 본떠서 기록하였다. 이전이 밤낮으로 이를 외우고 그 뜻을 헤아렸으나 끝내 그 이치를 깨닫지 못하였다.
후에 진秦나라 여산驪山 아래에 이르러 한 노파를 만나니 좌계髻(상투머리)를 틀고 남은 머리카락이 해진 옷을 덮었는데 지팡이를 짚고 길옆에 서서 불이 나무를 태우는 것을 보고 스스로 말하기를 "불이 나무에서 일어나서 반드시

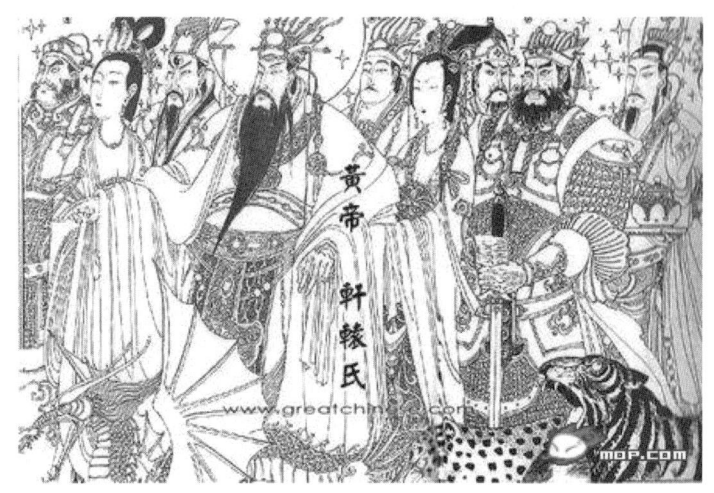

황제

나무를 다 태우리라(火生於木火發泌尅)."고 하였다. 이전이 놀라 묻기를 "이는 황제음부 상문에 있는 글이니 모母가 어찌 얻었음이요?" 하니 이에 노파가 이전의 나이를 묻고서 말하기를 "내가 이 부符를 받아 삼원육갑주가 지났으니 일갑자도 안 되는 네가 어찌 살펴 알 수가 있겠는가?" 하였다.

『태일둔갑경太一遁甲經』에 이르기를 일원은 60세이니 일 갑자를 행함이 된다. 그러므로 삼원은 180세이며 3갑자는 1주周가 된다. 6주를 계산하게 되면 1,080세가 되는 것이다. "그러니 네 나이 어려서 어찌 그 진의를 안다고 할 수 있겠는가?" 이전이 거듭하여 머리 숙여 절하며 책을 얻게 된 경위를 설명하니 노파가 웃으며 말하기를 "나이 젊어서 권협顴頰이 생문生門에 꿰고 명륜命輪이 월각月角에 가지런하여 혈뇌血腦가 함몰되지 않았고 마음이 공평하고 성질이 어질며 법을 좋아하고 신이 용맹스럽고 지혜를 좋아하니 이에 나의 제자라. 그러나 나이 56세에 크게 대액이 있을 것이다." 하며 이전에게 앉을 것을 권하고 말하기를 "하늘과 땅이 서로 보호함이 있을 것이다."하고 나무 아래에서 음부의 현묘한 뜻을 설하였다.

"황제음부는 300자로 이루어져 있으니 100자는 도道를 말하고 100자는 법法을 말하며 100자는 술術을 말한 것이다. 그러나 그 셋은 하나로 통일되는 것이니…… 중략,

매년 7월 7일 한 권을 베껴서 명산 바위틈에 감추면 계산해 보아 1,200 본 명을 얻게 될 것이다. 하루에 7편을 외운다면 사람이 지혜가 많아지고 심기가 더해져 사사됨을 물리치고 재해를 벗어나며 삼시구충三尸九蟲을 제거하게 된다. 성인이 금궤에 감추어서 전함을 잊지 않는다."

노파가 말을 마치니 날이 이미 저물게 되었다. 노파가 웃으면서 말하기를 "내게 보리밥이 있으니 같이 먹자."하고 소매 속에서 표주박하나를 꺼내어 이전으로 하여금 물을 떠오라고 하였다. 이전이 계곡 가운데로 내려가서 표주박에 물을 채우니 갑자기 표주박이 무거워져서 무게가 가히 백여 근에 달함이라, 힘으로 도저히 들 수가 없게 되었다. 하여 문득 샘 속에 표주박을 빠뜨리니 황급히 놀라서 표주박을 잡으려 했으나 찾을 수가 없었다. 할 수 없이 되돌아와 노파를 찾으니 노파는 간 곳이 없고 오직 보리밥 한 됫박만이 남아 있었다. 이전이 슬피 울며 노파를 찾아 다녔으나 해가 다 지도록 다시는 볼 수 없었다. 이전이 이에 보리밥을 먹고서 되돌아가게 되었다. 이때부터 점차 배고픔을 잊게 되니 이전은 능히 수일 동안 먹지 않거나 또는 하루에 여러 번을 먹더라도 아무런 장애가 없게 되고 기력이 어느 때나 왕성하였다."

이전은 여산의 노파가 설명한 바에 힘입어 음부를 터득하게 되니 이는 이전이 자신의 능력으로 이룬 바가 아니다. 후세의 동호인들은 천기를 공경하고 인연 있는 자에게 전함을 잊지 말라고 하였다.

(5) 도장道藏

『도장』은 도가 경전 등을 총 망라한 전적典籍이다. 불교의 『팔만대장경』이 있다면 도가에서는 『도장』이 있다. 그 내용을 분류하면 신부神符(부적) 옥결玉訣(秘訣) 영도靈圖(鬼神像) 보록譜錄(敎法의 연구) 계율戒律(수도의 율법) 위의威儀(齋戒등의 의식) 방법方法(귀신을 쫓는 법) 등이며, 그 외에도 중술衆術(煉丹法) 기전紀傳(老子 등의 전기) 찬송讚頌(神殿의 偈) 표주表奏(귀신에게 奏上하는 祈願文) 등과 금주禁呪나 부록(符) 등 방술(명경明鏡이나 호부護符를 차고 다니면 요괴를 피할 수 있다는 등)을 행하는 것도 이 도장에 수록되어 있는 특징이라고 볼 수 있다.

『도장』이 처음 만들어진 시기는 남북조 시대에 그 목록이나 체계가 확립 단계에 이르렀다가 그 후 당나라 현종玄宗이 편찬을 완성했다고 한다.

당시 618년에 시작하여 907년에 완성한 책 이름은 『개원도장開元道藏』 또는 『삼동경망三洞琼網』이라고 하고 총 3,744권으로 되어 있다. 도교사상 최초의 도장이다.

그 후 송나라 때에는(960~1279)『천궁도장天宮道藏』 4,565권으로 북송 진종眞宗 시대에 편찬되었다. 이어『만수도장萬壽道藏』도 총 5,481권으로 북송 휘종徽宗시대에 편찬 되었고 이어『경장보장琼章寶藏』도 남송의 효종孝宗 시대에 편찬 모두 3종류가 편찬되었다.

금나라 때에는(1115~1234)『현도도장玄都道藏』 또는 『대금현도보장大金玄都寶藏』이라고도 하고 총 6,435권을 장종章宗 시대에 편찬되었다가 후에 원대 전진도사들을 증보하여 7,800권이 되었다.

이후 명나라 때에는(1368~1644)『정통도장正統道藏』총 5,305권이 영종英宗

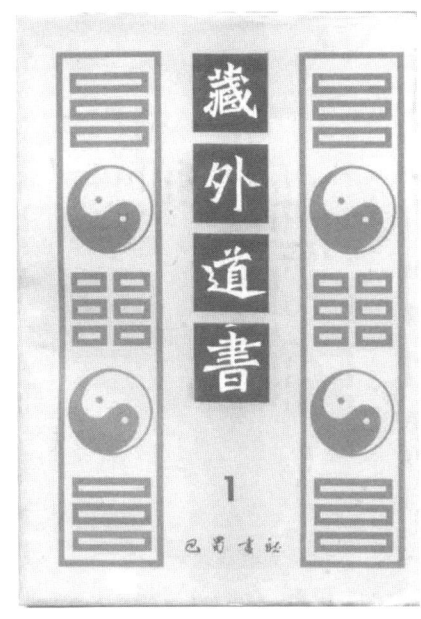
장외도서

시대에 편찬되었고 신종神宗 때에는 『만력속도장萬曆續道藏』을 또 편찬하여 합계 5,485권이 되었다.

청나라 시대에는(1644~1949) 청 강희康熙 연간에 『도장집요道藏輯要』와 1900년대에 『도장정화록道藏精華彔』이 편찬되었다.

1949년 이후 중화민국 시대에는 1989년에 시작하여 1994년에 완성한 『장외도서藏外道書』 36책 1,042종류를 출판하였고 1996년에 시작 2004년에 완성한 『중화도장中華道藏』이 최신판이다. 이 중화도장은 정통도장과 만력속도장을 저본으로 삼고 중국 전국백위전가학자로 편찬위를 구성하여 편찬하였는데 총 49책冊이다.

그리고 『장외도서』는 『도장』 외적 문헌의 전적典籍으로 도교금석비문, 도교사 자료, 불교상관 자료, 국외도교 전적 등을 모아 놓은 것으로 도장에는 실리지 않은 것들이다.

이 외에도 도가 경전으로 『태평경太平經』, 『주역참동계周易參同契』, 『황정경黃庭經』, 『도인경度人經』, 『옥황경玉皇經』 등 많은 경전들이 있으나 주역참동계를 제외하고는 우리나라에서는 많이 알려지지 않은 경전들이다.

수련을 이끌어 주는 도서들

(1) 종여전도집 鍾呂傳道集

『종여전도집』은 종리권鍾離權과 제자 여동빈呂洞賓의 내단수련內丹修煉에 관한 문답집이다. 두 조사의 문답 내용을 화양진인華陽眞人 시견오施肩吾가 기록하여 정리하였다.

종리권의 생몰연대는 알 수 없다. 성姓은 종리鍾離이고 이름이 권權이다. 자字는 적도寂道 호號는 화곡자和谷子, 왕양자王陽子, 운방선생雲房先生으로 불리었다. 그의 아버지는 종리장鍾離章이고 동한의 대장을 지냈으며, 그의 형은 종리간鍾離簡으로 역시 중량장中良將이라는 장군이고, 종리권 자신도 장군으로서 무장 출신의 가문이다.

종리권이 태어날 때, 산모가 거처하던 지붕 위 하늘에는 기이한 빛이 수 미터 솟구쳐 그 모양이 작렬하는 불빛과 같았다고 한다. 인근에 사는 사람들은 솟구치는 화염 때문에 불이 난 것으로 오인할 정도였다. 그는 두개골이 둥글고 이마가 넓고, 눈은 오목하고 코가 높았다. 귀는 크고 두터우며 눈썹은 짙고도 길었다. 얼굴은 붉고 기골이 남달라서, 마치

세살 정도 된 아이와 같았다고 한다.

더욱 괴상한 것은 종리권은, 태어난 후 며칠 동안 울지 않고 젖도 먹지 않았다고 한다. 7일째가 되어서야 비로소 침상에서 뛰어내려 오면서 '몸은 자부(선계)에서 놀았고, 이름은 옥경(옥황상제가 계시는 곳)에 올라 있다(身遊紫府, 名書玉京)'고 외쳤다고 하며 그 목소리가 맑고 깨끗하여 종을 두드리는 것과 같았다고 한다.

얼마 지나지 않아, 뛰어다닐 수 있었는데 어른처럼 빨라 아이들이 쫓아갈 수 없을 정도였고, 다 큰 아이들처럼 말을 하고 밥을 먹었다고 한다.

성장한 후에 종리권은 벼슬에 나아가, 관직이 간의(諫議)대부에 올랐다. 간관 업무를 수행하던 중 모함을 받아서 좌천되어 강남으로 귀양 간 적도 있었다.

귀양에서 돌아온 종리권은 진(晉)의 장군으로 복직했다. 대장군이 되어 전군을 호령하게 되었다. 그 당시 토번이 국경을 넘어 침입해 들어와, 종리권은 군사를 거느리고 출전했다. 어느 날, 양쪽 군대가 대치하여 일진일퇴 교전을 하고 있는데, 갑자기 폭우가 쏟아지고 바람이 불면서 하늘과 땅이 캄캄해졌다. 앞뒤 분간이 어려워지고 양쪽 군대 모두 더는 싸움을 할 수 없었다. 군사들은 자기 몸 가누기도 어려워 군대의 대오가 스스로 붕괴되어가는 형국이 되었다.

종리권이 타고 있던 말 또한 겁을 먹고 미친 듯이 날뛰었다. 비바람이 한바탕 지나간 후, 종리권은 단기필마로 자기 혼자만 남아 있는 것을 알게 되었다. 꾸불꾸불한 험난한 깊은 산골짜기어서 방향조차 가늠할 수 없었다. 종리권은 말을 몰아 산골짜기를 벗어나 자기가 지휘해 온 군대를 찾기 위해 인간 힘을 다했나. 그러나 그 계곡을 벗어나지 못하고 왔다 갔다 하면서 빙빙 돌 뿐이었다.

해가 기울기 시작하자, 나무가 무성한 숲속이라 골짜기에는 어두움이 순식간에 몰려왔다. 하루저녁 묵을 인가조차 보이지 않자 종리권은 말을 세우고 어찌하면 좋을지 망설이고 있었다. 이때 저 멀리 산모퉁이에서 스님 한 분이 나타났다. 멀리서 바라보니 그 스님은 푸른 눈에 높은 코, 헝클어진 머리칼을 눈썹 부위까지 흐트러뜨리고, 몸에는 풀로 짠 옷을 걸치고 손에는 죽장을 짚고 있었다. 그 스님은 큰 걸음으로 성큼성큼 종리권 앞으로 걸어왔다. 종리권은 서둘러 말에서 내려, 그 호승에게 하루저녁 자고 갈 만한 곳이 어디인지를 물었다. 그 말을 들은 호승은 고개를 끄덕이더니 말없이 종리권을 인도하여, 몇 리를 걸어가 작은 집으로 안내했다. 그때서야 호승은 그 집을 가리키면서 한마디 하였다.

"이곳은 동화제군東華帝君(왕현보王玄甫) 선생이 도를 이룬(成道)곳이니 장군은 잠시 이곳에서 휴식을 취할 수 있을 것이요." 말을 마친 후 작별인사를 하고 자기 갈 길을 가버렸다.

종리권은 말에서 내려 그 집을 가만히 살펴보았다. 산속의 모옥은 비록 크지 않았으나 깨끗하면서 아취가 있고, 속기가 없는 듯 정갈하였다. 귀를 기울였으나, 집 안은 고요하여 아무 소리도 들리지 않았다. 종리권은 집안의 사람이 놀라지 않도록, 한동안 대문 밖에 서있었다.

차 한 잔 마실 시간이 흐르자, 돌연 대문 안쪽에서 노인의 목소리가 들려왔다. "그 괴상하고 눈 푸른 오랑캐 중은 쓸데없이 말이 너무 많아."라고 혼자서 중얼거리는 소리가 들리더니, 대문이 열리면서 몸에 흰 사슴 털가죽 옷을 입고, 손에는 푸른색 명아주 지팡이를 짚은 노인이 걸어 나왔다. 밖으로 나온 그 노인은 종리권을 보자 큰소리로 물었다.

"너는 대장군 종리권이 아닌가?"

종리권은 이상히 생각하면서 대답하였다.

"예 저는 종리권입니다. 노인장께서는 어떻게 저를 알고 계십니까?"

노인은 대답 없이 빙그레 웃으며 종리권을 집안으로 들어오게 했다. 지치고 배고픈 종리권에게 검은 깨로 된 밥을 먹게 해주었다. 부엌에서 종리권이 식사를 하고 있는 동안 그 노인은 옆에 앉아 눈을 조용히 아래로 드리운 채 말이 없다. 종리권은 밥을 먹으면서, 조용히 앉아 있는 노인의 형색과 행동거지行動擧止를 살펴보았다. 노인에게는, 세상을 떠난 듯 조용하고도 엄숙한 기운이 온몸 전체에 가득 차서 흐르고 있었다.

종리권은 노인의 그러한 분위기에 동화된 듯 부지불식간에 세상에서 자신의 영화와 욕망을 채우기 위해 다투었던 그 마음이 봄 눈 녹듯이 사라지는 것을 느꼈다. 세상을 벗어나서 도道를 닦겠다는 마음이 구름처럼 일어났다.

종리권은 은근히 노인에게 수도해서 신선이 되는 법(修道成仙之法)을 물었다. 노인은 그의 질문에 대해 고개를 끄덕이면서 웃음을 머금고 그에게 한마디 했다.

"선문仙門에 들기 위해서는 인연이 있어야 한다. 그대도 선도를 배우고 싶은가?"

종리권은 선도仙道를 배우겠다고 하면서 노인에게 제자로서의 예를 올렸다.

이때부터 그곳에서 종리권은 선도 수련을 시작했다. 그 도인은 종리권에게 장생진결長生眞訣, 금단비결金丹秘訣, 청룡검법靑龍劍法 등을 일일이 전수하였다.

종리권은 깊은 산골 모옥에서 지내면서 바깥세상을 잊고, 무명의 도인에게 선도비술을 전수 받았다. 이때부터 종리권은 옛날의 속인 복장을 벗어 던지고 도복으로 갈아입었다. 머리는 빗어 올려 쌍 상투를 틀었고 손에는 불진拂塵을 들고 다녔다. 바야흐로 대장군에서 도사로 변신한 것이다. 선도의 도력이 점차 높아지자 발길 가는 대로 천하 사방을 노닐었다.

발길 따라 구름 따라 다니다 보니, 어느덧 공동산에 닿았다. 산을 한 바퀴 둘러보다가 기운이 생동하고 경치가 좋은 자금사호봉紫金四皓峰에 머물렀다. 이곳에서 신선도를 더욱 깊게 공부하고 있는데, 하루는 우연히 신선 한 분을 만났다. 그 신선은 종리권을 인도하여, 어느 동굴 속으로 들어갔다. 그곳에서 옥으로 만든 함 하나를 얻었는데, 뚜껑을 열어 보니 속에는 신선비결神仙秘訣이 들어 있었다. 종리권은 이때부터 이 신선비결을 좇아 선도의 깊이를 더했다.

당나라 회창 연간에 여동빈이 과거에 세 번 응시하였으나 낙방하고 실의에 차 있는 것을 종리권이 인도하여 선도를 수련케 하였다. 종리권은 여동빈을 데리고 장안 서쪽 중원 오악의 하나인 화산 학정봉으로 갔다. 그곳에서 여동빈에게 선도비술을 전수하고, 여동빈의 선도가 깊이를 더하여 갈 때쯤, 종리권은 여동빈에게 "머지않아 천하 십주十洲의 모든 신선들이 천계에 가서 옥황상제를 배알하고, 자기가 베푼 공덕을 아뢴다. 나 또한 상제를 뵈러 가려고 하니, 너는 이 동굴에서 오래 머물지 않아도 된다. 적당한 때에 동굴을 나와 구름 따라 세상에서 노니도록 하여라. 10년 후 너는 동정호에서 나를 다시 볼 수 있을 것이다."라고 했다.

종리권은 붓을 들어 석벽 위에 초서로 다음과 같이 썼다. "주일고명晝日高明 야월원청夜月圓淸 음양혼신陰陽魂神 혼합상승混合上昇." 그리고 여동빈에게 위 16자를 가리키면서 "인체 가운데 혼魂은 양陽에 속하고 백魄은 음陰에 속한다. 네가 만약 양기를 보전하여 혼을 잘 응결시키자면 양혼陽魂을 음백陰魄과 결합해야만 음양이 능히 서로 합하게 되고, 혼백이 참(眞)을 이루고, 수련하여 진인으로 된다. 앞으로 세상에 나아가서 운유할 때 너는 덕을 널리 베풀고 공덕을 많이 쌓아라. 네가 공을 이루고 원만하게 되면 너와 나는 천상에서 다시 만날 수 있을 것이다. 꼭 이것을 기억하라."면서 거듭 당부하였다.

잠시 후 홀연히 다섯 가지 색깔로 상서로운 구름이 피어오르고 청아한 음악(仙樂)이 들리는데, 종리권이 거처하고 있는 동굴로 점차 다가왔다. 구름 속에서 선학을 탄 신선이 동굴 문 앞까지 날아서 내려왔다. 손에는 금간영부金簡靈符를 받들고 큰소리로 외쳤다.

"옥황상제께서 종리권을 부르신다. 그리고 전생의 신선 직위를 회복시켜 주셨다." 하며 그 신선은 금간옥책金簡玉冊을 종리권에게 전해 주었다. 종리권은 오색영롱한 봉황을 타고 구름 속으로 사라졌다.

한편, 당唐나라 말기 '시견오'는 종리권과 여동빈 사이에 문답한 선도관련 내용을 모아 편찬했으니 이것이 『종여전도집鍾呂傳道集』이며 오늘까지 세상에 전해지고 있다.

종여전도집은 종리권과 여동빈이 도가의 내단법內丹法에 관해서 나눈 대화를 문답 형식으로 기록되어 있다. 모두 18과제를 다루었고 과제의 제목은 다음과 같다.

종·여 문답의 18논

1) 진선論眞仙. : 사람이 죽지 않는 도란 무엇입니까?

2) 대도론大道 : 대도란 형체가 없고 이름도 없다.
3) 천지론天地 : 천지의 기미란 천지운용의 대도이다.
4) 일월론日月 : 일월의 운행도수와 교합을 사람에게 견주다.
5) 사시론四時 : 천지일월의 교합과 연·월·일·시, 의 등급.
6) 오행론五行 : 다섯 가지 감춘 금·목·수·화·토, 의 기氣.
7) 수화론水火 : 몸 가운데의 三火는 원양을 근본으로 진기를 낳는다.
8) 용호론龍虎 : 용은 간의 상징, 호는 폐의 신이다.
9) 단약론丹藥 : 시병(時病. 때의 병), 연병(年病. 나이의 병), 신병(身病. 몸의 병)을 치료함.
10) 연홍론鉛汞 : 내약 가운데 연홍이란 무엇인가.
11) 추첨론抽汆 : 소양, 소음, 태양, 태음과 빼고 더함의 효험.
12) 하거론河車 : 수레는 천지, 두 바퀴는 해와 달의 상징.
13) 환단론還丹 : 상단전은 신의 집, 중단전은 기의 창고, 하단전은 정의 구역.
14) 연형론煉形 : 신은 형의 주인, 형은 신의 집이다.
15) 조원론朝元 : 교합에는 시가 있고 행지에는 법이 있다.
16) 내관론內觀 : 내관은 조용히 앉아 존상하는 것이다.
17) 마난론魔難 : 음귀사미를 다스려야 신선이 된다.
18) 증험론證驗 : 차례대로 증험이 나타나 형질을 벗고 신선으로 오른다.

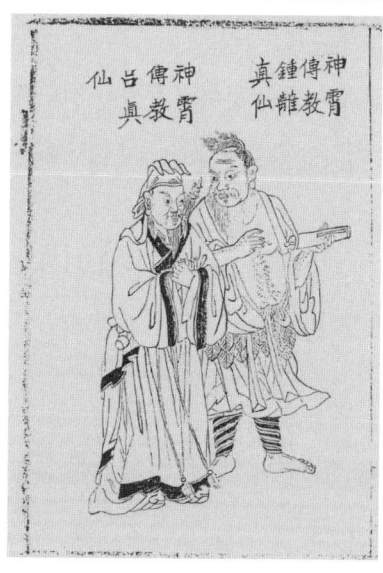

종리권과 여동빈

우리나라 사람이 종리권을 만난 기록이 있다. 한국 도교의 맥이 당나라 종리권에 의해서 신라 유학생들인 최승우崔承祐. 김가기金可紀. 자혜慈惠로 이어진 것이다.

"당나라 개원(開元:玄宗代 713~741)에 신라 사람 최승우崔承祐와 김가기金可紀, 스님 자혜慈惠 세 사람이 당나라에 유학 하였다⋯⋯ 함께 종남산에 놀러갔더니 천사天師 신원지申元之가 광법사에 살고 있었다⋯⋯ 원지가 하는 말이 '종리장군이 오시오'⋯⋯장군이 이르기를 신라국은 도교와 인연이 없어서 다시 8백 년을 지나서야 마땅히 돌아오는 운이 있어 그때에 그곳에서 선양될 것이오 ⋯⋯ 그 후부터는 도교가 더욱 성하고 불교가 쇠퇴하여지며 지선地仙이 이백이나 생기고 대교大敎가 퍼지게 될 것이니⋯⋯내가 마땅히 지도하여 주리라."(『천부경』 최동환 지혜의 나무 2008년 137쪽)

위 글은 『해동전도록』에 나와 있는 내용을 『천부경』의 작자 최동환이 인용한 것인데, 그대로 옮겼다. 그런데 삼국사기 등 다른 문헌과 비교해서 연대가 100년 이상의 차이가 난다. 최승우는 나중에 귀국하여 후백제의 견훤의 신하가 되었고 김가기는 종남산에서 우화등선하였으며, 지혜는 의상대사로 알려져 있다. 다른 기록들은 이들이 활동한 시기를 850년경으로 보고 있다. 종리권의 생몰연대는 알 수 없다고 하나 그의 제자 여동빈의 출생연도는 정원貞元 14년 서기 798년 4월 14일 사시巳時 생이다. 그리고 46세 때 처음으로 종리권을 만났다.

(2) **영보필법**靈寶畢法

『영보필법』이 세상에 전하여지는 경위를 알기 위해서 종여전도집 마지막에 나오는 두 분의 대화 구절을 소개한다.
　여동빈이 물었다
　　"오늘 존사께서 특별히 진리의 큰 이치와 전시의 오묘한 기미를 설명해 주

133

신 은혜를 입었으니, 귀와 눈을 청명淸明하게 하는 데만 그칠 것이 아니라, 정신이 뛰어나고 아름답게 하겠거니와 남은 몸은 의탁할 곳이 있어, 마침내 더러운 것들과 함께하지 않겠습니다. 그러나 그것을 아는 사람이라도 반드시 잘 행하는 것은 아니요, 행하는 사람도 반드시 잘 얻을 수 있는 것은 아니니, 살고 죽는 것과 시간의 신속함을 생각하여, 비록 묘리를 알더라도 행지行持하지 않으면 끝내 성공할 수 없으니, 모르는 것이나 다름이 없습니다. 그래서 감히 교합하는 때와 행지 하는 법을 지도해 주십시오. 어떻게 시작하고 어떻게 실천합니까?"

종리권이 답했다.

"내게는 영보필법이 있는데 모두 10권으로 12과科가 있고 가운데 6의六義가 있다. 첫째 금고金誥, 둘째 옥서玉書, 셋째 진원眞元, 넷째 비유比喩, 다섯째 진결眞訣, 여섯째 도요道要 로서, 대도를 망라하였고, 삼청三淸을 인용하여 천지 음양의 오르내림을 가리켜 모범으로 삼고, 일월정화가 왕래하는 것으로 법칙을 삼았으니, 실로 오선五仙의 의향이 곧 3성三成의 규모와 법식이라 마땅히 날을 받아서 족하足下께 드리겠노라."

종리권은 『영보필법』을 얻게 된 경위를 그 책 서문에 남겨 놓았다. 그 일부를 옮겨본다.

"도는 언어로 전할 수가 없으며 명기할 수도 없는 것이다. 예로부터 도를 달통해 승선한 신선이 적지 않다. 나는 옛 성현을 흠모하여 마음으로 대도를 품고…… 중략

종남산 석벽 사이에서 『영보경靈寶經』 30권을 얻었다. 상부 금고서金誥書는

원시元始께서 저술한 것이고 중부 옥서록玉書錄은 원황元皇께서 술설한 것이며, 하부 진원의眞源義는 태상太上께서 전한 것이었다. 모두 수천 글자였으며, 나는 침식을 잊고 열심히 공부하고 멀리 생각하며 깊이 성찰하여……(중략)

대도의 거룩한 말씀은 자기 한 몸이 사사로이 갖지 못하니 동빈洞賓에게 전한다. 도를 이룸은 비밀로 하지 못할 것이니 응당 후인들에게 남겨주어야 한다. 정양진인 종리권이 운방에서 서序하노라."

『영보필법』은 종리권과 여동빈의 두 조사가 수련한 내용이기도 하다. "9년간 면벽하고 10년 만에 공을 이루어 2년을 더해서 목욕한다."는 내용을 책으로 엮은 것이다. 이 『영보필법』은 하나의 저술이고 『삼선공』을 수련하는 방법이 나와 있다.

종리권은 여동빈에게 영보필법을 전하면서 자신은 산을 내려가지 않겠다고 맹세했으니 동빈이 산에서 내려가 세상에 도를 전하도록 했다. 이어서 여동빈은 왕중양에게 전하고 왕중양은 종·여 두 조사의 수련대법을 공부하여 대업을 완성한 후 후대에 『삼선공三仙功』을 남겼다. 이어 왕중양은 북칠진인(마단양, 손불이, 학대통, 마처일, 유처현, 담처단, 구처기)에게 전하고 그중에서 구처기邱處機(1148년~1227년)는 천선장원天仙壯元이라고도 불렸다.

이 영보필법을 후세에 계승 전수하기 위하여 왕중양은 전진교全眞教를 창립했으며, 그의 제자들인 북칠진들이 모두 자기 계파를 가지게 되면서 구처기도 용문파龍門派를 창설했다. 이때부터 영보필법은 도가의 비법이 되어 하늘에 맹세하고 전수되면서 외부에는 누설되지 않았다.

용문파의 제1대 시조인 구처기로 부터 800여 년을 지나오면서 지금은 영영자靈靈子 왕리핑王力平(1949~생존) 거사居士가 18대 계승자로 도맥을 이어가면서 후학들에게 영보필법을 전수하기 위해 국제사회에서 선도학습 등을 통해 지도하고 또한 선도계몽에 기여를 하고 있다.

『영보필법』의「삼선공」은 인선공, 지선공, 천선공을 수련하는 것을 주 내용으로 한 것인데, 자세한 것은 정좌공의 체계 편에서 소개한다.

(3) 태을금화종지太乙金華宗旨

『태을금화종지』의 저자는 여암呂巖이다. 자字를 동빈洞賓(呂라는 洞窟의 賓客)이라고 한다. 이 책에서는 그를 개조開祖인 여呂, 곧 '여조사呂祖師'라 부르고 있다. 그는 서기 798년에 태어났으며 정확한 입적 시기는 알려져 있지 않다.

이『태을금화종지』는 오랜 세월에 걸쳐 구전으로 그리고 뒤에 와서는 글로 전승되어 온 것이 청나라 건융제乾隆帝 시대(18세기)에 이르러 처음으로 출판되었으며, 1920년에는 『혜명경慧命經』과 합본된 형태로 북경에서 일천 부가 출간 되어 이 책의 논제들을 이해할 수 있었던 도가 수련생들에게만 배포되었다. 그리고 1920년대에 북경에서 머물고 있던 독일학자 'Richard Wilhelm'이 이 책을 본국으로 가지고 가서 심리학자 'C. G. Jung' 등과 연구한 결과 과학적 가치를 인정하고 1926년 번역을 완성하였고 1929년 출간하였다. 그 뒤 1930년에 'Richard Wilhelm' 교수가 세상을 떠나자 그의 아들이 그의 아버지의 죽음을 추모하고 그 업적을 기리기 위해 기념사업으로 "Richard Wilhelm의 생명연구 강의"를 발표 출간하여 많은 호응 속에 5판까지 출간하였다. 1931년에는 영문판이 출간되어 영국 등으로 전파되었고 1961년에는 일본학자 탕천태웅湯淺泰雄과 정방소부定方昭夫에 의해 일어로 번역 출간되기도 하였다. 우리나라는 2세대를 넘긴 70여 년이 지난 후 1996년에 이르러 리하르트 빌헬름의 영문판 번역을 저본으로 이윤희·고성훈 공역으로 출판되었다.

『태을금화종지』가 목판의 간본刊本으로서는 17세기까지 거슬러 올라간다. 이 책의 편자에 따르면 그가 북경의 서적상과 골동상의 거리인 유리창琉璃廠에서 그 시대(17세기)의 간기刊記가 있는 불완전한 사본의 하나를 찾아냈으며, 뒤에 이르러서는 그의 친구가 소장하고 있던 책에 의해서 보완하였다고 한다.

이렇게 세계 각국에서 번역 출판된 『태을금화종지』는 8세기 당대唐代에서 이 책을 교의敎義로 삼아 황금黃金빛 생명의 선약仙藥을 추구하는 '금단교金丹敎'를 설립하여 여동빈이 교조敎祖가 되었다. 이 종파가 당대에는 토착종교와 함께 크게 번창 하였으나 은밀하게 수련을 목적으로 한 비교적秘敎的 종교였기 때문에 시간이 흐름에 따라 신자들이 비밀한 정치적 책모를 꾸민다는 혐의를 받게 되었으며, 드디어 그들은 적의를 품은 정부로부터 끊임없는 박해를 받게 되었다. 마지막에는 청국淸國정부가 붕괴되기 직전에 매우 참혹한 박해를 당해 결국 신자의 대부분이 타 종교로 전향하면서 이 교파는 쇠퇴의 길을 가기에 이르렀다.

여조께서 이 『태을금화종지』를 지으시면서 서문을 남겼다. 다음은 그것을 요약한 내용이다

……상략 "내가 지금 외람되게도 스스로 사람들을 건지는 스승이 되고자 먼저 '태을금화종지'라는 말의 뜻을 밝혀 낸 뒤에 다시 자세하게 설명하고자

한다.

태을이란 이보다 더 이상의 위는 없다는 말이다. 단을 가르치는 법들은 모두 유위(有爲)한 것들을 빌려서 무위(無爲)함에 이르고 있는 것들이지 유위를 단번에 뛰어넘고 무위에로 곧바로 들어가는 내용을 가지고 있지 아니하다. 그러나 그 전하고 있는 종지(宗旨)는 성을 닦고 불리는 일이 그 효과를 곧바로 드러내 놓고 있어서 첫째 가는 가르침에 속하고 둘째 가는 가르침에 떨어지는 일이 없다. 그렇기 때문에 묘하다고 한다.

금화란 곧 빛을 말한다. 빛에는 색이 없으므로 황금꽃(金華)으로 상징을 삼았는데 그 꽃이라는 뜻에는 보통사람들이 모르고 있는 하나의 빛이라는 뜻도 있으니 다름 아니라 "태어나기 이전부터 있었고 위없고 참된 기"(先天太乙之氣)라는 것이 그것이다. 입약경에서 "내면의 세계에서 경험하는 물을 고향으로 하는 납은 그 맛이 한가지이다."(水鄕鉛只一味)라고 말할 때의 납(鉛)이라는 것이 그것인데 그 납이라는 것은 물을 상징하는 감 괘의 두 음 효 가운데에 있는 양 효에 해당한다.

빛을 되돌려 비추는 일은 처음부터 끝까지 거스르는 법을 써서 하늘의 중

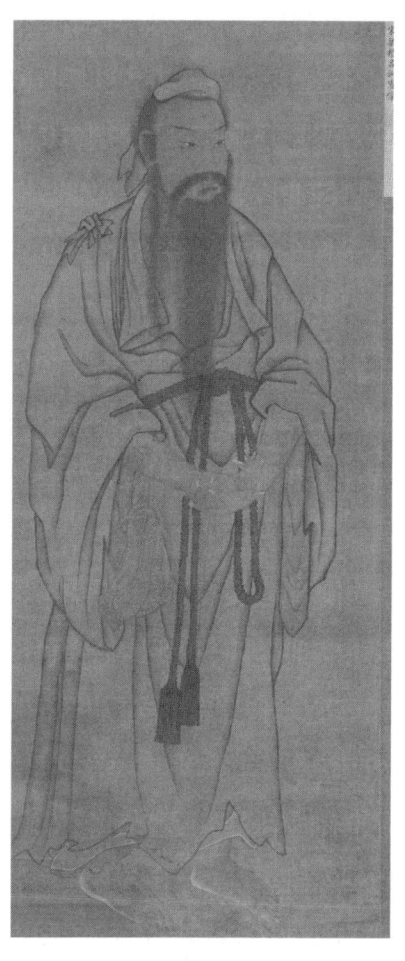

여동빈

심에 초점을 맞추고 계속 쏟아붓는 것이다. 하늘의 중심은 해와 달의 중심에 있는데 사람에게는 두 눈 사이 산근 혈 위 양미간의 인당을 말한다.

황정경에서는 "한 면의 길이가 한 자 정도 되는 집 가운데의 사방 한 치 정도 되는 편편한 곳이, 힘차게 살아 나오고 있는 진기를 다스릴 수 있다."(寸田尺宅可治生)라고 말하고 있다. 척택尺宅이란 얼굴을 말하는 것이니 얼굴 위에 있고 사방이 한 치 정도 되는 편편한 곳이란 바로 하늘의 중심이 아니고 어디이겠는가? 사방 한 치 정도 되는 가운데에는 약초들이 빽빽하게 널려 자라고 있어서 사람의 발자취가 닿지 아니하였음을 알 수 있는 평탄한 공간이 높다랗게 걸려 있는 아름다운 광경이라든가 옥황상제께서 사시는 하늘나라 서울에 세워진 단청 입힌 궁궐이 보기에도 기묘한 모습 같은 것이 갖추어져 있는데 나아가서 지극히 텅 비고 지극히 신령한 신이 끊임없이 모여들고 있는 곳이다.

유가에서는 허중虛中이라 하고 불가에서는 영대靈臺라 하고 도가에서는 조토祖土, 황정黃庭, 현관玄關, 선천규先天竅라고 한다.

어떻든 하늘의 중심은 마치 사람이 사는 집과 같은 곳인데, 빛이 그곳의 주인어른이다.

그러므로 빛이 한 번 그곳으로 되돌아 비치게 되면 온몸에 두루 퍼져 있고 태어나기 이전부터 있던 기가 모두 위로 올라오게 된다. 이는 마치 성인이 임금으로 되어서 서울을 정하고 지극한 법칙을 세우면 그를 따르기 위하여 보물과 비단을 들고 조공을 바치는 나라가 수없이 많게 되는 것과 같고 한 집의 주인이 깔끔하고 밝으면 그에 따른 사람들이 저절로 시키는 일을 잘 받들고 맡은 일을 잘 처리하는 것과도 같은 것이다. 모든 사람들은 그저 빛을 돌리는(回光) 일만을 하면 될 뿐이다. 위없이 묘한 비결이다.(無上妙諦)

이러한 종지(宗旨)를 행하여 가기 위해서는 힘들여 찾거나 한 발 한 발 밀어 올리는 방법이 따로 있는 것이 아니고 그저 잡됨이 없이 하느님이 있는 이곳 (上丹田)에다가 생각을 못 박아 두면 될 뿐이다.

능엄경은 중생들이 본디 마음을 잃고 헤매므로 일곱 세계에 윤회하게 되는 이치(七趣)를 설명하는 곳에서 "잡된 것이 섞이지 아니하고 오직 그것만이 있는 순수한 생각은 그 자체로서 날아다니는 능력이 있으니 반드시 하늘 위에 날게 된다."(純想卽飛 必生天上)라고 말하였다. 이곳에서 말하는 하늘이란 공기로 이루어진 푸르고 푸른 바깥세계의 하늘이 아니고 "진리의 몸을 선천팔괘방위 가운데 건괘에 해당하는 궁궐에 태어나게 한다."라고 말할 때의 그 건괘에 해당하는 궁궐이다. 이 상태를 오래도록 지켜 나가면 저절로 피와 살로 이루어진 몸 바깥에 또다시 어떤 몸이 있게 되는 경지가 이루어진다.

황금 꽃(金華)은 금단(金丹)이다. 신의 밝음이 변하여 이루어진 것인데, 여러 스승들이 마음과 마음으로 전하여 가르친 것이다.

이 가운데 있는 묘한 방법을 비록 털끝만큼도 어기지 아니한다고 할지라도 정확하게 이해하기가 어려운데, 마치 힘찬 미꾸라지가 손아귀를 빠져나가듯 한다. 처음부터 끝까지 총명하여야 하고 또한 반드시 깊이 가라앉아서 고요하여야 한다.

아주 총명한 사람이 아니면 이 가르침을 행하여도 얻지를 못하고 아주 깊이 가라앉아서 고요하지 아니한 사람은 이 가르침대로 지킨다고 하여도 얻지를 못한다."

여동빈은 부유한 유가(儒家)의 가문에서 태어나 남부럽지 않게 살았으나 20여 년에 걸쳐 과거에 3번씩이나 낙방(이때가 46세. 일설에는 64세로 나와 있다.)

하고서는 방랑생활을 하고 있었는데, 어느 주막에서 자기의 처지를 한탄하면서 시를 지어 읊었다. 그 내용은 "어느 때 과거에 급제하여 부모님에게 효도하고 내가 좋아하는 도를 이룰 수 있을꼬?"라는 내용이었다.

옆에서 그것을 지켜보고 있던 종리권이 그의 도에 관한 열망을 알아보고 10가지 시험, 즉 〈운방 십시十試 동빈〉을 하게 된다.

지금도 그렇게 하겠지만 옛 선인들은 자기의 법을 물려받을 제자를 선택하는데 각별했다. 남오조의 백옥섬 선인은 자기의 제자를 찾기 위해 중국 땅의 절반을 걸어서 돌아다니며 찾았으나 결국 찾지 못해 제자를 남기지 못했다고도 한다.

제자의 기준은 엄격했을 것으로 보인다. 우선 전세에서부터 도와의 깊은 인연이라는 것이 있어야 하고 어떠한 마장이나 장애물의 방해를 받는다 해도 중심을 잃지 않는 심지가 굳건해야 하며 뼈를 깎듯 어렵고 험난한 수련의 고통을 이겨내야 하는 근기도 기본이고 또 법을 이어 받아서 자신을 얼마만큼 억제하고 중생들을 위해 하늘의 뜻을 펼칠 수 있는 그릇이 되는지도 관건이며, 어떠한 부귀영화의 유혹이 있다 하더라도 오직 한길을 향해서 하늘의 뜻을 펼치기 위하여 자기 목숨조차도 초로와 같이 버릴 수 있는 각오가 되어 있는지 등을 알아보기 위한 방법이었을 것이다.

종리권이 여동빈을 시험한 것 중에는 이런 내용도 있다.

'동빈이 산중에서 독서를 하고 있는데 홀연히 아름다운 낭자가 찾아와 온갖 애교를 부리며 유혹을 하고는 밤에는 동침을 하자며 협박성 구애를 했다. 동빈은 시종 자리를 지키고 앉아서 전혀 흔들림을 보이지 않았다. 낭자는 3일 동안을 그렇게 유혹하다가 동빈의 칠식 같은 심지를 확인하고는 사라졌다.'

이것이 제오시五試 통과다. 이렇게 10시十試까지 통과하여 종리권과 여동빈이 사제지간의 연을 맺으면서 중국 선도의 역사를 새롭게 써 내려갔다.

여동빈은 어려서 유교와 묵가墨家의 책을 많이 탐독했으나 종리권의 제자가 되면서 연명술延命術을 전수 받았고 그후 고죽진군苦竹眞君을 만나서는 일월교배법日月交拜法을 익히고 훗날 다시 종리권을 만나 금액대단공金液大丹功을 얻게 되었다. 그는 50세에 득도하여 100세가 넘어서도 동안童顔의 얼굴이었으며 순식간에 수백 리를 걸었다고 한다.

화룡진인火龍眞人을 만나서는 천둔검법天遁劍法을 전수받기도 했다. 여동빈은 그 검술을 첫째, 번뇌를 끊고, 둘째, 색욕을 끊고, 셋째, 탐욕을 끊는 방법으로 공법을 고쳤으며, 단연丹鉛과 황백지술黃白之術을 내공으로 고쳐 자비도세慈悲度世를 득도의 길로 삼았다. 그리고 〈영보통지능내공술〉인 자연환기법自然換氣法은 여동빈이 운유雲遊하다가 종남산에 이르러 만든 것이다. 이 자연환기법을 수련 하며는 만물의 영기로 자신의 병을 고치고 건강을 회복할 수 있다. 특히 정신노동에 종사하는 사람들은 주의력이 흩어지고 정력이 쇠퇴하는 경우에 이 법을 수련하면 심신이 화합하고 정력이 왕성해지며, 머리가 맑고 총명해질 뿐만 아니라 규칙적이고 지속적인 수련을 계속 유지한다면 건강한 몸으로 장수할 수 있다.

그리고 도가 내공수련의 매우 중요한 부분인 인체 내 여섯 개의 내공선內功線 수련 방법도 여동빈이 완성했다. 현대 과학은 아직까지 인체 경락의 존재를 증명하지 못하고 있다.

도가에서는 두 가지 방법으로 경락과 위락의 존재를 확인할 수 있다. 그 하나는 수련이 일정한 단계에 오르면 내공으로써 인체를 내시內視하는 방법이고 또 하나는 내공의 기초에서 외단外丹을 복용하고 인체 표면에서 경락과 위락을 살펴보는 방법이다.

여섯 개의 내공선을 보며는 종으로 반사선과 단선의 두 선이 있고 횡으로 성선 장력선 보명선 수명선의 4선이 있으며, 성면과 반사면, 정혈면과 후음면의 4면이 있는데 이 6선 4면을 수련함으로써 인체 내시와 투시를 할 수 있다.

그중에서도 성선을 상현관이라고도 하고 천목혈天目穴이라고도 하는데, 신광이 직통하는 관규이다. 이 천목혈 수련을 위한 공법을 연구하면서 3,000명의 제자를 받아서 800명을 희생시키면서 완성했다고 한다. (인체내공선도면 213쪽 참조)

여동빈은 이렇게 말했다.

"천목혈은 오묘한 가운데 오묘함이 들어있고 규竅 중에 규가 있는 곳이다. 안과 밖의 길을 합쳐주는 곳이니 현자賢者는 이를 열고 우자愚者는 이를 닫아 버린다. 열린 자는 장생하고 닫힌 자는 단명한다."

종리권의 여동빈에 대한 10가지 시험

1. 속세간의 정에 쉽게 빠져드는지에 대한 시험
   어느 날 오후, 여동빈이 밖에서 집으로 돌아와 보니 집안 사람들이 모두 병들어 죽어 있었다. 그래도 그는 조금도 슬퍼하지 않고 후한 장례를 준비하자 죽은 이들이 모두 아무 일 없었던 듯이 일어났다
2. 눈앞의 이익에 마음이 흔들리는지에 대한 시험
   하루는 산에 올라가 약초를 캐다가 황금 수십 덩어리를 발견했는데, 얼른 도로 묻어버리고 하나도 갖지 않았으며, 거리에서 고대의 구리 벼루 하나를 사가지고 집으로 돌아와 갈다 보니 금

으로 된 것임을 알게 되자 곧장 그 벼루 판 사람에게 가서 금 벼루를 돌려주었다

3. 포덕 하는 마음과 어떠한 경우에 화를 내는지에 대한 시험.

정월에 거지가 문앞에 와서 구걸하자 여동빈은 재물을 주었다. 그런 뒤에도 그 거지는 자꾸 욕심을 부리며 끈질기게 귀찮게 굴었지만 그는 거듭거듭 예로써 상대하자 그 거지는 곧 웃음을 머금고 가버렸다.

4. 중생을 위하지 않고 자기 몸만을 돌보는지에 대한 시험.

여동빈이 정좌하고 있는데 혼미한 중에 어렴풋이 자기 자신이 산속에서 양을 치고 있는 것을 알았다. 그런데 갑자기 맹호 한 마리가 양떼들을 쫓아오는 것이다. 그는 서둘러 양떼들을 산 아래로 몰고 나서 자기 몸으로 범을 가로막고 섰다. 그러자 뜻밖에도 그 맹호는 고개를 숙이고 사라졌다.

5. 욕정에 마음이 흔들리는지에 대한 시험.

어느 날 밤, 산속 초가집에서 책을 보고 있는데 문득 열일곱~열여덟쯤 되어 보이는 아리따운 여인이 친정에 가는 도중에 길을 잃었다면서 하룻밤만 묵게 해달라고 했다. 그날 밤 그 아리따운 여인은 갖가지로 그를 유혹했지만 그는 끝내 움직이지 않았다.

6. 남의 잘못을 탓하지 말고 자신을 겸손히 하는지에 대한 시험

한 번은 그가 상품을 거리에서 팔고 있는데 가난한 사람이 그에게 값을 좋게 매겨 흥정하더니 막상 반값만 치르는 것이었다. 그래도 그는 그 사람과 다투지 않고 깨끗이 상품을 내주고는 한 푼도 받지 않은 채 집으로 돌아갔다.

7. 물질에 대해 초연할 수 있는지에 대한 시험.

하루는 교외로 놀러갔다 돌아와 보니 집안의 재산을 죄다 도둑맞아 텅 비어 있었다. 그러나 그는 조금도 성을 내지 않았고 잃었다고 걱정하는 생각도 없었다.

8. 생사의 기로에 처했을 때에 마음이 어떻게 움직이는지에 대한 시험.

하루는 그가 조각배를 타고 범람하는 강 위에 떠도는데 파도가 그렇게 거칠게 날뛰어도 단정히 앉아 움직이지 않자 험하던 파도가 잔잔해졌다.

9. 도를 구하기 위해서 목숨을 버릴 수 있는지에 대한 시험.

미친 것처럼 꾸민 도사란 사람이 광장에서 사람들에게 약을 팔면서 "누가 이 약을 사려오? 먹으면 곧 죽는 약이지만 다음 세상에 반드시 도를 얻게 된 다오" 하였다. 그는 도를 구할 결심을 가지고 있기 때문에 그 약을 사가지고 집으로 돌아와 먹었는데 도리어 편안하고 아무 탈도 없었다.

10. 전생에 지은 악업의 과보에 순응할 수 있는지에 대한 시험.

또 한 번은 그가 방안에 앉아 있는데 갑자기 괴상한 귀신들이 수없이 나타나 그를 때리려고 하고 또는 죽이려고도 했다. 그러나 그는 조금도 무서워하지 않았다. 또 수십 명의 야차들이 살이 찢기고 피를 질질 흘리는 귀신 하나를 데리고 오니 그 귀신이 여동빈에게 "너는 전생에

날 죽였어. 그래서 내가 금세에 빚을 받으러 왔다." 하고 울부짖었지만 그는 피하지 않고 칼과 오랏줄을 잡고 죽으려 하니까 갑자기 공중에서 크게 꾸짖는 소리가 들리더니 귀신들은 모두 사라져 버렸다.

수련을 이끌어 주는 용어들

(1) 현玄

'현玄'은 도가사상에서는 중요한 표현이다. 자의字意에 유의해야 한다.

'현'에 관련된 도가의 명사나 용어들은 현일玄一, 현문玄門, 현천玄天, 현원玄元, 현기玄氣, 현단玄丹, 현술玄術, 현공玄功, 현빈玄牝, 현관玄關, 현곡玄谷, 현학玄學, 현규玄竅, 현묘玄妙 현중현玄中玄 등 많은 단어들이 있다. 이러한 용어들을 바르게 알기 위해서는 우선 '현'을 바로 알아야 한다. 『기공사전』에는 "'현'이란 태극을 가리키는 말이며 천지만물을 창조한 어머니이다."라고 되어 있다.

『도덕경』에도 '현지우현玄之又玄'이란 글귀가 제1장에 중복된 어문으로 턱 버티고 있어서 '현'의 위세와 위엄을 느끼게 한다. 여기에 대한 주석이나 변역들도 십인십색이다.

여기서는 현재 중국도교협회장이신 임법융 대사가 『도덕경석의』에서 주석한 말을 인용한다.

"아무런 징조나 단서도 없으며 형상이나 관계가 없는 지극히 심원한 것을 '현玄'이라고 한다. 지극히 미묘하고 또 미묘하며 지극히 멀고 또 멀며 지극히 은밀하고 또 은밀하여 헤아려 규정지을 수 없는 것을 가리켜 '우현又玄'이라 한다."

우리가 흔히 '검을현'이나 '가물현'으로 이해하는 시각을 무색하게 하는 해석이다.
그러나 이 '현'에 대해서 우리의 상상을 초월하고 현학적이고 형이상학적이고 명쾌한 논법으로 언어를 구사한 선인이 있으니 그가 바로 동진東晋 시대에 살면서 『포박자抱朴子』를 저술한 갈홍葛洪이다. 여기에 『포박자』 내편에 나오는 창현暢玄중에서 '현'에 대한 글을 옮긴다.

"현玄은 자연의 시조이고 각기 다른 만물이 생성될 수 있게 하는 대종大宗이다. 그 깊이는 아득하여 차라리 어두울 정도이다. 그러므로 '미微'라고 불리운다. 그 멀기는 가없이 보일 정도이다. 그러므로 '묘妙'라고도 불린다.
그 높이는 구천九天을 덮으며 그 넓이는 8방을 한 아름에 안은 듯하다. 해나 달보다도 더 빛나며 번개보다도 더 빠르다. 때로는 홀연히 빛나 빛처럼 가벼리고 불쑥 솟았다가 별처럼 흘러버린다. 때로 넓은 연못처럼 맑고 때로는 뜬 구름처럼 떠다닌다.
'현玄'은 형체를 가진 만물에 의해서 '유有'가 되고 정적 속에 몸을 감추면 '무無'가 된다. 유명계幽冥界에 감기면 아래로 깊이 가라앉고 북극성을 오르면 위로 높이 떠다닌다. 금석이라도 그 굳셈에는 비할 수 없으며 촉촉이 내리는 이슬이라 할지라도 그 유연함에는 미치지 못한다. 모가 난다 해도 정각이 아니며 원이 된다 해도 정원이 될 수 없다. 온다 해도 그것을 볼 수 없고 간다 해도 쫓을 수가 없다.

하늘은 그것(玄)에 의해서 높아지고 땅은 그것에 의해서 낮아진다. 구름은 그것에 의해서 날아다니며 비는 그것에 의해서 내리게 된다.

'현'은 유일한 실제를 안아서 잉태하여 그것이 음과 양의 양 범주範疇로서 전개해 간다. 그 호흡의 원천은 마치 대장간의 풀무처럼 억만의 사물을 만들어 낸다. 그리하여 이십팔숙 별들을 하늘에 돌게 하여 최초의 세계를 창출시킨다. 시간이라고 하는 신비한 기계의 채찍질 속에서 사계四季의 기를 들이마시고 내쉴 수 있게 한다.

숨어 있을 때는 천지간의 조화된 원기로 조용히 있지만 밖으로 펼쳐지면 찬연한 무늬를 나타낸다. 강물을 뜰 때는 탁한 것은 버리고 맑은 물만 떠 올린다. 물이 불어난다 해도 넘치는 일은 없으며 거기서 얼마를 떠낸다 해도 줄어드는 일도 없다. 무엇을 준다 해도 반가워할 것도 없고 빼앗아 간다 해도 슬퍼하지 않는다. 그러므로 '현'이 있는 곳에는 무궁한 즐거움이 있으며 '현'이 나가면 육체가 붕괴되고 정신이 달아나 버린다…. (하략) (중화도장 25권 1쪽)

'현'은 검은색이나 가물 하다는 뜻으로 통하는 것이 보통이지만 노자의『도덕경』이나 도가에서는 천지 이전의 실제를 의미하는 것으로 쓰여 졌다.

'도의 모습을 드러내는 작용을 '현'이라고 함이 타당할 것 같다. 즉 '도'가 체體라면 '현'은 용用인 것이다.

(2) **현관**玄關

"현관일규玄關一竅는 그 이름이 여러 가지이니

유가儒家에서는 영대靈臺, 지선至善, 무극無極이라 하고 사려가 도저히 미칠 수 없다 하여 무사무려지천無思無慮之天이라 하고 자기만이 홀로 아는 바라 하여 기소독지지지己所獨知之地라 한다.

불가佛家에서는 영산靈山, 허공虛空, 황극皇極이라 하고 누구나 귀의하지 않음이 없는 열반이라 하여 나무열반지천南無涅槃之天 아미타불의 무량하신 덕상이 나타나는 곳이라 하여 아미타불지지阿彌陀佛之地라 부른다.

도가道家에서는 영관靈關, 금정金庭, 태극太極이라 하고 삼청자부三淸紫府의 광명이 있어서 삼청자부지천三淸紫府之天이라 하고 온갖 것이 이곳에 뿌리를 두고 있다 하여 만수일본지지萬殊一本之地라 부른다. 삼교에서 부르는 이름은 비록 다르나 그 의미는 하나이다.

유가에서 이 현관일규를 얻으면 성인이 되고 불가에서 이 현관일규를 얻으면 부처를 이루고 도가에서 이 현관일규를 얻으면 신선이 된다 하였다. 다만 이 현관일규는 상천上天의 비결이므로 삼교 성인들께서 글로 써서 함부로 누설漏泄하지 아니하심은 악인이 얻을 것을 막고 하늘의 견책을 받을까 두려워해서 반드시 지인至人을 찾아뵙고 마음을 낮추어 가르침을 받고 이 현관일규를 지점 받은 다음 공부를 하도록 하신 바이니 도라면 나아가고 도가 아니면 물러나면 되는 것이다. 만약 니환泥丸, 신문顖門, 인당印堂, 완심頑心, 두제肚臍, 심하心下, 제상臍上, 하단전下丹田, 양신중간일혈兩腎中間一穴, 미려尾閭, 협척夾脊, 옥침玉枕을 현관으로 삼는다면 모두가 대도의 소재所在가 아니다."

(태상노군설상정성경 수정자 주해본에서)

앞서 '현玄'이라는 글자의 어휘를 살펴보았듯이 현관이라는 기공학의 명사名詞를 가지고 이것을 학문적으로 번역하여 해석하는 것은 불가능하다. 특히 도가에선 이런 명사들의 은밀한 뜻을 이면에 숨겨놓고 드러내 놓지 않은 부분이 많이 있다.

그러면 현관은 어디를 말하는가? 이것이 핵심인데도 이것을 책에서는 찾을 수가 없었다. 아니 있긴 있었다. 도가의 무수한 관련 서적에는 현관에 대해 명시해 놓은 기록들은 많았다. 그러나 모두가 각양각색의 중구난방에 지나지 않았으며, 설명은 그럴듯하게 했으나 모두가 아니었다. 이 현관을 몸의 한 부분을 지적해서 여기가 현관이다. 라고 말했다면 그것은 100퍼센트 틀린 답이다.

이 현관은 안신조규安神祖竅 수련을 통해서 열어야 한다. 수련이 어느 정도 단계에 이르면 저절로 그것을 열 수 있는 공능이 생기는데, 그때서야 비로써 현관일규란 말을 할 수 있다. 슬기로운 사람은 그것을 열고 어리석은 사람은 그것을 닫는데, 그것을 열면 오래 살게 되고 그것을 닫으면 일찍 죽는다고 했다. 이 현관玄關은 몸속에 있는 것도 아니고 몸 밖에 있는 것도 아니어서 더듬어 찾는다고 해서 열려지는 것도 아니다. 이 현관이 열려 있으면 모든 "이치의 본바탕은 하나같고 평등하다."는 여여如如의 경지에 이르게 되고 한 번 열리게 되면 영원히 열리게 된다. 우리가 선천에는 이것이 열려 있었고 태어나서 후천에도 열려 있다가 동체에서 누체로 되면서 완전히 닫혀 버린다.

이것을 열기 위한 공법을 익히는 것은 정성을 보존하여 모든 연분을 내려놓고 나서 오직 이 ∴세 점만을 이용하는 것이다. 이 ∴세 점은 곧 해와 달과 천강성인데 사람의 몸에 있어서는 왼쪽 눈과 오른쪽 눈과 두 눈썹 사이의 편편한 곳이다. 사람이 선천에는 눈이 감기어서 인당을 통해 감지하게 되므로 눈을 셋으로 본다. 사람이 수련을 통해 두 눈썹 사이의 편편한 곳, 즉 인당이 열리게 되는데, 이렇게 하여서 열리게 된 눈을 천목혈天目穴이라고 한다.

천목혈이 열려 있다고 해서 완전한 현관이 형성된 것은 아니다. 이제는 천목혈과 하늘과의 사이에 내공內功의 힘을 빌려서 하늘 사다리, 즉 통로를 연결해야 한다. 이 통로는 하늘과 나와의 사이를 마치 터널과 같은 상태로 연결되니 이 통로를 통해 삼세(전세轉世, 현세現世, 내세來世)를 가고 올 수가 있는데 이 삼세로 갈라지는 교착점이 현관이다. 이 통로, 즉 현관을 통해 육도六道윤회가 이루어지고 전세轉世와 내세來世의 길을 왕래한다. 천당도 지옥도 다 이 현관을 통해서 볼 수 있고 갈 수 있다. 그리고 내가 어떤 경로를 통해서 현세의 이 자리에 와 있는가도 이 통로로 들어가서 보고 알 수 있다.

(3) **곡신谷神**

『도덕경』제6장에 나오는 "谷神不死 是謂玄牝 玄牝之門 是謂天地根 綿綿若存 用之不勤 (곡신은 죽지 않아 현빈이라고 한다. 현빈의 문, 이것은 천지의 뿌리라고 말한다. 면면히 이어져 아무리 사용해도 마르지 않는다.)"의 문장에서 곡谷은 하늘이 비어 있는 허공지곡虛空之谷을 말한다. 텅 비어 있다는 뜻이다. 신神이란 변화의 묘용妙用이다. 하늘의 허무한 본바탕에서 신이 변화의 작용을 하게 된다는 뜻인데, 그 변화하는 묘용은 생하지도 않고 멸하지도 않고 영원히 묘용이 멈추지 않으므로 불사不死, 즉 죽지 않는다고 말한 것이다. 현빈玄牝은 곧 현관을 말함이다. 위의 현관에 관해서 이해가 되었다면 이 문장의 뜻을 음미해 보기 바란다.

또한 곡신은 니환泥丸이라고도 한다. 니환은 천목혈天目穴 중 목目에 해당되는 부분으로서 상단전의 자리이다. 곡신은 생각이 움직이는 곳이고, 또한 호흡도 조절하는데, 호呼의 뿌리이고 흡吸의 꼭지이다. 그래서 도가에서는 곡신은 우주의 뿌리라고 하면서 도가의 상징처럼 여겨졌다.

여동빈은 곡신가谷神歌를 지어 내단 수련의 중요성을 강조하기도 하였다. 한소절만 옮긴다.

(상략)

谷兮谷兮大元神 神兮神兮大眞道. 곡혜곡혜대원신 신혜신혜대진도.
곡이여 곡이여 원신의 큼이여, 신이여 신이여 진도의 큼이여!……. (하략)

또한 그의 저서『태을금화종지』권세가勸世歌에서도 곡신을 이렇게 말했다.

世尊亦爲大因緣 直指生死眞可惜. 세존역위대인연 직지생사진가석.
석가께서도 큰 인연을 위하여, 생사의 본 자리를 바로 가리켰건만 안타깝도다. 깨달은 자 얼마이던가!
老君也患有吾身 傳示谷神人不識. 노군야환유오신 전시곡신이불식.
老子께서도 우리 몸을 걱정하시여, 곡신谷神을 가르쳐 주셨건만 사람들은 알아내지 못하네… (하략)

(4) **청탁**清濁 **& 동정**動靜

　도가의 수련은 청탁清濁과 동정動靜을 통해 약을 캐고 또 얻는다. 그래서 청탁과 동정은 서로 뗄 수 없는 실과 바늘 같은 사이다.
　대도에는 음양이 있다. 음양에는 동정이 있다. 사람의 아득한 규竅가 정靜이라고 한다면 동動은 황홀함을 감응한다. 동은 움직이는 것이고 정은 정지해 있는 상태이다. 동이라는 것이 싹이 틔어져 쑥쑥 자라면서 어떤 기미가 생기는 것이라면 정이라는 것은 사유 활동이 허극정독虛極靜篤하여지는 상태이다. 이 때 동과 정이 서로 사귀는 작용을 한다. 이것을 음양의 뿌리가 이루어지고 음양교구 작용을 한다고 한다.
　해는 양이므로 항상 둥글고 항상 가득 차 있으며 달은 음이므로 그믐날이 있고 이지러짐이 있는 것이다. 봄은 양이므로 만물이 움을 트고 나오고 가을은 음이므로 만물이 잎을 떨구고 앙상하게 가지를 드러내는 것이다. 성인은 양이므로 해탈하여 신선되어 승천하고 범부는 음이므로 수명이 끝나면 귀신이 되고 마는 것이다. 이러한 것을 일러서 청清과 탁濁, 동動과 정靜의 이치라고 대체적으로 그렇게 말하고 있다.
　우리가 알아야 할 것은 몸 중의 청탁동정清濁動靜이다. 탁한 음기는 아래로 내려가고 맑은 양기는 위로 올라가게 되어야 적연부동해지는데, 이를 일러서 정靜이라 한다. 정할대로 정하여져 감흥이 사무치면 이를 일러서 동動이라고 한다. 항상 하고자 함으로써, 즉 유위有爲로써 그 규竅를 관하면 동動이다. 항상 하고자 함이 없이, 즉 무위無爲로써 그 규竅 중의 묘妙를 관하면 정靜이다. 약을 캘 때는 동動이요, 약을 얻을 때는 정靜이다.
　『태상노군설상청정경』에서 말하는 남동여정男動女靜은 남자는 하늘의 기운을 부여받아 태어나고 여자는 땅의 기운을 얻어 태어나는고로 천동지정天動地靜이라 말하는 것이다. 그러나 여기서 말하는 남과 여는 사실은 남자와 여자를 얘기하는 것이 아니고 음과 양을 말하는 것이다.

유청유탁有淸有濁 유동유정有動有精에서도 유청有淸은 하늘의 기운이며, 유탁有濁은 땅의 기운이다. 유동有動은 양기이며, 유정有靜은 음기이다. 천청天淸은 순양純陽이며, 지탁地濁은 순음純陰이다. 천동天動은 건원乾圓이며, 지정地靜은 곤방坤方이다. 이 맑음과 탁함과 움직임과 고요함의 이치가 하늘에서는 해와 달로 형상이 나타나고 땅에서는 춘하추동 4계절로 형상이 나타나며 사람에게 있어서는 성인과 범부의 차이로 그 모습을 나타낸다.

수련가들은 청자탁지원淸者濁之源 동자정지기動者靜之基(맑음은 탁함의 근원이 되고 움직임은 고요함의 토대가 된다.)라는 말을 음미해 볼 필요가 있다.

청은 가볍고 맑은 것이고 탁은 무겁고 탁한 것이다. 원源이란 발원지이다. 정은 무위이고 동은 유위이며 기基는 근본이다.

어찌하여 맑은 것을 탁함의 근원이라 하는가?

하늘은 본래 맑은 가운이 위로 떠오른 것인데, 이 맑은 기운은 도리어 땅에서 생겨 피어오른 것이다. 탁한 몸체에서 음이 극에 달하면 양이 생기고 탁이 정하여 사무치면 맑음이 생기는 것이다.

남자는 본래 청정체이며 여자는 오탁신이다. 남자가 비록 청양체라 하지만 그 근원은 오탁신에서 나왔다.

움직임을 고요함의 터라 한다. 이는 무슨 뜻인가? 땅은 본래 고요한데 그 근원은 도리어 천기로 좇아 응결된 것이다. 여자는 본래 고요한데 그 근원은 부친으로부터 내린 바 되어 좇아 이루어진 것이다. 단도에서 무위를 고요함이라 하고 유위를 움직임이라 하는데, 그 근원은 도리어 유위를 쫓아 기초가 세워진 것이므로 이르기를 움직임은 고요함의 기초라 한다.

정좌 수련 시 청식聽息이나 수식隨息이 동動이라면 지식止息이나 진식眞息은 정靜이다. 움직임이 고요함의 기초가 된다는 대목이다. 그래서 동은 약을 캐고 정은 약을 얻는다고 하는 것이다.

"어떻게 하여야 움직임을 여의고 고요함을 얻을 수 있게 됩니까?"

어느 제자가 여조사에게 묻는 말이다. 여조사의 답을 들어보자.

"일이나 물건마다 하나하나 분석하여 파고들면 어렵고 순간순간마다 보존하면 쉬워진다. 보존이라는 것은 그 마음을 보존하는 것인데, 마음이 보존되면 주재함이 있게 되고, 주재함이 있게 되면 일과 물건을 다스릴 수 있게 되는 것이다.

한 번 제대로 되느냐, 아니면 한 번 잘못되느냐 하는 데 따라서 하늘이냐 사람이냐 하는 것이 갈라지고 어진이가 되느냐 어리석은 이가 되느냐가 결정된다. 가볍게 볼 수 없는 것이다. 다만 마음을 보존하는 것은 끊어지기도 쉽고 잇기도 쉬운데, 보존하기를 오래도록 하면 저절로 틈이 없어지고 틈이 없어지면 이어지고 이어지면 빛이 밝아지고 빛이 밝아지면 기氣가 가득 찬다.

氣가 가득차면 마음이 어두움에 빠지거나 흩어지는 일을 굳이 없애려고 하지 아니하여도 없어진다.

아! 하늘 하래의 일로서 이 일보다 큰 것이 있는가? 나머지 것들은 모두 끄트머리이다. 온갖 일로 바쁜 가운데에서도 보존함을 지키면 모든 일 가운데 하나의 진리가 쭉 통하게 된다. 이 짧은 구절의 말을 몸으로 배워 익히지 아니하고는 끝내 성인의 나라에 들어가기 어렵다."

(5) 내공內功

우주공간에 존재하는 모든 세상만물은 생명활동을 유지하는데, 세 가지의 기氣, 즉 에너지에 의해서 지탱·발전해 간다. 그것의 하나는 우주宇宙에너지, 또 하나는 전세轉世에너지, 또 하나는 본체本體에너지가 그것이다. 이 세 가지 에너지는 생명이 있는 우주만물 어디에도 존재 한다. 이 세 가지 에너지가 인체에서는 어떻게 생성되며 영향은 어떻게 미치는지 알아보기로 한다.

우주에너지는 우주에 무한대로 산재해 있다. 우주라는 것은 하늘의 아래 땅위의 공간을 모두 말한다. 공간이 크고 작음이 있을 뿐이다. 대자연의 공간이나 우리가 생활하는 현재의 공간, 이 모든 것이 우주에너지에 속한다.

우주에너지는 삼라만상이 삶을 영위하는 데 절대적으로 필요하며, 모든 생물이 다 사용하고 있다. 사람은 이 에너지가 부족하다면 지혜가 없다고 하며 이 에너지가 없으면 생존이 불가하다.

전세에너지는 조상대대로 전해져 내려오는 것으로서 유전적 성격을 갖고 있으며, 그 밖에도 형제자매, 스승, 친구 등에서 영향을 받아 상호 전환되는 것을 말한다. 전세에너지는 비몽사몽간에 잘 표현되고 잘 나타난다. 과학에서 말하고 있는 조상들의 유전성은 전세에너지의 아주 작은 부분이다.

본체에너지는 육체의 본체적 에너지다. 대부분 어머니의 태중에서부터 모양을 갖춘 신체를 받았고 후천적으로는 음식물을 섭취하여 신체가 점점 커가면서 에너지가 최대화 되고 또한 운동을 통해서, 그리고 음식물을 통해서도 얻어지며 지식을 쌓은 사유思惟나 사상思想 등도 본체에너지에 모두 포함된다.

우주에너지는 우리에게 지혜를, 전세에너지는 기억을, 본체에너지는 힘을 준다.

이 세 가지 에너지는 인체 내에서 상호 전환되는 것으로 서로가 평형을 이루어야 하며 어느 하나가 부족하거나 돌출해도 정상에서 벗어난다. 예를 들면 영국의 세계적 물리학자 스티븐 호킹 박사는 우주에너지가 특출하게 강하다. 그러므로 우주공간의 변화를 보고 판단하는 능력이 뛰어나지만 실제로는 자기 앞에 있는 사람도 알아보지 못한다고 한다. 그렇게 우주에너지가 강하다 보니 본체에너지가 다 소모됨으로 평형이 깨져서 정상인의 체질을 벗어난 것이다.

전세에너지가 강한 사람은 무속인 이거나 과거를 잘 알아맞히는 사람, 죽은 사람과의 교류를 연결하는 사람 등이다. 이런 사람들은 전세에너지가 특출하게 강하니만큼 우주에너지와 본체에너지를 보완하여 상호 평행이 이루어지며는 앞일을 예언한다든지 과거에 있었던 일을 알아내는데 탁월한 능력을 발휘할 수 있다.

도가道家의 수련방법 중에 안신조규安神祖竅를 중요시하는데 우주공간의 에너지를 압축하여 몸으로 걷어들여 몸속에서 펼치년 경물景物이 보이고 과거가 보이는데, 이것은 전세에너지가 재현된 것이다. 세 가지 에너지를 증강하는 방법 중 전세에너지 증강이 가장 어렵다고 한다.

그리고 본체에너지는 인간이 태어날 때부터 가지고 나온 기본적인 에너지에다 성장하면서 계속 보강하여서 정상적으로 활동할 수 있게 받쳐주는 것으로서 세 가지 에너지 중 가장 중요하다.

그리고 우주에너지는 천성天性이라하고 전세에너지는 인과因果이며, 본체에너지는 근원根源에서 비롯되었다고 한다. 그래서 이 세 가지 에너지는 정精·기炁·신神의 삼재三才라고도 하여 우주에너지는 신神, 전세에너지는 기炁, 본체에너지는 정精으로 삼아 어느 것이 크고 작은 것이 없이 체내 움직임이 평형을 유지시키고 전환하여 상승시킨다.

인체 내의 세 가지 에너지가 상호 전환하여 상승되는 것을 내공內功이라고 한다. 도가에서는 이 내공을 향상시키기 위해서 특별한 공법이 있는데, 우주에너지를 채취하는 방법으로 칠성보 팔괘의구 자연환기법 등이 있고 전세에너지는 정좌靜坐수련을 통해서 증폭시키고 본체에너지는 평형공과 묵운오행 등을 수련함으로써 정진하는 목적을 달성하고 있다.

이 세 가지 에너지를 채취하는 도가 공법 중 평형공의 공리를 간단하게 소개한다.

평행공이란 인체의 신령神靈을 밖으로 내보내고 다시 안으로 받아들이는 방법이다. 나무에 대고 수련한다는 것은 나무와 함께 기를 교환하여 인체 내 음양오행의 균형을 이루는 것이다. 200년 된 소나무와 대련을 한다고 가정하여 이 소나무는 우주에너지와 200년 된 전세에너지, 또 200년간 뿌리를 박고 있는 튼튼한 본체 에너지를 지니고 있는데, 반해서 뿌리도 없이 겨우 수십 년밖에 살지 않은 사람이 기氣와 영령靈을 서로 교환하여 평형을 이루겠다는 의도를 가지고 하는 수련이다.

기의 속성은 높은 공력의 기를 끌어내려서 낮은 공력의 기에 보완하여 나중에는 서로 평형을 이루게 하는 것이 기본 원리이다.

이 평형공 수련을 열심히 하다보면 사람과 소나무는 기와 영이 서로 교류되면서 사람의 몸은 200년 된 소나무와 평형을 이루게 되는 공력이 생기니 이로서 세 가지의 에너지가 증강 되면서 200년 전의 소나무에 대한 정보도 자연히 내 몸 안에 축적되는 것이다.

이렇게 내공을 쌓아 상승시키는 것이 도가의 수련이다.

(6) 호흡呼吸과 호식呼息 그리고 태식胎息

① 호흡과 호식

숨(息)이라는 것은 자기 스스로의 마음이다. 스스로의 마음이 숨으로 되는 것이다.

숨이란 것은 태어나기 이전부터도 있었다. 태어나기 이전의 숨이란 사람의 본바탕을 이루고 있는 원신元神과 원기元氣와 원정元精이다.

올라가거나 내려가거나(昇降) 서로 떨어지거나 서로 합쳐지는(離合) 것이 모두 마음을 따라서 일어나는 것이며 유와 무, 허와 실은 모두 생각(念)가운데 들어 있는 것이다. 일식一息은 한평생 지켜 나가야 되는 것이니 이 일식이 멎으면 생명도 다하는 것이다.

수련자는 호흡을 통해서 정좌수련을 이끌어 가므로 사람의 두 눈으로는 일월을 삼고 머리와 복부를 음양으로 나누어서 좌측 눈은 양, 우측 눈은 음이며, 머리는 양, 복부는 음으로 보아서 호흡으로 조화를 이루어 낸다. 머리호흡도 하는데, 하나는 머리 모공을 수축·팽창하는 호흡이고 또 하나는 머릿속 니환궁의 공간을 수축·팽창하는 호흡이다. 이는 매우 감각적인 부분이라서 쉬운 일이 아니다. 바깥에서 안쪽으로 압축하다 보면 머리가 움직이려는 느낌이 있게 되는데, 이때는 두개골까지도 안으로 움직이는 호흡을 강행하여서 압력을 조절한다. 사람의 머리는 몸 가운데서 압력이 제일 많은 곳으로 뇌압이 커지면 수면방해나 두통, 심지어 신장에까지도 나쁜 영향을 끼친다. 머리 모공호흡을 통해서 뇌압을 조절하고 그 압력(양중의 음)을 하복부로 끌어내린다. 하복부는 우리 몸 중에 압력이 가장 적은 곳이다. 머리에서 끌어 내린 압력을 하복부에서 호흡을 통해 하복부 압력(음중의 양)과 조절하여 몸 전체의 비례 균형을 맞춘다. 이와 같이 가끔 머리압력이 크게 나타나고 상기가 되면 머리의 압력을 호흡으로 끌어내려서 하복부에서 조절하여 감소시킬 수 있고 머리와 복부를 호흡으로 조절한 뒤에는 전체 모공호흡을 통해 몸의 일체를 조절한 뒤에 호흡을 통해 모아진 기는 하전에 저장한다. 이러한 조절과정을 거치면 체내가 음과 양으로 나누어지면서 태극모양이 된다. 이 과정이 진정한 호흡이라고 할 수 있다.

　호기呼氣는 양陽으로 분류되며 코를 통해서 나가면서 양을 내리고 심장과 폐장을 돕는다. 흡기吸氣는 음陰으로 분류되며 코를 통해서 체내에 들어오면서 음을 내리고 간장과 신장을 돕는다. 이런 호흡과정에서 체내는 음과 양으로 분리되어 태극 모양이 되는 것이다. 머리 쪽은 양, 아래 하복부는 음이다.

　정좌 수련에서 호흡과 호식은 구별되어야 한다. 그것을 분류하면 다음과 같다.

호흡呼吸의 종류로는 비호흡鼻呼吸, 자연호흡自然呼吸, 머리호흡頭部呼吸, 하복부호흡下腹部呼吸, 외행호흡外行呼吸, 내행호흡內行呼吸, 모공호흡毛孔呼吸, 전신호흡全身呼吸 하전호흡下田呼吸 상전호흡上田呼吸 두강頭腔·흉강胸腔·복강腹腔호흡, 내강內腔호흡, 우주공간 호흡 등이며 모두 식신識神을 사용한다. 즉, 의식으로 호흡을 강행하는 것이다.

이 밖에도 정좌 시 귀를 수축시키는 호흡, 삼음三陰(전음, 후음, 회음)을 봉하고 하는 호흡, 그리고 두강頭腔·흉강胸腔·복강腹腔을 진공상태로 만들기 위한 수축·팽창호흡을 한 다음 행하는 내강內腔호흡, 유형무질有形無質의 자아自我를 수련하는 공간으로 내보내(이런 현상을 단경丹經에서는 분형分形이라고 함) 수축·팽창하여 기장氣場을 형성하는 호흡, 일·월·성日月星이 있는 한없이 넓은 우주공간에 유형무질의 자아를 보내 수축·팽창하는 호흡 등 약 20여 종류의 호흡법으로 정좌 수련을 하게 된다.

내강內腔호흡은 두강, 흉강, 복강을 각각 호흡하여 진공상태가 된 뒤 이 3강이 몸 안의 천天, 인人, 지地가 되어 이것을 합일하여 수축·팽창하는 호흡으로 몸 전체를 진공상태로 만드는 것인데, 이런 호흡은 처음 수련할 때부터 하는 것은 아니고 공력이 어느 단계에 오르면 하는 것들이다.

식息은 휴식한다, 쉬어간다, 정지한다는 뜻이 함유되어 있으며, 원신을 취하게 되므로 고도의 정좌수련을 거치게 되면 호흡은 지극히 미세해져 마치 숨이 중단된 것처럼 된다. 이때 호흡기관의 수축 확장 작용은 정지되며(신체 각 부분에서의 호흡까지 정지된 것은 아님), 아랫배 부위에서 호흡과는 상관없이 일종의 열리고 닫히는 작용이 발생하는데, 이것이 식식이다. 종류로는 범식凡息, 수식數息 수식隨息, 청식聽息 정식停息 정식定息 진식眞息, 지식止息, 종식踵息, 호식呼息 태식胎息 등을 꼽을 수 있다. 이러한 식을 할 때는 모두 원신元神을 사용하여 고요한 상태를 유지하여 저절로 이루어져야 한다.

호흡은 가늘고 길고 균일하게 하여야 하는 것이 관건이다. 그리고 중요한 것은 면면약존綿綿若存이다. 끊어질 듯 끊어지지 않고 있는 듯 없는 듯 이어지는 호흡이 중요하다.

그리고 반식半息 반호半呼도 있는데, 이 호흡은 안신조규安神祖竅 수련 시 하는 것으로 여동빈은 "반식 반호가 선仙으로 가는 길이다."라고 말하였다.

호흡 · 호식의 종류와 방법

호흡의 종류	호흡 내용 (식신을 사용)
비호흡	일반적으로 코로 숨을 쉬는 것을 말한다.
자연호흡	숨을 몸에 맡기고 하는 것을 말한다. 均細深長.
두부호흡	머리모공과 두개골을 수축 팽창하는 호흡이다.
하복부호흡	복부를 밀고 당기는 복부 수축 팽창 호흡이다.
외행호흡	천체우주와 인체우주를 감응하는 호흡이다.
내행호흡	몸안의 천(심장)과 지(신장)를 왕래하는 호흡이다.
모공호흡	84,000모공으로 수축 팽창하는 호흡이다.
전신호흡	전신을 수축 · 팽창하는 호흡이다.
하전호흡	하전에 약물을 넣고 팽련하는 호흡이다.
상전호흡	상전에 약물을 넣고 팽련하여 하전에 내린다.

내강호흡	두강, 흉강, 복강을 각각 수축·팽창하고 이3개를 통일해서 수축 팽창하는 호흡.
우주공간 호흡	유형무질의 나의 신을 日, 月, 星이 있는 우주공간에서 우주공간, 그리고 수련공간을 수축·팽창하는 호흡.
호식의 종류	호식 내용 (원신 상태에서)
범식	가볍게 쉬어 있는 자세로, 비 호흡의 일종이다.
수식數息	잡념을 없애기 위해 하나, 둘, 수를 세며 하는 호흡.
청식	정좌 중 호흡을 느끼면 청식이다.
수식隨息	하전호흡을 할 경우 호흡이 하전에 따라 움직이고 하전이 호흡에 따라 움직이고, 다른 대상도 동일.
정식停息	수식을 하다 잠깐 멈추었다가 다시 시작되는 상태.
정식定息	호흡이 있는것도 같고 없는것도 같아 느낄 수 없는 상태.
진식	호흡을 멈추고 조절하는 과정, 하전에서 자체로 움직임이 계속되는 상태, 내단 수련의 어려운 과정.
지식	호도 없고 흡도 없고, 하늘과 통하는 첫 번째 단계.
종식	발뒤꿈치로 쉬는 숨, 종식 이후에는 태식이 가능.
호식	호나 흡할 때의 사이에서 찰나적으로 정지한 상태, 체내 내장이 호흡을 따라가지 못해서 생기는 현상.

② 폐기閉氣

폐기불식閉氣不息이란 말이 있다. 즉, 기를 닫는다는 것은 숨을 쉬지 않는다는 말이다.

정좌 수련의 동력은 호흡이다. 하전도 하복부 호흡을 통해서 만들어지며 주천을 돌리고 화후를 쓰고 약을 캐고 약을 얻고 내기內氣를 움직여서 금단을 이루어 내는 모두가 호흡이다. 처음부터 끝까지 모든 것을 호흡으로 이끌어가고 호흡으로 조절해야 한다. 호흡이 잠간의 단절도 있어서는 아니 된다. 농사에 비유한다면 농사는 수확을 목표로 하는데, 폐기는 농부가 가을의 수확을 기대하고 종자를 가지고 밭에까지만 가고(정좌자세) 씨도 뿌리지 않고 그냥 보고만 있는 것이나 같다. 수확을 기대하기 위해서는 씨를 뿌리고 물도 주고 김도 메고 걸음(호흡)도 주면서 정성 들여 가꾸어야 열매(단丹)를 맺을 수 있게 되는데, 이 작업을 호흡에 비유할 수 있다.

중요한 것은 호흡이 길고 가늘게 균일하게 해야 한다. 균일하게 한다는 것은 호와 흡이 같게 한다는 말이다. 그런데 호흡을 길게 하기 위해서, 즉 3분 호흡이니 5분 호흡이니 하여 인위적으로 호흡을 참는 등 어떤 작용을 해서는 안 된다. 수련의 정도에 따라 자기 몸이 만들어진 상태 수준만큼만 유지하여 호흡을 함으로써 원신元神의 작용을 도와야 한다. 호흡도 깊게 들어갈수록 식신의 작용을 견제하고 원신이 주도할 수 있어야 한다.

정좌 수련 중 폐기閉氣를 할 때도 있다. 그것은 수련을 진행하는 중에 어느 한 가지 호흡법을 실행하다가 잠깐 호흡을 멈추고 그 호흡에서 생기는 내기의 움직임을 감지하거나 심장의 박동소리를 듣는다거나 할 때 한 숨만큼만 잠깐 숨을 멈추는 경우이다.

그리고 상대방이 나의 공력을 탈취하려고 할 때는 부득이 폐기상태를 유지하여 그것을 방지하기도 한다.

북창北窓 정염선생의 『용호비결』에서 폐기閉氣를 강조한 것은 숨을 쉬지 말라고 하는 말이 아니라고 믿고 싶다. 입정入定에 들어가기 위해서 거쳐야 하는 인선引仙 12법의 수심정좌收心靜坐, 조신調身, 무시무청無視無聽, 수시반청收視返聽… 등의 수련 과정에서 호흡은 가늘고 길고 균일하게 하여야 하는 바 이것은 한 마디로 숨이 없는 것 같이 하여 몸의 흐름에 맡기고 최대한의 고요함을 유지하는 것이 관건인데, 이 과정이 몸 안에서는 내기가 움직이고 있지만 몸 밖에서는 숨을 쉬지 않는 것처럼 보이는데, 북창北窓께서는 이 과정을 강조하기 위해 위의 수련 과정을 폐기閉氣로 표현한 것으로 이해하고 싶다.

③ 태식

태식은 위에서 나열한 범위를 뛰어넘는 한층 더 높은 경지의 호흡이다. 결태가 되고 태체胎體가 생성되면서 태체의 움직임과 심장박동이 있어야 태식을 할 수 있다. 포태 중의 태아는 심장박동이 엄마를 따라 하지 않고 독립적으로 한다고 보아야 한다. 박동 수가 엄마는 60정도라면 태아는 100이 될 때도 있는데, 이것이 독립적인 태식을 말해준다.

진정한 태식이 그 안에 들어간 경지를 말하게 되면 안과 밖을 나눌 수 없다고 한다. 안과 밖으로 구분됨이 없다는 것은 움직일 때나 고요할 때나 한결같아서 움직임과動 고요함靜이 하나로 합쳐져서 서로 섞여 가지고 한 덩어리로 이루어져서 변화를 한다는 말이다. 변화가 아니면 신령하다고 말할 수 없을 것이다.

그래서 태식이라는 것은 사람의 의식세계를 벗어나 있는 어떤 알 수 없는 힘에 의하여 이루어지는 것이므로 신령한 숨, 즉 신시神息이라고도 불린다.

8선중 한사람이며 여동빈의 스승인 종리권은 발뒤꿈치로 깊이 숨을 쉰다(종식踵息)고 했는데 바로 이 태식을 말한 것이다. 이렇듯 태식은 상당한 수준, 즉 진인들이나 할 수 있는 높은 단계의 숨쉬기이다.

問我居止處 大宅摁林村. 문아거지처 대택총림촌.
胎息守五臟 氣至骨成仙. 태식수오장 기지골성선.
나에게 어디서 사느냐고 물으면, 수풀마을 모두가 큰 집이로다.
태식이 오장을 지켜 주고, 기가 뼈에 이르니 신선이 이루어졌도다.

(7) **주천**周天

주천은 한 바퀴 도는 것을 말한다.

시계를 차고 있으면 그곳에서 주천이 이루어지고 허리벨트를 조여도 여기에서 흐르는 주천이 생긴다. 이러한 주천은 3,000년간 연구되어 왔는데 인체에는 해롭다고 한다.

소주천이나 대주천이라는 이름은 당나라 이전에는 없었다고 한다. 최공崔公의『입약경入藥經』이나 위백양의『참동계參同契』에도 모두 이런 이름은 없었다고 하며, 원명元明 이후 비로소 이 명사가 사용되기 시작하여 각 종파에서 쓰기 시작했다고 한다.

사람의 몸은 본래 하나의 소천지小天地이고 기혈이 돌아서 하루 만에 일주一周하는 것, 이것이 주천이다. 단법丹法에서 천지의 상을 취하여 나의 몸에 소천지를 있게 하였고 건곤乾坤을 받아들여 대천지를 만들었다. 그

후 천지를 합하여 그 덕德을, 일월을 합하여 그 밝음을, 사시四時를 합하여 그 질서를, 귀신을 합하여 길흉을 만들어 초범입성超凡入聖을 얻는 기미로 작용했다.

소주천은 기행주천이고 대주천은 신행주천이다. 기행이나 신행이라는 것은 모두 입정 중에 행해지며 공부의 깊고 얕음에 따라 다르다. 이 말은 무엇인가? 연정화기 시에는 나의 몸이 허무하고 고요하기 때문에 밖에 있는 진양을 내 몸속에 들여올 수 있다는 말이다.

진양이 들어올 때는 몸의 상하가 흐릿하여 맑고 유연한 느낌이나, 감각은 무디어지는데, 그로 말미암아 혼돈이 들어온다. 부지불식간에 활사인 같아지는 것이 일반적이다. 이때 나의 몸은 허무하고 마음도 더불어 공허해지면서 천지도 나도 공허해진다. 나의 몸이 소천지이고 건곤을 받아들여서 대천지가 되었기 때문이다. 우주공간에 있는 진양은 나의 몸을 안과 밖을 뚫고 정수리와 바닥을 통하며 일주한다.

도가에서는 묘유주천卯酉周天 소주천小周天 대주천大周天을 수련한다.

묘유주천은 지구의 자전을 따르는 것인데, 묘시卯時(5시~7시)에 해가 뜨고 유시酉時(17시~19시)에 해가 지는 것을 옛날 선인들은 수련을 통해 지구가 한 바퀴 도는 동안 오행도 한 바퀴 도는 것을 발견하여 오행의 상생노선을 따라 인체오장을 한 바퀴 도는 것, 즉 자시子時에 신장에서 시작하여 묘시에 간장, 오시에는 심장을 거쳐 비장에 이르고 유시에는 폐장을 거쳐 하루 동안 자시에 신장으로 다시 돌아오는 것을 묘유주천이라고 한다. 그리고 이것을 소환단小還丹의 과정이라고도 한다. 묘유주천 행공 시 자신의 오장五臟과 명규明竅와의 대응관계를 찾아 반응을 알아볼 수 있다.

오장五臟과 오신五神과 명규明竅

오장五臟	간肝	심心	비脾	폐肺	신腎
명규明竅	눈 目	혀 舌	입술 脣	코 鼻	귀 耳
오신五神	혼魂	신神	의意(기氣)	백魄	정精

묘유주천을 할 때는 의념이 한 장기에서 다른 장기로 넘어가면 기氣도 의념을 따라 같이 넘어가는데, 기가 간肝의 위치에 와서 눈물이 나거나 눈에 자극이 있으면 명규가 열려 있음을 알 수 있다. 심心규가 열리면 혓바닥이 움직이고 비脾가 차가우면 입술이 파랗게 변하고 수련 중에 콧물이 나오면 폐肺규가 열렸고 귀에서 소리가 들리면 신腎규가 열렸음을 알 수 있다. 이러한 반응이 나타난다는 것은 정상적인 것이다.

이러한 묘유주천이 잘 돌아서 우리의 오장이 건강해지면 소주천을 할 수 있다.

소주천은 임맥任脈과 독맥督脈이 통하여 주천을 이루는데 이것은 달이 지구를 따라 한 번 도는 데 29일이 걸리듯이 달이 지구의 어떤 위치에 왔을 때 사람에게도 감각이 나타난다. 즉, 1일이면 회음에서 시작하여 독맥을 타고 올라가서 15일이면

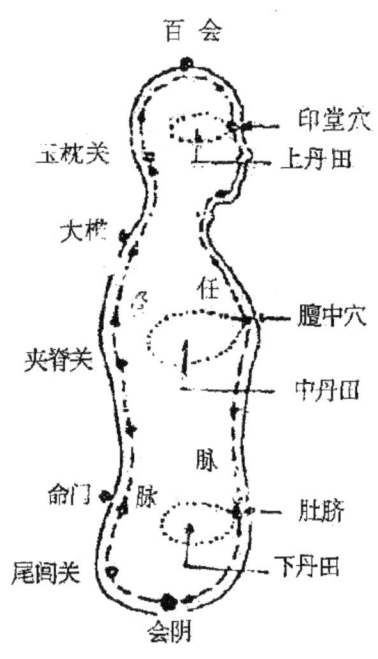

소주천 운행노선도

백회에 이르고 다시 임맥을 타고 돌아서 29일이면 회음으로 내려오는 것이다. 달이 지구를 한 바퀴 도는 것을 따라서 임맥과 독맥을 통해 한 바퀴 도는 것이 소주천이다.

소주천에는 임맥과 독맥을 운행하는 기의 질質이 수련자의 공능에 따라 모두 다르다. 그래서 소주천의 종류도 많다. 의념주천意念周天, 기로주천氣路周天0, 액로주천液路周天, 경락주천經絡周天, 맥로주천脈路周天, 단도주천丹道周天 등이 그것이다.

의념주천이란 상상해서 자기 마음대로 생각하여 주천이 되고 있다는 착각을 하고 돌리는 것으로서, 느낌으로만 소주천이 열린 것이지 실제로는 열려 있는 것이 아니다. 이런 상황은 수련하는 사람에게 매우 위험하며 신경착란을 일으키는 등 부작용 또한 크다.

하전에 기가 모여 회음을 거쳐 미려관尾閭關를 통과하고 협척관夾脊關도 뚫고 대추혈大椎穴과 옥침관玉枕關을 뚫어 천문을 부수고 상전을 통과하여 상작교上鵲橋를 지나서 중전을 거쳐 반드시 하전에 모이게 하여야 한다. 이 과정이 정확하게 이루어져야 소주천이라고 할 수 있으며, 여기에서 벗어난 것은 의념주천이나 아니면 중간에 다른 곳으로 흘러버린 것으로 보아야 한다.

독맥은 포중胞中에서 시작하여 뒤에 삼관(미려, 협척, 옥침)을 지나 인중혈까지이며, 임맥은 포중에서 앞으로 올라가서 승장혈 까지이다. 이 임·독맥을 열기위해서는 오장의 기가 충만하여져서 중앙의 무기戊己 토土가 합하여 묘유주천을 이루고 이후 인체내공선의 성선과 장력선 수명선을 당기는 수련으로 삼관을 뚫은 후에 하삼음(전음 후음 회음)을 붕히여 하작교下鵲橋를 가설하고 혀를 상악에 붙여 상작교上鵲橋를 설치하여 주후비금정의 공법으로 12중루를 지나 오장의 기를 하전에 모으게 되면 저절로 임·독 양맥이 열려 통하게 된다. 이렇게 삼관을 뚫고 천문을 열고 천목을 열어 하전으로 모으는 것이 소주천이며 대환단大還丹이라고도 한다.

이 소주천은 한 번에 여러 번 도는 것이 아니고 하전에 기가 모이는 시간을 기다려서 돌려야 한다. 사람에 따라 조금 후에 돌릴 수도 있고 몇 시간이 지나도 기가 모이지 않아 돌리지 못할 수도 있다.

소주천은 기炁가 운행하여 주천을 이루는 것이고 대주천은 신神이 운행하는 주천이다. 그래서 소주천은 연정하기 과정에서 삼매에 들어감이고 대주천은 연기화신 과정에서 삼매에 들어간 것이라고 말할 수 있다.

소주천 단계를 마치면 대주천을 수련할 수 있다.

대주천은 경락주천이라고도 하는데, 지구가 태양을 따라 한 바퀴 도는 것을 말한다. 즉, 지구가 태양을 따라 365일 동안 운행하는 가운데 우리의 인체의 경락도 따라서 돌고 있다고 한다. 경락주천은 내기內炁의 행로가 형성되어 있다. 소주천이 하나의 선이 임·독맥을 돌고 있다면 경락주천은 하나의 면面이 일주하고 있어서 3양경이 동시에 개통되고 3음경으로 되돌아온다.

맥로주천은 내기 운행 시 임·독 양맥주천이다. 행공 중 하나의 선線이 도는 것이다.

단도주천은 단이 완성된 후 하나의 점點이 맥 속에서 움직이며 도는 것을 말한다.

지금 알려져 있는 주천공 중 소주천을 가장 많이 하고 있다. 그러나 이 공법을 완전하게 익혀서 행공하는 사람은 많지 않다. 상작교, 12중루, 후삼관 등에서 편차가 많이 나타난다. 혹자는 밑으로 새어나가 그치지 아니하여 남자의 정을 유실하는가 하면 혹자는 기가 없는 비어 있는 공空을 돌리면서 정지하지 못하여 신장이 허하고 허리가 아프며 정신이 멍하여지는가 하면 혹자는 관규關竅가 열리지 않아 머리가 쪼개지는 것 같은 현상이 생기는데 이것은 옥침관이 뚫리지 않아 생기는 현상으로 옥침관 밑에서 어깨 아래로 흘러버렸기 때문이다. 혹자는 기가 머리에 모여 있으면서 아래로 내려오지 않아 머리에서 현기증이 나고 오장에서는 팽창한다든지 통증이 심하여 참기 어려운 것 등은 행공하는 공법이 완벽하지 않아서 생기는 편차이므로 완전한 수련법을 익혀 행공하여야 한다.

주천(묘유주천, 소주천)이 한 번 지나가면 모든 병적인 요소들이 치유된다. 소주천의 경우 주천화후周天火候를 필요에 따라 작용하게 하여 노선이 거칠지 않고 세밀하여야 한다. 처음 주천할 때는 기가 통하는 형상이 이루어져 있는 것이 아니다. 반복하여 수련하면 나타난다.

(8) 화후火候

내단內丹 문헌에는 "진화眞火란 나의 신神이다. 진후眞候란 나의 숨息이다. 화후는 최고의 비밀이고 그 묘함을 하나의 개념으로 논하지 않는다." 했고 설도광薛道光선인은 말하기를 "성인은 약은 전했으되 화후는 전하지 않았다. 그래서 화후를 알고 있는 사람은 많지 않다."라고 했다.

우리 선생님(왕리핑)도 예부터 공법은 전하지만 화후는 전해주지 않았다고 말씀하는 것으로 보아 화후가 얼마나 중요하고 비밀스러운 것인지를 알 수 있을 것 같다.

화와 후를 따로따로 생각해야 한다. 화는 어떤 세밀한 힘을 상징한다면 후는 정교하면서도 교묘해야 한다. 이것이 화후의 전부이며, 화후를 행하는 관건이라고 생각해도 좋다.

화후를 두 가지로 측면으로 보면 하나는 호흡을 가리키는 것이고 하나는 자신을 검증해 볼 수 있다는 것이다. 화후안의 내용을 살펴보면 검증방법과, 호흡방법, 연공시간을 들 수가 있다. 아랫배에 열이 나고 심장이 뜨거운 것도 화후의 징후이다.

화후는 호흡조절이기도 해서 문식文息이 있고 무식武息이 있다. 이것을 각 공법에 일률적으로 적용하기는 불가하다.

연공하는 각 공법의 단계마다 화후가 있는데, 그것들이 다 같지 않다. 그 종류를 대략이나마 살펴보면 양태養胎할 때 하는 화후, 채약할 때의 화후, 봉고封固할 때의 화후, 소주천 행공 시 하는 주천화후, 진퇴전도進退顚倒의 화후, 목욕하는 화후, 화火가 만족하여 화를 그치게 하는 화후, 대약을 채취하는 화후, 대약을 얻어 복식하는 화후, 대주천의 화후, 신을 온전하게 하는 화후, 신이 출입하는 화후 등이 있으니 밝게 분별하여 연공을 해야 한다.

여기서 소주천 행공 시 하는 주천화후를 예로 든다면 주천을 넘어갈 때의 화후는 방향이 있고 의념이 있고 목적이 있다. 그러나 양태 시 하는 화후는 내기를 길러서 자신을 보양하는 화후이기 때문에 움직임이 없고 고요한 가운데 이루어진다. 즉, 주천을 넘어갈 때의 화후는 주천의 행로를 따라 움직이는 것이다. 오장의 기를 운행하고 그 기를 하전에 모아서 인체 뒤에 있는 삼관三關, 즉 미려관尾閭關, 협척관夾脊關, 옥침관玉枕關을 관통하고 머리에 있는 천문을 부수고 천목을 열고 아래로 삼전三田, 즉 상전, 중전, 하전으로 내려올 때 화후를 적절히 이용하여야 하는데, 여기서의 화火는 흡吸이고 후候는 호呼이다. 그래서 무화武火(힘)를 써서 흡吸하면서 삼관을 뚫고 백회까지 올라가야 하며 백회에서부터는 문후文候(교묘하게)의 호呼를 써서 온양하면서 하전으로 내려와야 하는 것이 주천 화후이다.

내기를 소련燒煉하는 과정에 불의 힘이 왕성하게 하거나 쇠약하게 하는 조절이 호흡인데, 이것이 화후이다. 최상의 화후는 숨이 없이 이루어짐에 도달하는 것이며, 이러한 화후가 무위에 의한 순수한 화후이다. 대주천의 화후가 이러한 경지이다.

(9) 감리坎離

심心을 리離라 하고 신腎을 감坎이라 한다.

감은 신궁腎宮이다. 리는 심전心田이다. 감은 수에 속해 고요하고 ☵이 괘상이다. 이 괘에서 화에 속하면서 움직이는 것이 가운데 있는 ― 이 양효陽爻다.

리는 화에 속하고 움직이며 ☲이 괘상이다. 이 괘에서 수에 속하면서 고요한 것이 가운데 있는 -- 이 음효陰爻이다. 심의 리괘 중 가운데 일음 --과 신의 감괘 중 가운데 일양 ― 이 결합하는 것을 감리교구坎離交媾라 한다.

심의 리괘 중 가운데 일음 -- 이 신으로 하강하고 신의 감괘 중 가운데 일양 ―이 신으로 상승하는 것을 감리진도坎離顚倒라고 한다.

리괘는 바같은 양하고 속은 음한데 본바탕은 건乾☰괘이다. 건괘 속에 있는 효에 일음―陰이 들어와서 주인이 된 괘인 것이니 감괘의 가운데 양이 위로 올라가게 된다. 이와 같이 위로 올라가게 되는 양은 감괘의 양이 아니며 어디까지나 건괘의 양이 건괘의 양에 응하는 것이다.

리괘 가운데의 음 -- 과 감괘 가운데 양이 ― 라는 두 물질이 한번 만나면 서로 맺어져서 흩어지지 않고 우주 자연의 근원을 이루고 있는 것과 같은 기운이 가득 차서 살아 움직이는데, 아주 빠르게 왔다 갔다 오르락내리락 가라앉았다가 떠올랐다가 한다.

정精과 신神을 새어나가게 하고 변화하고 움직여서 사물과 엇갈리는 것은 모두가 리괘로서 상징할 수 있다

신神과 의식意識을 거두어 들여서 바꾸어 놓고 고요히 하여서 가운데로 가라앉는 것은 모두가 감괘로서 상징할 수 있다.

7규七竅(이, 목, 구, 비)에서 밖으로 달려 나가는 것은 리괘에 해당하고, 7규에서 되돌아오는 것은 감괘에 해당한다.

리괘의 가운데 있는 하나의 일음 -- 은 색色을 쫓거나 소리를 따르기를 주로하고 감괘의 가운데 있는 일양 ― 은 몸속에서 나는 소리를 귀 기울여 듣거나(返聽) 생각의 실마리와 함께 눈길을 몸속의 한곳에 모아 놓기를 (收見) 주로 한다.

한 번 스스로 숨(息)을 거두어들이는 것만으로도 정과 신이 흘러버리지 아니하게 되니 그렇게 하면 곧 음과 양에 해당하는 두 가지 것들이 참으로 사귀게 되는 것이다.

하루에 일주천―周天 하고 한 시각에는 한 시각대로 일 주천 한다. 사람은 서로 반대 방향에 자리 잡고 있는 감괘와 리괘가 서로 사귀는 것이

바로 궤도의 한 바퀴이다. 나에게는 감과 리의 사귐이 하늘에 있어서는 원圓을 그리는 주천과 같다.

(10) 용호龍虎

용호龍虎는 기공학의 명사名詞이다. 역대 조사들이 용이 내려옴으로써 몸을 단련하는 것으로 삼고 호랑이가 엎드려 있어서 마음을 굳건히 지킬 수 있다고 하였다.

이 용호를 두 가지 측면에서 보아야 한다. 즉, 하나는 음양의 관계이고 또 하나는 방위에 관해서인데, 이것이 헷갈릴 수가 있다. 즉, 사람의 오장을 놓고 볼 때 음양으로 말하면 심장을 용龍이라 하고 신장을 호虎라고 하지만, 방위로는 좌청룡이라 하듯이 간을 용龍으로 보고 우백호라 하듯이 폐를 호虎로 본다.

이것은 간에 용이 있는 것이 아니고 일종의 상징성을 이야기한 것이다. 오장을 수련하는 공법이 있는데, 간을 수련하였을 때 간의 성분이 기화되는 과정에서 용의 모습으로 형상화 되어 지는 것이다.

그러나 단을 이루기 위해 연단할 때는 화와 같이 올라가는 성질을 가진 용을 심장이라 하고 밑으로 뛰어내리는 성질을 가진 호를 신장으로 말한 것은 이 동질성을 보고 이야기 한 것이다. 광의로는 감☵ 리☲라고 해도 무방할 것이다.

175

오장과 사물과의 동질성

오장	오행	형상	색	사계	오상	방위	천간	나무	괘상
간장	목	청용	청	봄	인	동	갑을	소나무	☳진괘
심장	화	주작	적	여름	례	남	병정	오동나무	☲리괘
비장	토	구진	황		신	중앙	무기	버드나무	☶간괘
폐장	금	백호	백	가을	의	서	경신	백양나무	☱태괘
신장	수	현무	흑	겨울	지	북	임계	측백나무	☵감괘

심心은 화火이고 리離괘 이다. 신腎은 수水이고 감坎괘이다. 소나무의 기는 청색으로서 간의 색과 같다. 등으로 해석하면 되겠다.

우리가 익숙하게 들어온 용호교구龍虎交媾는 음과 양이 화합하는 것을 말한다.

수는 음이다. 수 가운데 화가 있어 상승하여 기가 되고 기로 인하여 상승하여 심장에 조회한다.

심장은 양이다. 양으로 양에 합하면 태극이 음을 낳으니, 기가 쌓여 액을 낳는다. 액은 심장에서 내려와서 신장으로 돌아간다.

기를 단련하면 음양이 화합하고 단을 생산한다. 가령 신장의 기가 심장의 기에 투합되어서 기가 극에 달하면 심에서 생긴 그 액 중에서 정양지기正陽之氣는 서로 배합되어 진수眞水가 되니 이것이 음 중에 양을 취하여 음 속으로 들어가고 양 중에 음을 취하여 양 속으로 돌아가서 음양의 상호작용이 단을 만드는 것 이것이 용호교구龍虎交媾이다.

단을 수련할 때에는 용호, 수화를 의지하여 그에 따라야 한다. 기 가운데 액을 낳고, 액 가운데 기를 낳는다. 신장은 기의 근본이고 심장은 액의 근원이다.

명근命根이 견고하니 황홀하면서 기 가운데서 저절로 진수眞水가 생기고, 심원心源이 청결하니 깊고 어두운 가운데 액 중에서 저절로 진화眞火가 생긴다.
　화 중에서 진용眞龍을 취할 줄 알고, 수 중에서 진호眞虎를 취할 줄 알아야 한다. 이때 용호가 서로 교합하여 황아黃芽로 변하고, 황아(眞龍과 眞虎)가 결합하여 대약을 이루니, 곧 금단이라 한다. 금단이 이미 이루어지면 곧 신선에 이른다.

심장과 신장의 상징

	음양	형상	괘상	천체	시간	방위
심장	양	용	리☲	태양	오	남
신장	음	호	감☵	달	자	북

　"龍從火裏出 虎向水中生 용종화리출 호향수중생"
　"불 주머니 속(심장)에서 나온 용이 물 속(신장)의 호랑이를 향해 가서 살게 된다면 단을 생산할 수 있다."는 말이나,
　　"炎炎烈火中出飛龍之矯矯 泓澄水底躍走虎以耽耽
　　염염열화중출비용지교교 홍징수저약주호이탐탐"
　"불타는 세찬 불 속(심장)에서 용이 날아와 고개를 들고 바라보고, 맑고 깊은 물(신장) 밑에서는 호랑이가 뛰어 달리며 호시탐탐한다."는 말도 모두 단을 단련하는 과정을 비유한 말이다.

(11) **연홍**鉛汞

연홍鉛汞이란 기공학의 명사다. 곧 약물을 말한다.

연鉛은 천지의 부모이고 음양의 뿌리이며 터다. 대개 옛 조사들은 천지 부모의 뿌리를 캐내어 대단大丹을 만드는 터로 삼았고 음양의 순수한 정을 캐서 대단의 질로 삼았다. 홍汞의 성분은 날아가기를 좋아하나 연을 만나서는 뭉쳐있으니 그 둘은 서로 사모한다.

홍은 심心이고 화에 속하고 정양正陽의 정精이고 연은 신腎이고 수에 속하고 원양의 진기를 감추고 있다. 심이 안정되어 있으면 신이 편안하고 연홍이 상투하여 용호가 친해진다. 연이 정이고 홍이 신인데, 이 신과 정을 단련하는 것을 연홍상투鉛汞相投라고 한다.

외단外丹술은 7금8석七金八石을 달여서 외약을 만든다면 내단內丹술은 몸 안의 물질에서 7금8석을 추출 팽련하여 내약을 만드는 것이다.

연鉛이란 7금七金 중에서 으뜸이 되는 흑연이다. 이 흑연이 은을 낳기 때문에 연이 곧 은의 어미이다. 사람으로 말하면 연은 부모의 정기이니 본래 오장을 만들 때 정과 혈이 형상을 만드는데, 먼저 신장을 만든다. 신장 중의 수水는 수태한 부모의 진기를 감추고 있으니 이 진기가 곧 연이다. 신장가운데 기가 생기고 기 가운데 진일의 수를 진호眞虎라고 하니 이른바 연 가운데 은이란 것이 이것이다.

홍汞이란 뭇 돌八石 들의 으뜸이 되는 주사朱砂이다. 이 주사가 홍을 낳으므로 홍이 곧 사砂의 자식이다. 취하기 어려운 것이 연 중의 은이고 흩어지기 쉬운 것이 사 중의 홍이다.

신장의 기는 간의 기에게 전하고 간의 기는 심장의 기에게 전하고 심장의 기가 태극에서 액을 낳는다. 이른바 주사란 심장의 액이다. 홍이란 심장의 액 가운데 정양의 기를 말한다.

이른바 혈이란 본래 심장에서 생기고 정양의 기가 없다. 정이란 본래 신장에서 생기고 정양의 기가 있다. 정양의 기는 곧 홍의 근본이기 때문에 진일의 수가 화합하여 황정 가운데로 들어간다. 홍은 연 때문에 끓여지고 연은 홍 때문에 달아오르니 연이 홍을 얻지 못하면 진일의 수가 일어날 수 없고 홍이 연을 얻지 못하면 순양의 기를 변화시킬 수 없다.

외약은 무정과 유정설이 있다. 무정은 금석이요, 금석은 외약이다. 유정은 기액이요, 기액은 내약이다. 크기는 천지요, 밝기는 일월이며, 밖으로는 금석金石, 안으로는 기액氣液이다. 이미 약을 채취했으면 반드시 더하고, 이미 더하였으면 모름지기 빼야 하니, 빼고 더하는 이치가 곧 조화의 근본이다. 이것을 연홍추첨鉛汞抽添이라고 한다. 홍을 연성하여 단전을 보충하면 나이를 늘려 수명을 더하고 지선地仙이 될 수 있다.

⑿ 목욕沐浴

목욕이란 근본적으로 신체를 청정하게 하고 신을 안정되게 하는 것이다.

마음을 씻고 상념을 씻어내는 것이 목욕이다.

정좌 수련 시 우리의 의식과 사유 활동을 조절하고 그것을 유지 협조하여 신체나 마음이 온정적 상태가 되게 하여야 하는데, 정좌 수련 시 처음의 기미는 그 마음을 항복받고 번뇌와 근심을 넣어내게 되면 자연적으로 상념이 생기지 않는다.

수련자가 정좌 수련 시 눈을 감고 수련함으로써 평상시의 마음을 떠나 다른 세계의 영과 신을 접하고 있는 상태이다. 수련을 마치고 눈을 떴을 때는 평상시의 마음으로 다시 돌아와 세상과 접하게 하는 것이 목욕이다. 욕념欲念을 벗어던지고 목욕을 통해 하심下心하게 하여 본래의 자기로 돌아오는 것이 요점이다. 왜냐하면 아직은 신선이 아니라서 이 세상을 벗어나지 못하기 때문에 이 세상에 남아 있어야 한다.

물이 내려와서 몸을 씻듯이 천천히 자신의 원래 모습으로 변하게 하는 것이며 이렇게 함으로써 수련하여 닦았던 공력이 자신의 몸에 업그레이드 되면서 힘이 더 커진다.

목욕을 잘하게 되면 비록 마음은 세상에 있어 평상시와 다름이 없지만 신神은 선계仙界에 있게 된다. 이것이 1단계이고 다음 단계는 진짜로 선계에 올라 마음이 선계에 있고 육체는 세속에 있게 된다고 한다. 그러니까 수행을 많이 한 고승이나 도가의 공부가 깊은 사람의 마음은 선계에 있고 육신은 지구상의 세속에 있다는 이야기다.

수련방법은 외행호흡도 아니요 내행호흡도 아니요 자연호흡도 아니다. 수련 시간은 길수록 좋다

도가의 마지막 수련단계인 9년면벽九年面壁도 9년간 수련하고 1년 온양하여 2년간 목욕함으로써 수련을 마치게 된다.

목욕의 종류는 수련자의 공능에 따라 여러 가지로 나눌 수 있다.

목욕의 종류와 단계

○ 양신목욕養身沐浴 : 심한 운동을 하다가 멈추어서 숨을 가다듬으며 몸을 조절하는 것을 말함. 낮은 단계.

- 양심목욕養心沐浴 : 인선법引仙法에서 하는 중승단계. 불교에서는 소지관小止觀의 단계이다.
- 양신목욕養神沐浴 : 삼선공에서 하는 상승단계.
- 양령목욕養靈沐浴 : 신선으로 들어가는 문이다. 아주 어려운 단계.
- 양허무목욕養虛無沐浴 : 최고의 경지에 도달하는 단계.

이 단계 이상은, 도가에서는 무無의 경지에 도달하는 것이고 불교에서는 불佛의 경지에 이르는 높은 단계이다.

생활 속의 도

(1) 일상에서 양생술

인간은 삶을 바라지 않는 사람은 없다. 그러나 죽음이 찾아오지 않는 사람도 없다. 그래서 어떻게 하면 무병장수 할 수 있는가를 인간이 이 세상에 존재하면서부터 갈망해 왔고 이 숙제는 지금도 진행 중이다. 우리가 수련하는 것도 바로 이 숙제의 답을 찾기 위해서이다.

그러면 사람이라는 인체는 수명이 정상적으로 어디까지인가? 고인古人들은 인체가 성장하는 나이에 7배수를 더한 것을 정상적인 수명으로 보았다. 동식물들도 사람과 같이 성장나이에 7배수를 더하는 것이 정상 수명인데 인간과 달리 7정6욕은 없고 자연의 순리만 있는 그들은 모두 그 이상의 수명을 누린다고 한다.

그러면 인간의 성장나이는 몇 살인가? 고인들은 성장나이를 18세로 보았다. 그렇다면 18의 7배수=126세이다. 여기서 우리의 삶 속에서 7정6욕으로 명命을 소모시킴으로 말미암아 주어진 수명대로 다 누리지 못하고 단축시킨다는 논리다.

다른 측면에서는 성장나이를 선천의 기수에서 찾기도 한다. 남자의 기수는 8이고 여자는 7인데 여기에 2배수하여 남자나이 16세, 여자나이 14세를 성장의 나이로 보기도 한다. 그렇다면 남자는 112살, 여자는 98살이 평균수명이다. 여기에 7정6욕으로 인한 소모의 여부에 따라 그 사람의 수명을 가늠하는 것으로 본다면 여자들이 남자들에 비해 더욱 유연하고 스트레스를 덜 받는다고 보아 남자들에 비해 더 장수하지 않는가 하는 생각을 해본다.

　인체를 연구하는 과학자들은 정좌수련을 통해 인체 성장기를 늦출 수 있는가?에 대해 연구한 결과 하루에 45분 정도의 정좌수련을 하면 수명을 늘릴 수 있다는 결론을 얻었다고 한다. 정좌수련 시 체내의 순환이 느려지고 심장박동은 느려지면서 체온은 낮아지고 혈압도 내려가는 것을 측정했다고 한다. 인체에 있는 일부분의 기관에서 활동이 정지하고 있음도 감지하였다.

　이러한 성장나이도 현대에 이르러 환경오염 등 생활이 옛날과 많이 다르므로 변화를 가져오는 것도 사실이다. 여자들의 생리주기가 갈수록 빨라지는 것 등이 그 예이다. 이런 모든 것들은 앞으로 연구의 대상이다.

　사람이 무병하고 장수하기 위해서는 몇 가지 조건만 충족시켜도 가능하다고 보고 있다. 그 조건이라는 것을 보면 일상생활에서 늘 있는 일로서 간단하면서도 어렵지 않다.

　① 하루에 한 차례 정도는 우리 몸의 심장박동수가 평소보다 빠르게 해야 한다. 평소에는 1분에 60~70회 정도의 심장박동이 있었다면 매일 한 번 정도는 1분에 100회 이상의 심장박동을 있게 하여야 한다. 걷는다거나 가벼운 운동으로 이를 충분히 실행할 수 있다.

② 하루에 한 번쯤은 전신에 가벼운 땀이 날 수 있도록 해주어야 한다. 이렇게 땀이 난다는 것은 전신의 모공이 열려 몸 안의 노폐물을 배설하고 우주자연의 기를 몸 안으로 들여오게 하는 것이다. 이것도 걷기 등 가벼운 운동으로 충분하다.

③ 하루에 한 번은 자신의 몸을 내관하는 명상을 하여야 한다. 이 명상이라는 것은 자신의 회과悔過 과정이다. 지나온 일들을 되돌아보며 내가 했던 일들의 잘못을 누구에게도 전가하지 말고 모두 내 잘못으로 돌려서 다시는 그러한 일이 반복되지 않게 하는 것이다. 이것은 일반인에게는 쉽지 않을지 모르나 선한 마음을 기르는 것으로써 건강장수의 필요조건이다.

④ 하루에 한 번은 선한 일(善事)을 하여야 한다. 선한 일이란 천지天知, 지지地知, 아지我知이다. 즉, 하늘이 알고 땅이 알고 나만이 알아야 한다. 상대방이나 다른 사람이 영원히 몰라야 하며 만약에 알게 되면 선한 일이 아니다. 그것은 단지 좋은 일(好事)이 될 뿐이다. 그리고 시혜자인 본인도 그 일을 바로 잊어버려야 한다.

사람이 한 세상을 살면서 이렇게 천 번의 선한 일을 하게 되면 그 공덕으로 신선이 되고 부처가 된다고 하였다. 이것을 실행하는 것은 쉬운 일은 아닐 것이다.

위에서 열거한 이 네 가지를 하루에 한 번씩 실천하게 되면 몸과 마음이 유연해지면서 건강과 장수를 누릴 수 있다고 한다. 많은 돈을 들여 보약을 먹고 시간을 소모해 가면서 골프장이나 헬스클럽 등을 찾아서 무병과 장수를 기대하는 것보다는 때와 장소를 가리지 않고 쉽게 할 수 있는 위의 네 가지 방법을 한번 실천해 보는 것이 좋지 않겠는가?

(2) **여자의 생리와 기의 작용**

여자의 생리 때에는 혈血(난자)이 활동하는 시기로 본다. 이때의 혈은 보이지는 않는 어떤 힘을 발휘한다. 가령 이 기간에 착용한 생리대를 창문에 걸어두면 귀신을 막고 마를 피하는 작용을 하는데 이 효력은 며칠 간은 유지할 수 있다고 한다.

도가에서는 여자의 생리 때 사찰이나 도관에 출입을 금지하는 규정이 있다고 한다.

여자의 생리 때 그와 같은 장소에 있게 되면 여자의 혈과 그 장소의 기장氣場이 하나로 결합하여 어떤 경물이 영상으로 나타난다고 한다.

이것이 혈과 기의 만남이다. 물론 이것을 과학적으로 증명하기는 어렵다. 현재로서는 혈과 기가 합해지는 과정을 증명할 방법이 없다. 하지만 반대로 혈과 기가 합하지 못한다는 증명도 할 수 없다. 다만 무덤이나 사람이 많은 곳을 다녀오면 그러한 증상이 나타나는 것만은 존재한다. 이럴 때는 이러한 상황을 피하고 보는 것이 상책일 것이다. 특히 나이 어린 여자아이들에게 이러한 반응이 더 뚜렷하게 나타나고 있다고 한다.

다음으로는 혈과 신神이 합해지는 것이다. 이때의 증상은 쉽게 공포감이 든다고 한다. 나이 어린 여자들은 무서움과 공포감을 더욱더 느끼는데 실지로 이런 경우를 많이 보고 만날 수 있다고 한다. 이렇게 혈과 신이 합해지는 경우는 주로 나이가 많은 여자들에게서 찾을 수 있는데, 여자가 나이가 들면 혈이 없어지고 대신 혈이 기화氣化되어 기와 신이 합일되어지기 때문이다. 이러한 경우 종교적인 믿음이 더 강해진다고 한다. 나이 든 여자 분들이 종교생활을 하는 비중이 많은 것도 이 때문이다. 혈이 기로 전화轉化되고 기가 여러 가지 신과 쉽게 합일할 수 있어서 쉽게 믿음에 빠진다는 것이다. 그런데 남자들은 다르다. 남자는 혈 대신 정精인데, 나이가 들면 정이 기로 전화轉化되기가 쉽지 않다. 그래서 남자들은 나이가 들수록 더 믿지 않는 경향이 있다.

다음으로는 혈과 영靈이 합해지는 경우이다. 혈과 영靈이 합하여지면 영혼을 낳을 수 있다는 말이 있다. 여자가 생리 때 사찰, 도관, 교회, 깊은 산골짜기, 무덤 등을 배회하면 잉태가 가능하다는 것이다. 이런 중험을 나타내는 예는 거의 없다. 그러나 세상에서 딱 하나 성모마리아가 당시 처녀의 몸으로 잉태하여 예수그리스도를 낳았다. 이 경우를 혈과 영이 합하여진 것으로 보고 있다. 이 혈과 영이 합해진 실례는 이것이 유일무이하다. 그래서 이것을 증명한다는 것은 매우 어렵다. 그렇지만 2000년이 지난 지금까지도 성령으로 예수님이 태어난 것을 부정하는 사람은 없는 것 같다.

여기서 한 가지 더 부연하면 예수님의 부활도 도가적 측면에서 보면 시해선尸解仙이다. 불교의 달마대사도 시기하는 자들로부터 독살 당한 후 묘지에서 자신의 흔적을 남기기 위해 짚신 한 짝만 남겨두고 사라졌으며 도가에서는 구처기 조사 등이 시해선尸解仙의 대표적인 예이다. 성령으로 태어나고 죽어서도 시해선이 된 예수그리스도는 도가적 입장에서 본다면 도를 훌륭하게 완성 최고의 경지를 이루어낸 것이다.

생리중인 여자가 정좌 수련 시 입정에 들어가면 기분의 변화가 일어나고 비통해하며 지나간 일이 자꾸 생각나는 경우가 생긴다고 한다. 이런 현상은 혈과 기와 신이 합일되어 나타나는 현상이다. 나이가 든 여자는 혈이 없어지고 기로 전화轉化되어 기가 신과 합해진다. 갱년기에는 혈과 기가 전환되어 혈이 기가 되고 기가 혈이 된다. 이러한 경우에는 정신적 변화가 생기는데, 남자들의 보살핌이 필요한 때이다. 혈이 기로 전환되어 나타나는 반응은 갑자기 화를 내는 경우이고 갑자기 부드러워지면 기가 혈로 전환되는 과정이다. 이러한 혈과 기의 전환으로 변화무쌍한 면을 보이는데 이런 모습이 귀엽기도 하지만 무섭기까지도 한다고 한다. 주의할 것은 혈과 기의 전환이 있더라도 아무 신과의 합일은 바람직하지 않다. 아무 신과의 합일이 이루어졌을 경우 남편들이 많이 힘들어 진다고 한다.

이러한 이론은 옛 고인들의 오랜 경험과 분석에 따라 축적되어온 결과이다.

불교에서도 같은 언급이 있다. 불교에서는 혈과 기가 합하면 환각이 나타난다고 보고 혈과 신이 합일되면 마장이 나타난다고 보고 있으며 혈과 영이 합일하면 신이 나타나거나 마가 따른다고 보고 있다. 신이 나타나면 괜찮다고 하지만 마가 나타나면 큰일이라고 믿고 있다.

여자들은 반드시 생리 중일 때에는 행동거지 行動擧止를 근신하고 출입도 가려서 신중하게 하여야 한다는 것을 일러주는 가르침이다.

(3) 몸 안의 탁기 濁氣에 물의 쓰임

최근 내가 읽었던 어느 칼럼에서 물에 관한 내용의 글이 있어 일부를 옮겨본다.

"우주선이 발사되기 16초 전 발사대 옆의 물탱크에선 발사대 바닥 쪽으로

30만 갤런의 물이 흘러나온다. 이어 분당 약 100만 갤런의 물이 추가 투입된다. 우주선의 엔진에서 터져 나온 굉음을 물에 흡수시키기 위해서다. 이 물이 없으면 엔진의 굉음이 금속과 콘크리트로 만들어진 발사대에 부딪친 후 다시 튕겨 올라가게 된다. 이 소음으로 인해 우주선은 발사대를 떠나기도 전에 산산조각날 수 있다."

물은 이처럼 상상조차 할 수 없을 만큼 다양한 용도로 쓰이고 있음을 알 수 있겠거니와 특히 굉음까지도 흡수하는 묘한 마력을 가지고 있다는 것에 놀라지 않을 수 없다. 물이 없다면 어떤 생명도 존재할 수 없다. 물이 없다면 초목이 무성한 생명의 세계도 만들 수 없다. 물은 만물을 생육하지만 어떤 보답도 바라지 않는다. 그리고 물은 유약하고 온순하여 사람들이 싫어하는 가장 낮은 곳에 머물러 있다.

이러한 물도 지구상에서는 한 방울도 생산할 수 없다. 다만 소비만 할 뿐이다. 소비를 한다고 해서 물이 없어지는 것은 아니다. 만물을 생성시키기 위해서 쓰이고 만물을 이롭게 하기 위해서 쓰였던 물은 맑은 기운(수증기)이 되어 하늘에 올라가면 재생산되어 비로 내려서 다시 만물을 살리고 있는 것을 반복하는 것이다.

노자는 물에 대해서 『도덕경』을 통해 상선약수上善若水라고 정의하였다. 가장 선한 사물로서 물만한 것이 없다는 말이다. 그런 까닭에 물은 도(道)와 가장 비슷하다고 할 수 있다.

이러한 물이 사람 몸 안에 있는 탁기를 흡수하여 배출하는 신비도 가지고 있음을 발견하였다.

사람의 몸 안을 음기와 양기로 구분한다면 음기陰氣가 탁기濁氣나 병기

病氣이다. 이 탁기는 액체가 되어 몸 안을 흐르고 있다. 살갗을 다치게 되었을 때 맨 먼저 달려와서 물집이 생기고 나중에 고름이 되는 것, 이것이 탁기이다. 이 탁기를 몸 밖으로 배출시킬 때는 이 액체를 기화시켜 모공을 통해서 밖으로 나오게 한다. 그런데 이 탁기가 제일 무서워하는 것은 불이다. 불은 곧 산소를 말함이다. 산소가 몸속으로 들어가면 불이 되어 이 탁기들이 맥을 못 춘다. 등산이나 운동을 하게 되면 많은 양의 산소를 몸 안에서 흡수하게 되니 자연히 몸 안의 탁기는 그만큼 타격을 입게 되는 것은 뻔한 이치, 이것이 운동의 효과이다.

　탁기를 배출하는 데는 정좌수련만한 것이 없다. 내 경험으로는 이 공부 초기에 손가락이나 다리에서 살갗이 갈라지면서 하얀 물, 즉 탁기가 나오기 시작하였다. 얼마큼 나왔다 싶으면 바로 그 옆이 갈라지면서 또 나오기를 반복하였다. 신기한 것은 갈라진 살갗이 아물면 아무런 상처의 흔적도 남기지 않는 것이다. 가령 아주 예민한 풀잎으로 가벼운 상처를 입어도 완치되었을 때는 반드시 상흔이 있는 데 반해 정좌수련으로 탁기를 배출하기 위해 저절로 갈라진 살갗은 흔적 없이 원상회복되곤 하였다. 그런데 문제는 가려움증이다. 손가락과 다리 부분이 아닌 곳에서는 살갗이 갈라져서 액체가 나오는 것이 아니고 기화되어 모공을 통해 나오기 때문에 피부가 가려운 것이다. 이 가려움의 정도가 심해서 도저히 참아내지 못할 만큼 가렵다.

　이때 물을 사용하여 깔끔하게 탁기 배출을 하는 방법이 있다. 물은 뜨거워야 한다. 뜨거운 물을 샤워기를 통해 가려운 부위에 뿌리면 되는데, 그냥 몸 전체를 뿌려보면 어느 부위가 가려운지 알 수 있으며, 뜨거운 물의 작용으로 탁기가 나올 때 그때의 기분은 매우 황홀한 희열을 느끼기까지 한다. 그리고 탁기가 나온 물에는 물방울 모양의 거품이 있는데, 이것이 탁기의 흔적이다. 살갗도 모공이 열려 송송 구멍이 뚫려서 육안으로 보일 정도이고 또 살갗이 그 부위만 까칠해지나 금방 원상복귀가 된다.

나이든 분들이 목욕탕에서 뜨거운 물에 들어가면서 시원하다고 하는 것이나 뜨거운 국물을 먹으면서 시원하다고 하는 것은 모두 뜨거운 물과 탁기가 만나 몸 밖으로 배출될 때 생기는 황홀함에서 기인한다.

우리가 옻닭을 먹는 것은 옻을 타기 위해서이다. 옻나무의 성질이 몸속에 들어가면 탁기를 내보는 작용을 하게 되어 피부는 몹시 가렵다. 그런데 그 가려움증을 이겨내지 못하고 주사를 맞는 등 약을 쓰면 옻닭을 먹은 효과를 상실하게 된다. 바로 뜨거운 물로 샤워를 하면 탁기도 배출되고 황홀한 희열까지 맛보게 되어 한꺼번에 두 마리 토끼를 잡게 된 것이나 다름없다.

이러한 탁기는 나이가 들수록 더욱 많아지며 우리가 살아있는 한 멈추지 않고 계속된다.

(4) 도가의 음식

도가에서는 원칙적으로 소식素食과 소식小食을 권장한다.

도가의 수련은 고행이다. 고행의 길을 가기 위해서는 일반인의 삶과는 달리 식도락을 허용하지 않는다. 그래서 소식素食과 소식小食이 풍습으로 전해져 내려오고 있다. 절에서 수행에 장애가 된다고 오신채를 금하고 육식을 먹지 않는 것과 비슷하다.

도가에서도 계戒를 지켜야 하므로 연동蠕動 동물이나 죽은 동물 또는 파나 마늘처럼 독특한 냄새가 나는 오신채 등은 피하고 건강장수에 유리한 식품을 취하여 수도자의 목적인 장생성선長生成仙을 추구하고 있다.

소박한 음식에서 선한 마음과 자애로운 정신이 깃 들이고 또한 장수하며 신선이 이루어지는 도가적 근본 교의가 다 소박한 음식에서부터 비롯된다고 보는 것이다.

소식素食과 함께 소식小食도 권장하였다. 일반적으로 소식小食의 중요성은 일반인에게도 허다하게 강조되어 왔다.

소식小食이 건강과 체형의 균형을 이루기 위해서도 필요하지만 거기에다 정신과 정서에까지도 영향을 미치고 있으므로 수행자修行者에게는 반드시 지켜야 할 계율이다.

그러나 수련자修煉者에게는 꼭 그렇지만은 않다. 정좌 수련 시 많은 에너지를 필요로 한다. 즉, 정精을 기화氣化 시키는 연정화기 단계에서는 많은 정精을 필요로 하는데 이 정의 재료가 우리가 먹는 음식물에서 취하는 것이기 때문에 가능한 한 많은 양의 음식물을 필요로 한다.

이때는 음식의 종류도 가리지 않는다. 정의 재료가 될 수 있는 육식이나 오신채등도 많이 먹고 그것을 수련을 통해 기화 시켜야 한다.

실지로 정좌수련이 한번 끝나고 나면 상당한 허기를 느낀다. 그것은 먹었던 음식물이 모두 기화되었다는 반증일 것이다.

그러나 공부의 단계가 차츰 높아지면서 지선공地仙功의 옥액환단玉液還丹 편 목욕태선沐浴胎仙 단락에서는 태胎가 움직이며 목욕하는 과정이므로 야채를 많이 먹음으로써 체내에 쌓여 있는 비린내 같은 것들을 모두 체외로 내보내야 한다.

비린내 나는 음식은 몸 안의 기를 침탁沈濁하게 하며, 후천의 기가 조잡해지고 정精을 방종하게 하고 손상시키며, 고요에 들어 안정을 찾기가 지극히 어렵다. 또한 매운 냄새나 날것은 가볍고 떠오르게 하는 작용이 있어서 선천의 기가 흩어져 모이지 않으니 단을 이루기가 매우 어렵다.

도가의 전진도全眞道와 정일도正一道의 양파에서는 음식의 습속이 대비된다.

전진도에서는 전부 소식素食이다. 그리고 독특한 냄새의 오신채나 육류 생선 등 비린내 나는 음식도 먹지 않는다는 것이 원칙이다. 물론 술도 먹지 않는다.

그러나 정일도에서는 대체로 음식을 가리지 않고 다 먹는다고 한다. 음주도 가능하며 파, 마늘, 부추 등 오신채도 먹는 것을 허용한다. 그러나 네 가지 음식을 먹지 않는 규범이 있으니 그것은 소고기와 개고기, 오어烏魚와 홍안鴻雁이다.

천사세가天師世家에서도 네 가지 음식을 먹지 않았는데 이 네 가지 짐승의 고기를 먹지 않는 원인은 대게 이렇다.

소는 초식동물이면서 사람에게 우유를 제공하고 종신토록 사람을 대신해서 우직하게 일만하는 동물이어서 먹지 않고, 개는 평생을 주인을 따르면서 충성을 다하므로 먹지 않고, 오어는 어린 새끼들이 어미가 아사 직전에 있을 때 스스로 어미의 입속으로 들어가 배를 채우게 하여 어미의 목숨을 구하는 효심이 극심하므로 먹지 않고, 홍안 즉 기러기는 자기 짝을 잃었을 경우 끝까지 홀로 살면서 절대로 다른 짝과 사귀지 않는 정절을 지키기 때문에 먹지 않는다고 한다.

우리가 도가 음식에서 제일 궁금한 것은 음주의 허용 여부다. 자료들을 보면 각 파마다 조금씩 다르나 대체로 술은 몸 안에 들어가면 기를 흩트러트리고 뇌 작용을 혼미하게 하므로 금기로 삼았다는 것이 정설이다. 그러나 선인들의 행적을 보면 꼭 술을 마시지 않은 것만은 아닌 것 같다. 종리권도 술을 옆에서 떼어 놓지 않았다는 글을 읽은 적이 있다.

한때 요뇨법療尿法이 유행한 적이 있다. 아침에 일어나자마자 소변을 보아서 그 소변을 먹으면 병이 치료된다고 보는 것이다. 그러나 아침의 소변이라도 먹어서는 약효가 없다고 한다. 밤새 방광에 모아진 소변의 약효를 보기위해서는 이 소변을 기화시켜야 하는데, 그 방법으로는 아침에 일어나서 바로 소변을 보지 말고 10여 분 정도 몸을 움직이는 등 운동을 하여 몸 안에서 기화시킨 다음에 소변을 보는 것이다. 그보다 더 좋은 방법은 깨어나서 바로 정좌수련을 하면 밤새 방광에 모아진 소변을 기화시킬 수 있다.

옛사람은 음식이 검소했기에 질병이 많지 않았고 그 질병도 이길 수 있었으나 지금은 혈육血肉 등을 지나치게 먹고 있기에 전에 없었던 질병도 생겨나며 요절하는 사람도 많다.

소박하고 담백한 음식을 먹어야 하며 오미五味가 조화되면 중中을 얻게 되어 정과 기가 평온하며 성性을 온전하게 한다.

과식하면 신을 상하며 배고프면 기를 상하게 되니 수련자들은 잘 새겨야 할 것이다.

공부가 천선공天仙功의 높은 단계에 이르면 벽곡辟穀 수련을 하는데, 이때는 단곡斷穀, 단식斷食, 악고握固 등을 통해 음식을 조절해 나간다.

벽곡은 아주 적게 먹고 영양을 우주에서 받아들이는 것을 말한다.

단곡은 곡기로 된 음식물을 먹지 않고 과일이나 물만을 마실 수 있다.

그 대신 아침에 일찍 일어나 자연환기법과 큰 나무와의 평형공 등을 통해 영양을 섭취한다.

단식은 아침, 저녁으로 물만을 마시고 과일도 섭취하지 않는다.

악고握固는 먹지도 마시지도 않고 특별히 고요하고 외진 곳을 찾아서 나무 의자 위에서 계속 정좌 한다. 그러면 스승이 주위를 맴돌면서 물을 뿌려주는데, 피부의 모공을 통해서 수분과 영양물질을 흡수하게 된다. 악고 과정에서 사람이 죽었다가 살아나는 활사인活死人의 경험을 한다.

선생님(왕리핑)께서는 스승님의 지도 아래 악고의 수련을 하였는데, 28일간의 악고 끝에 3일 밤낮을 죽었다가 깨어났다. 활사인活死人이 된 것이다.

제3편 丹道단도의 길

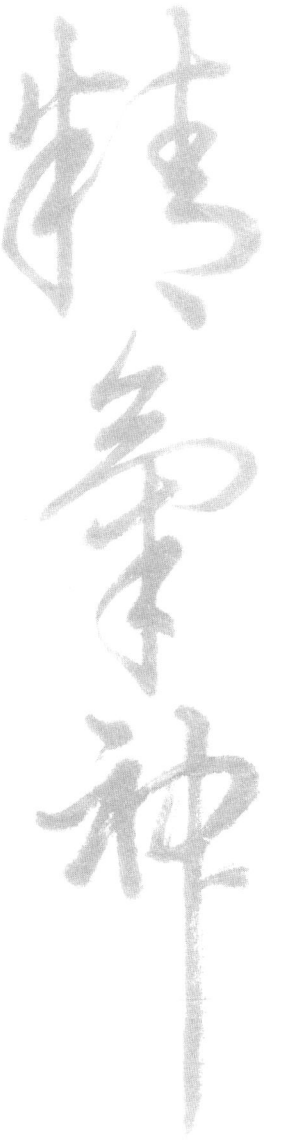

무하유지향無何有之鄕을 찾아

人身難得今已得, 大道難明今已明. 인신난득금이득, 대도난명금이명.
此身不向今生度, 再等何時度此身. 차신불향금생도, 재등하시도차신.
사람 몸 얻기 어려우나 이미 사람 몸을 얻었고, 대도가 훤히 드러나기 어려우나 지금 이미 드러났는데, 이 몸을 금생에 제도하지 못하면 다시 어느 때를 기다려 제도할 것인가?

여동빈이 중생들을 계도啓導하기 위해서 노심초사 하는 심정으로 한 표현이다. 노자도 "나에게 대환大患이 있게 된 것은 나의 몸이 있기 때문이다. 나에게 몸이 없다면 어찌 우환이 있겠는가."라고 하였다. 이 모두가 우리 몸을 소중하게 여기고 우리 몸 안에 있는 삼보三寶(神寶와 氣寶와 精寶)를 지키고 수련하여 금단金丹의 몸으로 만들어야 한다는 성인들의 뜻이다.

이 세상 누구도 삶을 바라지 아니하는 사람은 없다. 그러나 죽음을 찾아가지 아니하는 사람도 없다. 여섯 가지 감각기관(六根)은 그것을 이끌고 여섯 개 티끌(六塵)이 그것을 어지럽혀서 백년도 살지 못하고 어느 순간에 이미 죽음을 눈앞에 두고 있는 것이다.

쇠똥구리라는 곤충이 쇠똥을 둥글둥글 굴리면 그 알맹이 가운데에서 힌 빛이 생겨나는데, 이것은 신神을 그것에 쏟아부어서 이루어지는 것으로서 신의 작용에 의한 결과이다. 이와 같이 쇠똥알맹이 가운데에서도 새로운 것의 조짐을 낳아서 그 껍질을 벗어 버릴 수 있거늘 만물의 영장인 사람이 우리 몸에 있는 삼보三寶(神寶와 氣寶와 精寶)에 신神을 쏟아붓는다면 어찌 양생養生이 어렵다고만 하겠는가.

도道 자체는 본래 숨어 있는 것이 아니다. 세상에 훤히 드러나 있지만 이것을 마음으로 전하는 일은 지극히 비밀스러웠다. 그렇게 하는 것은 비밀을 지키기 위한 것이 아니고 마음으로 남몰래 가르쳐 주고 또 가르쳐 받지 아니하면 서로 가르쳐 주고받을 수 없기 때문이라고 한다.

우리가 실제로 공부를 처음 시작함에 있어서는 얕은 곳에서부터 점점 깊은 곳으로 들어가고 거친 곳에서부터 차차 세밀한 곳으로 들어가야 한다. 더 중요한 것은 사이사이에 끊어짐이 없어야 하며, 그렇게 하다 보면 우리 몸은 반드시 그에 대한 화답을 보내 오게 되니 수련의 보람이 저절로 생겨나기 마련이다.

다만 단도丹道에 대한 의지가 있는가, 의지가 없는가에 따라 나뉨이 있을 뿐이다. 만약 의지만 있다면 재가와 출가를 논할 것 없이 모두가 다 수련할 수 있다. 재가자라면 장소나 시간에 구애됨이 없이 혼자서도 할 수 있는 공부이기도 하다.

우리가 배우고 익히는 법은 대뇌에서 몸 전체를 주재하는 신神을 근본 줄기(本)로 삼고 아래 단전에서 나타나는 황금꽃이라고 하는 빛을 끝 가지(末)로 삼는다. 근본과 끝 가지가 서로 도우니 병 없이 오래 살 수 있고 나중에는 공과功果가 원만해져서 누구나 가히 성현이 될 수 있고 누구나 가히 선불이 될 수 있다.

단을 배우는 법들은 모두 유위有爲한 것들을 빌려서 무위無爲함에 이르고 있는 것들이지, 유위를 단번에 뛰어넘어서 무위로 곧바로 들어가는 내용을 가지고 있지 아니하다.

그러하기 위해서는 반드시 있음有에도 머물지 말고 없음無에도 머물지 말고 기氣의 기틀이 막힌 곳을 통하여 흐르도록 하여야 한다.

단도丹道에는 정精이라는 수水와, 신神이라는 화火와, 의意라는 토土, 이 세 가지를 위없는 보물로 삼는다. 정이라는 수는 무엇인가 하면 다름 아니라 태어나기 이전부터 있었고 참되고 하나뿐인 선천일기先天一氣이다. 신이라는 화는 곧 빛이다. 뜻이라는 토는 곧 가운데 궁궐 속에 있는 천심天心이다. 신의 화는 작용(用)이 되고 의라는 토는 본체(體)가 되고 정의 수는 터전(基)이 된다.

유가에서는 내면의 세계를 반성하는 것을 높이 사고 도가에서는 내면의 세계를 살피는 것을 높이 산다. 불가에서도 "마음을 한곳에 두게 되면 무슨 일인들 처리되지 아니하겠는가?(置心一處 何事不辦)"라고 말하고 있다. 결국 모든 경우에 있어서 무상대도無上大道는 오직 하나의 마음 그 전체를 완전히 얻는 것이다. 전체라는 것은 어떠한 것인가? 텅 비고(虛) 맑고(淨) 얼룩지지 아니한 것(無雜)이다.

옛말에도 "사람 몸 받기가 어렵고 명사明師(밝은 스승)가 있는 곳에 태어나기가 어렵고 불법 만나기가 어렵고 대도 만나기가 어려운 것을 알라."고 하였다. 이제 사람 몸을 얻었으니 명사를 만나서 몸 가운데 천지와 몸 가운데 일월을 지시받아 무형無形과 무정無情과 무명無名의 두를 닦고 삼보(神寶와 氣寶와 精寶)의 단을 연마하여야 하는 바, 먼저 성명性命 두 글자의 중요함을 파악하고 식신識神과 원신元神을 마땅히 분간하고 진신眞身과 가신假身을 마땅히 알아야 하며, 인심人心과 도심道心을 마땅히 밝히면 절대 인심이 도심을 당해내지 못할 것이고 식신이 원신을 당해내지 못할 것이며, 가신이 진신을 당해내지 못하리라. 이러한 수련을 통해 신선의 과果를 증득證得하면 물物 밖에서 소요자재하며 끝없이 긴 세월의 겁을 장존할 수 있다고 했다.

항간에는 예나 지금이나 요사한 사술로 종교를 만들고 스스로 창안하여 단체를 만들어 잘못된 가르침으로 백성들을 어리석게 만들고 거짓되고 삿됨 속으로 현혹시켜서 개개인의 몸과 영혼을 손상시키며, 거짓 진리로 영혼을 타락시켜 단체를 조직해 후학들을 혼란에 빠뜨리고 나아가서 사람의 목숨까지도 해칠 수 있는 사회악이 눈앞에서 펼쳐지는 세상이다.

대체적으로 방문傍門에서 얻은 지식과 주워들은 학설로서 지엽적인 것만 추구하다 보니 대도는 날로 멀어지게 되고, 이단이 다투어 일어나는 풍속은 예나 지금이나 다를 바가 없고, 만고의 진리를 가장하여 배우는 이들을 미혹에 빠트리면서 요결을 가르치고 법식을 전수하니 섬뜩하다고 하지 않을 수 없다.

선인은 반드시 천하의 명백한 정도를 따르나니 오직 바른 인재를 양성하고 반드시 성인의 가르침을 따라 교敎을 펼치고 오직 바른 수행을 하여 선을 행하고 덕을 쌓는 것만이 최선이라고 할 수 있다.

오호라! 후인들은 경계 할지어다. 사술로써 가르침을 전하여 단체를 만들어 사람의 몸을 상하게 하고 영혼을 타락시키면 천신天神이 모든 일을 기록하여 반드시 그 과보를 받게 하느니라.

어느 선인이 방문의 길을 가는 것을 경계하여 경고한 글을 인용한다.

"… (상략) 또 말씀하시기를 금강경에 이르기를 "몸과 상相으로서는 여래如來를 볼 수 없다." 하였고 임제선사臨濟禪師는 말하기를 "진불眞佛은 형상이 없고 진성眞性은 체體가 없으며 진법眞法은 상相이 없는 것이다." 하였고 옛 선인은 이 몸에 집착하면서 그것이 도道라 하지 말라. 이 몸 외에 진신眞身이 있다고 하였다. 자고로 도를 이룬 선불仙佛들은 모두 이 형상을 잊어버리고 도를 지키는 것을 묘妙로 삼았다.

아, 탄식할 일이로다! 세상에 어리석은 사람들이 있어 그 형상을 잊어버리지 못할 뿐만 아니라 오히려 이 가신假身을 진신眞身이라 여기고 으르렁거리며 술과 고기로 이 몸을 살찌우고 아름다운 옷에만 연연하여 이 몸을 치장하고 미색만 탐애貪愛하여 이 몸의 반려로 삼고 있다.

수련에 이르러서는 팔단금八段錦과 육자기六字氣 소주천小周天이 아님이 없다 하나 이 모두가 다 색신色身 위에서 노는 것이다. 혹자는 삼황약초를 먹는다 하고, 오금 팔석을 외단이라 하며, 혹자는 삼봉채전공을 행한다 하고, 나이 어린 여자를 노爐와 정鼎으로 삼아 여자의 정기를 잡아 탈취하는 것을 이름하기를 음기陰氣를 채취하여 양기陽氣를 채운다고 하며, 혹자는 정기精氣를 흡수하여 뇌腦를 보양한다 하고, 혹자는 홍연紅鉛을 먹는 것을 이름하여 선천매자先天梅子라 하며, 혹자는 백유白乳먹는 것을 보리주菩提酒라 하고, 혹자는 나무토막처럼 앉아 있으면서 참선參禪을 한다 하고, 혹자는 수심守心하는 것을 연성煉性이라는등 가지가지 삼천육백 방문을 다 열거하기는 어렵다. 이런 것들은 모두다 색신 위에서 일을 만드는 것으로 지옥부地獄府의 길을 스스로 찾는 것이며, 신선을 이룰 수 없을 뿐만 아니라 일단 양기가 모두 소진되면 사대 색신은 각각 뿔뿔이 흩어져 버리고 일점 영성靈性은 영원히 지부地府에 깊이 떨어져 버릴진대 육신이 어느 곳에 있나 할 것인가? 오호라! 진실로 탄식할 일이로다.

　차례대로 공부하는 것은 그대들 나름대로 공空을 관觀하며 정좌靜坐하겠으나 설령 삼화가 있다 하더라도 어느 솥(鼎)에다 어떻게 모을 것이며, 오기(五氣)가 있다 하더라도 어느 원元에다 어떻게 조회朝會하겠는가? 다만 몸은 고목처럼 되어 버리고 마음은 꺼져 버린 재(灰)가 되어 하루아침에 수명이 꽉 차면 맑은 영靈은 좋은 귀鬼로 화하여 그 오고감이 명백하여 귀선鬼仙이라 부르는데, 혹은 뭇 신들의 우두머리가 되어 향연香煙을 받거나, 혹 세상에 다시 태어나면 관리가 될 것이다. 그러나 만약 성性이 미혹했다면 미혹된 채 타락하여 이전에 한 공부는 모두 쓸데없이 허비한 것이 되고 마니 깊이 통곡할 일이구나! 도를 좋아 하는 자여! 신중히 하고 근신할지어다."

　무하유지향無何有之鄕은 『장자』에서 따온 것인데, 이 말은 세속의 티끌과 번거로움이 없고 텅 빈 그 곳을 무하유지향이라고 한다. 장자 자신의 이상향이기도 하다. 장자는 무하유지향을 동경하면서 하늘에 올라 안개 속을 노닐고 무극을 배회하며 해와 달을 곁에 두고 우주를 옆에 끼는 시공과 생사를 초월한 신인神人이 되기를 희망하였다. 우리도 제2의 장자가 되어 무하유지향이라는 이상향의 꿈을 만들어 나아가야 하지 않겠는가!

수련 체계 修煉體系

종·여 두 조사에 의해 완성된 『영보필법』의 완전한 명칭은 『영보통지능내공술靈寶通智能內功術』이다.

영보통이란 영보필법의 공리功理에 기초한 수련방법을 말한다.

지능이란 지능법을 말하며 주로 아홉 종류의 법술이 있다.

내공이란 수련자의 인체 안에 한 개의 몸으로부터 몇 개의 면을 단련하고 한 개의 면으로부터 몇 가닥의 선에 이르게 단련하고 한 가닥의 선으로부터 몇 개의 점에 이르게 단련하고 다시 점으로부터 선에 이르고 면에 이르러서 몸 안의 내기內氣를 운행하는 것을 가리킨다. 또 몸에 형성된 것과 몸 밖의 다른 우주와 서로 감응하여 규율적으로 기가 운행하는 노선을 갖게 하는 것을 말한다.

술이란 역의 원리를 이용하여 수련의 기술과 방법을 지도하는 것인데 명술命術, 복술卜術, 상술相術, 의술醫術, 산술山術을 오술이라고 부른다.

또한 도가 내공술 공법 가운데 하나로 동정상겸動靜相兼과 성명쌍수性命雙修를 원칙으로 좌坐(앉아서), 와臥(누워서), 참站(서서), 동動(움직이며), 행行(걸으면서) 등 여러 가지 공법으로 시간과 공간에 제약 없이 할 수 있는 임밀하면서 완벽 하게 정리된 수련 공법체계를 갖추고 있으며 때와 장소 사람과 병에 따라서는 다르게 여러 가지로 운용할 수도 있다.

(1) 정좌공의 체계

영보필법에 의한 도가 내공술의 정좌공은 다섯 단계로 나눈다. 그것은 연신섭기煉身攝氣, 연정화기煉精化氣, 연기화신煉氣化神, 연신환허煉神還虛, 연허합도煉虛合道,이다.

이 정좌공靜坐功(인선법, 삼선공, 여단공) 말고도 외동공外動功(평행공 등)과 보조공補助功(수공, 자연환기법, 도일정월화귀기법 등) 이 있는데, 함께 수련함으로써 공능을 배가시킬 수 있다.

정좌공 공법체계를 간략하게 표로 만들었다.

수련 체계도

영보필법 靈寶畢法	5. 연허합도 煉虛合道	허虛 하여 무극에 이르니 공空이 다함이 없다. 허를 단련하여 도와 합하니 근본을 구해 원천으로 들어감이라.	
	4. 연신환허 煉神還虛	6. 천선공天仙功	③ 초탈분형超脫分形
			② 내관교환內觀交換
			① 조원연기朝元煉氣
	3. 연기화신 煉氣化神	5. 지선공地仙功	③ 금액환단金液還丹
			② 옥액환단玉液還丹
			① 주후비금정肘後飛金晶
	2. 연정화기 煉精化氣	4. 인선공人仙功	④ 소련단약燒煉丹藥
			③ 용호교구龍虎交媾

				② 취산수회聚散水火
인선법引仙法	1. 연신섭기 煉身攝氣			① 음양필배陰陽匹配
		3. 축기築氣		③ 양심목욕養心沐浴
				② 청식수식聽息隨息
				① 응신적조凝神寂照
		2. 보루補漏		② 내관반청內觀返聽
				① 수무루신修無漏身
		1. 환원還原		⑦ 조양진식調養眞息
				⑥ 조심안신調心安神
				⑤ 조정범식調整凡息
				④ 수시반청收視返聽
				③ 무시무청無視無聽
				② 조신생형調身生形
				① 수심정좌收心靜坐

(2) **연신섭기**煉身攝氣, **인선법**引仙法

인선법引仙法의 연신섭기 수련 과정은 새어나간 정을 보충하여 축기 환원을 목적으로 하며 삼선공과 여단공 수련에 들어가기 위한 입문 과정이다.

인선법은 체내를 연煉하는 수련이다. 호흡을 통해서 천체 우주의 기氣를 인체 우주로 받아들이면 두 번째의 기炁가 되는데, 이 기를 오장으로 보내고 또 기화시키면 정精을 생성하고 이것을 하전에 들어가게 한다.

이렇게 사람이 태어나서 소모된 에너지를 성좌수련을 통해 흡수하여

205

보충하면서 축기를 시작한다. 축기의 목적은 남자는 정자를 더 이상 소모하지 않게 하고 여자는 난자를 더 이상 소모하지 않게 하기 위해서이다. 이렇게 되면 체내의 음양이기가 조화되어 오장이 오행을 따라 돌게 된다. 수련을 통해 천지간의 정기精氣를 흡수해서 보존하는 것이 보루 과정이다. 또한 이렇게 체내의 부족한 정자를 보충해서 우리의 본원으로 환원시키는 것이 환원 과정이다.

연신섭기를 수련함으로 자신의 병을 제거하고 명을 보전하면서 신체를 강하고 튼튼하게 하고 다음으로 경락을 소통하는 데 도움을 주며, 음양을 조화시켜 화합한다. 새어나간 것을 보충하고 기초를 쌓아 감으로써 동체로 돌아가 근본을 굳게 한다.

형식은 행, 주, 좌, 와, 동의 다섯 가지 형식을 다 들 수 있는데, 사람마다 그 체질과 나이에 따라 수련자가 신속하게 감응되는 방법을 선택, 체내의 정·기·신이 점진적으로 변화하게 함으로써 윗 단계로 가기 위한 기초를 튼튼하게 다져야 한다.

인선법引仙法은 12단계가 있는데, 체력이 딸리고 피곤할 때 인선법으로 피로를 풀고 양심養心 양신養身하며 마음을 온정시킨 다음 안신조규安神祖竅를 할 수 있다. 인선법과 안신조규는 명공命功과 성공性功이 갈라지고 신神 이理 기氣를 하나로 합일시키는 완전한 하나의 단락이다. 시간의 제약을 받은 다면 인선법만 하여도 완전한 하나의 단락이 된다.

그리고 최대의 효과를 보기 위해서는 외동공인 평형공과 보조공인 수공睡功 자연환기법등의 수련을 병행하여 효능을 극대화시켜야 한다.

인선법 수련 체계

축기 築氣	제12법 양심목욕	① 유욕관규有欲觀竅 ② 무욕관묘無欲觀妙
	제11법 청식수식	① 청인심聽人心 ② 청도심聽道心
	제10법 응신적조	① 조식연형調息煉形 ② 진식연신眞息煉神 ③ 응신적조凝神寂照
보루 補漏	제9법 내관반청	① 단행주구單行走句 ② 오행상생五行相生 ③ 오행상극五行相剋
	제8법 수무루신	① 봉주하삼음封住下三陰 ② 봉주상칠규封住上七竅
환원 還原	제7법 조진식	① 모공毛孔 ② 취산聚散 ③ 진식眞息 ④ 자신우주호흡自身宇宙呼吸
	제6법 안신삼보공	① 안신安神 ② 생신生神 ③ 수신收神
	제5법 조범식	① 균균均勻 ② 심후深厚 ③ 세면細綿 ④ 장구長久 ⑤ 자연호흡自然呼吸
	제4법 수시반청	① 수시收視 ② 반청返聽
	제3법 무시무청	① 제양이制兩耳 ② 규대규竅對竅
	제2법 조신생형	① 조신調身 ② 생형生形
	제1법 수심정좌	① 반좌盤坐 ② 정좌靜坐 ③ 수심정좌收心靜坐

1) 제1법 수심정좌收心靜坐

수심정좌收心靜坐 단계에서는 반좌의 자세를 취하고 규칙이 있는 호흡을 하면서 눈을 감고 자신을 관찰한다. 자기 인체의 우주가 형성되어 있는지 관찰하고 첫 단계로 회과悔過한다. 회과는 지나온 과거를 돌이켜 보고 그것의 잘잘못을 모두 자기 자신에게 돌려서 마음을 고요히 한다. 반좌시간은 길면 길수록 좋다. 너무 긴장되고 방송放鬆하지 못하면 다음단계의 조신을 하여 조절한다.

2) 제2법 조신調身

조신調身은 몸을 느슨하게 이완시키라는 말이다. 어깨, 팔꿈치, 손목관절, 열손가락, 척추, 목 등을 힘을 주지 말고 부드럽게 움직이는 것인데, 이것은 심心과 신腎을 조절하여 제 위치에 둔다. 수심정좌로 호흡을 조절하고 몸을 조신하였으면 무시무청해야 한다.

3) 제3법 무시무청無視無聽

무시무청無視無聽 단계에서는 눈을 감고 귀를 막아 외부와 차단을 한 다음, 내시하여 자신의 오장과 골격을 바라본다. 초보자는 물론 보이지 않는다. 그것은 신神이 없기 때문이다. 이때부터는 수시반청해야 한다.

4) 제4법 수시반청收視返聽

수시반청收視返聽 단계에서는 귀와 눈은 밖을 보지 않고 신광을 거두어 들여서 자신의 내부를 관찰하면서 심장에서 뛰는 소리와 속도를 관찰해야 한다. 그러기 위해서는 외행호흡과 내행호흡을 익혀야 한다. 코로는 자연호흡을 조절하여 방송하고 외행호흡은 팽창하는 느낌을 받아서 몸은 구형球形이 되는 느낌을 갖는다.

5) 제5법 조범식調凡息

조범식調凡息 단계에서는 호흡의 조절인데, 가늘고 길고 고르게 하면서 우리 인체의 모공을 통해서도 호흡해야 한다. 그러면 천체의 기가 우리 인체를 밀고 들어온다. 심장의 박동소리를 듣고 나서는 더 높은 것을 얻기 위해 안신삼보공을 해야 한다.

6) 안신삼보고공安神三步功

안신삼보고공安神三步功 단계에서는 혀를 입천장에 갖다 붙이면 심장이 안정되게 되고 그러면 내시내청도 할 수 있고 범식이 조절되고 심장이 뛰는 소리를 들을 수 있다. 혀를 입천장에 붙이는 방법으로는 조진식을 해야 한다.

7) 제7법 조진식調眞息

조진식調眞息 단계에서는 내행호흡과 자연호흡, 외행호흡 이 세 가지를 동시에 진행하여 이 세 가지 호흡이 일치되게 함으로써 체내에 이런 노선이 있음을 발견하게 된다. 고서에서는 연홍鉛汞이라 하는데, 이것이 생기기 시작한다. 연은 무겁고 음성에 속하며 홍은 가벼우며, 기체처럼 위에 떠있다. 이것은 외단을 만드는 용어인데 체내에 사용한 것이다. 진식을 하는 목적은 자신의 전체를 봉쇄시키는 것으로써 자신의 인체우주를 이루는 것이다. 처음에 호흡할 때는 노선을 찾지 못해 체내에서 흘러버리는데, 이때는 수무루를 해야한다.

8) 제8법 수무루修無漏

수무루修無漏 단계에서는 우리 인체에는 10대 명규가 있는데, 그곳에서 새어나가는 것이 가장 많다. 이목구비가 상 칠규이고 전음, 후음, 배꼽 이하 삼규이다. 상 칠규를 막고 전음 후음을 막아버리면 배꼽 하나만 남게 되는데 수련이 어느 단계에 올라가면 구규를 다 막으면 배꼽이 열리게 되고 이때의 호흡은 배꼽과 모공을 통해 하게 된다. 이것을 태식이라고 한다. 이렇게 제8법까지 흘러버리지 않는 경지를 이루어 내면 내시반정을 해야 한다.

9) 제9법 내시반청內視反聽

내시반청內視反聽 단계에서는 우리의 내장을 살펴서 음양의 이기가 오행에서 정상적으로 운행하여 하전으로 모아져야 한다. 이때부터 소주천을 넘는 방법을 배워야 한다.

10) 제10법 응신적조凝神寂照

응신적조凝神寂照 단계에서는 지금까지의 수련과 묵운오행 등을 통해 빛이 나타나는데 이것이 오장의 색이다. 이 오장의 색을 오행으로 분류하여 취약한 곳을 찾아야 한다.

오행과 오장 등의 대응 관계

오행五行	목木	화火	토土	금金	수水
오장五臟	간肝	심心	비脾	폐肺	신腎
오규五竅	눈眼	혀舌	사지四肢	코鼻	귀耳
오신五神	혼魂	신神	의意	백魄	정精
오색五色	청靑	적赤	황黃	백白	흑黑
오방五方	동東	남南	중앙中央	서西	북北

수련 중에 오색 중에서 붉은 색채가 나타나면 오규의 혀(舌)가 열리게 되고 혀에는 오신 중에 신神이 들어 있다. 이때는 성공性功을 하는 것이 바람직하다.

만약 흑색이 나타나면 귀가 열린 것이며, 귀에는 정精이 있다. 정에는 신腎이 들어있고 귀로 정을 흘려버려서는 안 된다. 이럴 때는 동공動功을 하는 것이 바람직하다.

신神은 심에 들어 있고 입으로 흘려버려서는 안 되고, 혼은 간에 있고 눈으로 흘려버려서는 안 되고, 백魄은 폐에 있고 코로 흘려보내서는 안 되고, 기氣(意라고도 함)는 비脾에 있고 사지를 움직이지 않으면 흐르지 않는다. 이렇게 에너지가 흐르지 않게 하기 위해서 수련을 해야 하는 것이다.

11) 제11법 청식수식聽息隨息

청식수식聽息隨息 단계에서는 체내의 소리를 듣는 것이 아니고 우주의 움직임을 들어야 하며, 천지도 호흡하고 지구도 호흡하고 사람도 호흡하는 호흡, 즉 천체의 호흡과 나의 호흡이 동일하게 이루어져야 한다.

이 단계에서는 양신탈각陽神脫殼의 경지까지 가게 되며, 이것을 천인상응天人相應하였다고 한다. 여기서 자신의 겉옷을 벗어 버리고 천지부모를 찾아야 한다. 사람은 천지우주에서 왔기 때문이다.

12) 제12법 양심목욕養心沐浴

양심목욕養心沐浴 단계는 불교에서 소지관小止觀의 단계이다. 물론 대지관大止觀도 양심목욕을 한다. 목욕이란 물이 내려와서 몸을 씻듯이 천천히 자신의 원래 모습으로 변하는 것이며, 이렇게 함으로써 자신의 몸에 힘이 더 커진다. 수련방법은 외행호흡도 아니요 내행호흡도 아니요 자연호흡도 아니다. 수련 시간은 길수록 좋다.

이 인선법의 공법은 수 천 년을 통해 선각자들이 수련을 하여 얻어낸 고귀한 유산이다. 세계적으로도 이러한 수련공법은 찾아보기 힘들다고 하며 너무 완벽한 공법이라서 누구도 이를 고치지 못한다고 한다.

(3) 인체내공선 人體內功線

인체 내공선은 인체와 천체가 합일을 이루기 위한 통로이다.

『영보통지능내공술 靈宝通智能內功術』은 도가의 성명쌍수 性命雙修의 금단대법이다. 그중에서 명공 命功은 기氣, 혈血, 정精, 근筋, 골骨, 피皮를 수련하는 것이고 성공 性功 부분은 포괄적으로 신神, 혼魂, 지志, 영靈, 정靜, 정定을 단련하는 것이 핵심이다. 이 핵심들을 수련하여 여러 가지 사유능력을 얻어내는 공법이 인체 내공선 수련이다.

이 내공선은 여동빈이 3,000명의 제자를 받아들여 800명을 희생해 가면서 완성한 것이다. 이렇게 많은 사람이 목숨을 바쳐가면서 얻어낸 오묘한 도리이므로 일반에게는 공개하지 않아서 세상 사람들은 이 공법을 들으려고 해도 듣지 못 했고 인연이 있는 자에게만 가르쳤다. 북오조의 왕중양이 창립한 전진도에서 그 수련 방법이 전해져 성을 수련하고 성을 열어 먼저 명심견성하게 하고 다음으로 연정煉精, 연기煉炁, 연신煉神하였다. 인선법이 명命을 단련하는 하단전을 수련한다면 성性을 닦고 성을 여는 것은 내공선을 수련하여야만 한다.

1) 삼관 三關

- 미려 尾閭 : 일곱 개의 골절과 일곱 개의 혈이 있다.
- 협척 夾脊 : 쌍관 雙關 또는 중관 中關 이라고도 하며 척추에 있는 11흉추절 아래에 있다
- 옥침 玉枕 : 철벽 鐵壁 이라고도 하며 뇌의 뒤에 있다.

도가의 연단 과정 중 첫째는 이 삼관을 개통해야한다.

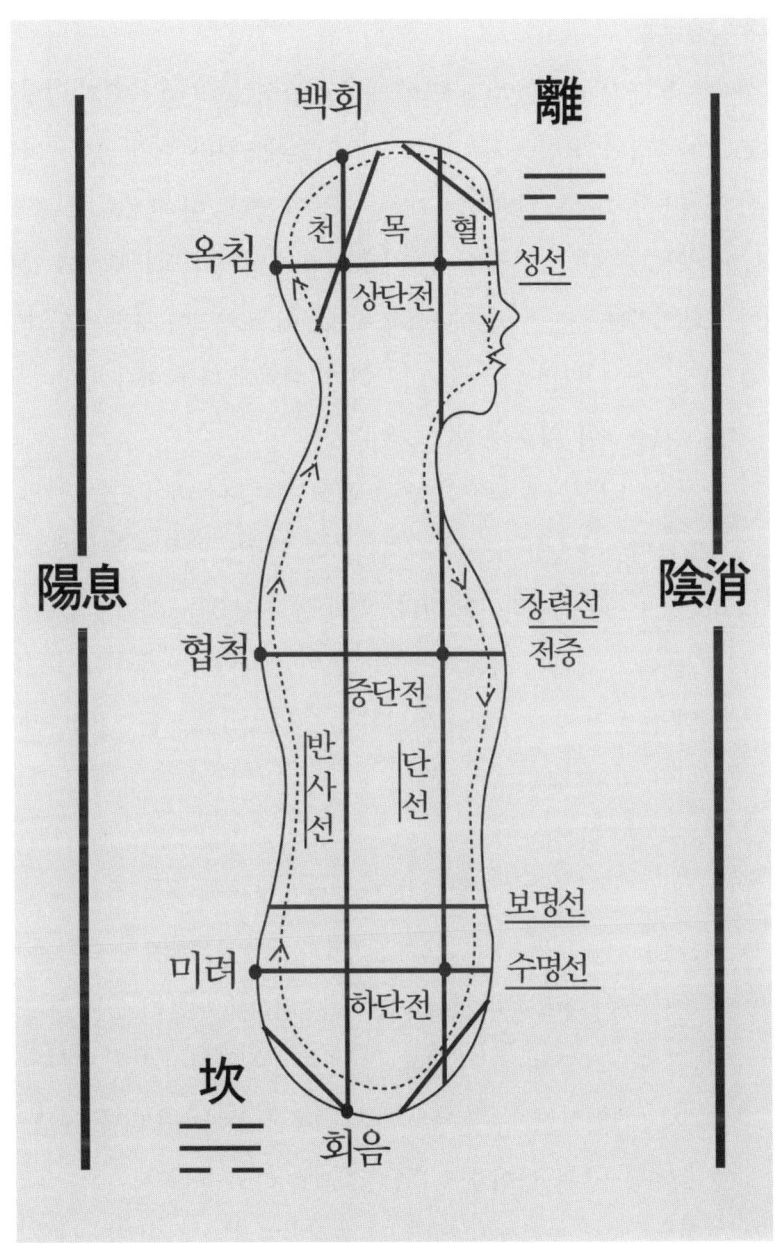

인체내공선 人體內功線

2) 삼전三田

사람은 본래 전田이 없었다. 인체 내공선을 수련하면서 종횡의 양선이 서로 교차하고 소가 밭을 갈아내듯이 호흡을 계속하다 보면 열십十 자모양이 생기면서 이것을 단련하여 전田을 만들어 냈다. 이 과정을 철우이전鐵牛犁田이라고 말한다. 단선과 성선이 교차점이 상전이 되고 단선과 장력선이 교차지점이 중전이 되고 단선과 수명선이 교차점이 하전이 되었다.

- 상전上田 : 니환궁泥丸宮이라고도 하며, 이외에 다른 이름이 많이 있다. 원신元神이 머물러 있는 곳이다.
- 중전中田 : 토부土釜 황정경黃庭宮이라고 하며, 텅 비어 있는 혈이다. 기炁가 머물러 있는 곳이며, 연단할 때 정鼎을 앉히는 곳이다.
- 하전下田 : 화지華池라고도 한다. 역시 텅 비어 있는 혈이며 방원方圓 1촌2푼이다. 정精이 저장되어 있는 곳이며 채약하는 곳이다. 즉, 배꼽 뒤 신장 앞 중간의 하나의 혈이며, 언월로偃月爐 또는 기해氣海라고도 한다. (기해혈氣海穴과는 다름)

3) 6선六線

- 성선性線 : 양 눈썹 사이 미심尾心에서 옥침까지 횡橫으로 연결된 선을 성선 또는 천목혈天目穴이라고 한다. 미심에 머물러 있는 하나의 구멍을 혈이라고 하며, 이 혈에서 안으로 1촌을 들어가면 명당궁明堂宮 다시 1촌을 들어가면 동방洞房 다시 1촌을 들어가면 니환궁泥丸宮이며 또다시 3촌을 들어가면 후천경後天鏡이라고 한다
- 장력선壯力線 : 장력선은 전중에서 협척까지 횡으로 연결된 선을 말한다. 장력선은 힘을 증강시키고 강한 체력을 갖게 한다. 남자는 중

전을 지키지 않아도 무방하지만 여자는 중전을 지켜야 하기 때문에 장력선 수련에 중점을 두어야 한다.

○ 보명선保命線 : 보명선은 배꼽에서 명문까지의 횡으로 연결된 선이다. 배꼽 가운데 즉 신궐神闕이 사람의 선천 명규明竅와 공양供養 부위이다. 이것은 후천에서 선천으로 돌아가는 제1도관道關이다. 이 보명선은 선천에서 수련하였기에 후천에서는 수련하지 않는다.

○ 수명선修命線 : 수명선은 기해에서 미려와 횡으로 연결된 선이다. 이 수명선을 수련하면 체내의 정이 기화되는 정도가 증가하여 그 질과 양이 제고된다. 이 수련으로 순수한 후천적 기를 얻을 수 있다.

○ 반사선反射線 : 반사선은 백회百會에서 회음會陰까지 종縱으로 연결된 선이다. 이 반사선을 수련하여 몸안을 내시하여 빛을 보고 나아가서는 투시까지 이루어진다.

○ 단선斷線 : 단선은 천문天門에서 전음前陰까지 종으로 연결된 선이다. 천문을 천영개天靈盖라고도 하며, 니환궁의 3촌 위에 있다. 이곳에서 선천의 원신이 왕래하는 문호이며, 양신이 나가는 규竅이기도 하다. 단선은 따로 수련하지 않고 소주천이 완성되면 저절로 열린다.

4) 사면四面

○ 천문면天門面 : 천문면을 성면性面 또는 영면靈面이라고도 하며, 상단전의 위치에 형성되어 있으며, 그 위를 열면 천문이다.

○ 반사면反射面 : 반사면을 소뇌면小腦面이라고도 하며, 후천경 뒤에 있다. 천목혈을 당기고 발사할 때 신광의 각도를 조절하여 투시와 내시의 작용을 한다.

○ 전음면前陰面 : 전음면을 정혈면精血面이라고도 하며, 남자의 정을 보호하고 고정·환원하여 정을 체내로 돌아오게 하고 오행을 운화한다. 여자는 혈을 위로 끌어 운행한다.
○ 후음면後陰面 : 후음면은 명면命面이라고도 한다. 좌골과 회음을 연결하여 접해 있는 곳이다.

(4) 안신조규安神祖竅

인선법引仙法이 체내에서 오장의 정을 단련하는 수련이라면 안신조규는 체외에서 신광을 당겨 단련하는 수련이다. 즉, 사람의 몸과 사람의 영을 분리하는 것이다.

앞서 '현관' 편에서 설명한 부분이 안신조규에 관한 내용이다. 안신조규에 관한 수련 내용도 포함되어 있어서 중복을 피하고자 한다.

조규祖竅는 양미간 가운데 하나의 점이다. 단경丹經에서는 조규라는 것은 몸 안에도 있지 않고 몸 밖에도 있지 않다고 했다. 이 조규祖竅를 인간의 진성眞性이라고 하며, 이 조규 가운데 원신元神이 머문다고 한다. 인간은 3성이 있는데, 하나는 부모님이 주신 성, 하나는 대자연이 부여한 성, 그리고 본래 진면목의 내가 하나의 성을 준 것이 그것인데, 이 3성이 하나로 되어 인간의 진성이 된다고 한다. 이렇게 세 개의 성이 합하여 하나로 되면 이 신은 몸 안에 있게 된다. 우리가 안신조규를 수련하는 것은 부모로부터 받은 성과 대자연으로부터 부여받은 성을 벗어버리고 진정한 자아自我를 찾아가는 수련이다. 나는 왜 이렇게 생겼는가? 나는 왜 이러한 사람이 되었는가?를 찾기 위하여 안신조규 수련을 하는 것이다.

자아가 나타나면 이 신은 몸 밖에도 있어서 자기 자신의 우주 변두리를 에워싸고 돌 수 있다. 이 신은 운동을 할 수도 있어서 나의 몸을 보호하는 보디가드가 있는 것과 같으며, 실제로 그렇게 느낄 수 있다. 수련이 익숙해지면 사람이 나타나는데, 몸 밖의 몸, 즉 신외신身外身이다. 안신조규 수련 결과이다.

이러한 모든 힘의 원천은 기혈氣穴에서 나온다. 만약 기혈에 오장의 정이 모여 있는 것이 강하다면 안신조규 수련 시 인체우주장의 변두리가 조금씩 넓어지고 방어벽도 두꺼워질 수 있다. 그러나 기혈에서 오장의 정이 부실하다면 원신은 자기 몸 안으로 돌아와 버린다. 그렇게 되면 몸 밖의 어떤 상황에 대해서 감지할 수 없게 된다.

(5) **진양화**進陽火 **퇴음부**退陰府

비호흡과 모공호흡을 주로 사용하여 대자연에 있는 오행의 기를 인체우주로 가져와서 체내에서 기화시키는 것이 체내의 수련이었다면 다시 이 기를 오장으로 들어가게 하여 다시 기화시킨다. 다시 기화된 후에는 그것이 오장의 정精을 생성시켜서 하전에 들어가게 한다. 여기까지가 인선법引仙法이다.

이제부터는 하전에 모인 기를 철우이전鐵牛犁田 하듯이 죽을힘을 다하여 압력을 가해 밀도를 배가 시킨다. 압력이 커지면 한 줄기 열류가 여기서부터 올라간다. 이것이 경락주천이다. 이 단계에서는 채약귀로采藥歸로 해야 한다.

채약귀로하기 위해서는 몸 안의 정기를 밖으로 내보내어 대자연의 오행기와 교합하는 것이다. 교합한 두 기만을 비교할 때 자연의 기는 양기에 속하고 체내의 기는 음기에 속한다. 안신조규로 음양의 기가 눈앞에서 합하게 되면 빛이 나타난다. 바로 이때 두 눈을 드리우고 두 눈으로 코를 보고 다시 코에서 심을 보고 심에서 기혈을 관하여 이 기를 기혈로 보낸 다음 강행적인 호흡법을 사용해서 철소가 밭을 갈 듯이 네 가지 호흡법을 동시에 시행한다.

첫째, 비호흡으로 가늘고 균일하고 길게 해야 한다.

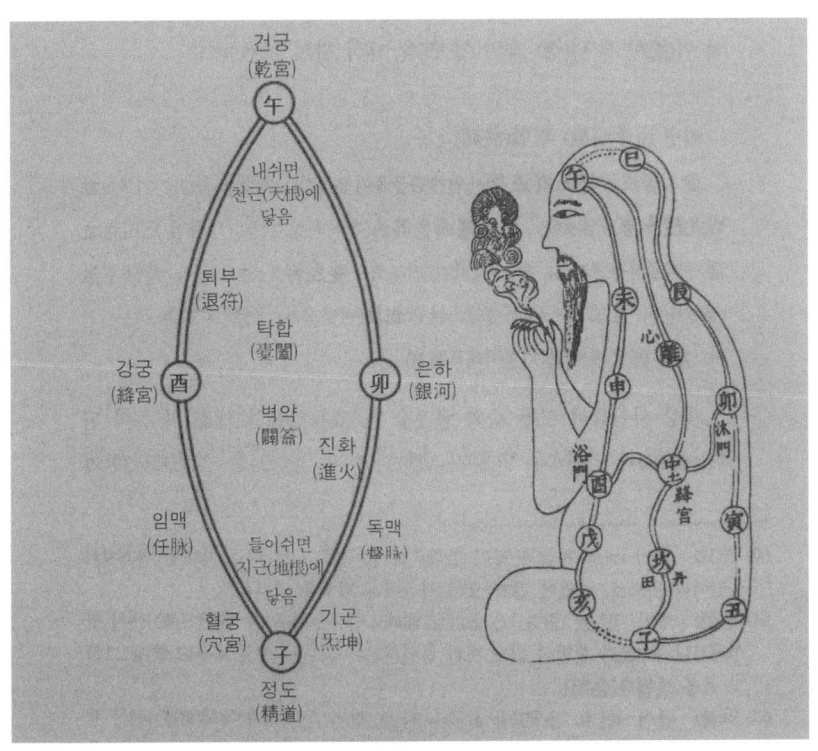

내기 운행도 內炁 運行圖

두 번째는 외행호흡, 즉 모공호흡이다. 모공호흡을 할 때는 반드시 힘이 있어야 한다. 84,000의 모공을 통해 흡기하여 4면 8방에서 거둬들이고 호기하여 4면 8방으로 내보낸다.

세 번째는 내행호흡이다. 흡기하여 배꼽 아래 하전에 이르게 하고 호기하면서 심을 넘지 않아야 한다.

네 번째 호흡은 흡기하면서 강행적으로 아랫배를 거두어들이고 호기하면서 아랫배를 통하여 밖으로 방사하는 호흡이다.

이 네 종류의 호흡을 동시에 함으로써 기가 하전으로 모여서 발동할 수 있다. 하전에 기가 발동했을 때 흡기하여 하전에 모으고 호기하면서 하전의 기를 생사규로 보낸다. 이 생사규는 회음혈의 생사혈과는 다르며, 남자의 요도에 있는 한 개의 구멍으로서 아주 작은 수정관의 구멍이다. 생사규로 보내진 다음 흡기하여 미려 협척 옥침을 지나 정문에 이르고 정문에서 호기하여 아래 생사규까지 내려오고 생사규에서 다시 흡기하여 다시 위로 올라가고 호기하여 다시 아래로 내려오고를 반복하여 아홉 번 할 수 있다. 이렇게 아홉 번 한 다음 잠시 멈추었다가 다시 하전의 발동이 있는 후에 다시 아홉 번 하고 다시 발동을 기다렸다가 아홉 번 하여 총 4번까지 하여서 4×9=36번까지 할 수 있다.

이 과정을 36번의 진양화라고 한다. 이 진양화는 체내의 소약을 채취하는 과정이다.

퇴음부의 공법도 진양화와 거의 비슷하나 기가 정문에서 내려올 때 생사규로 가는 것이 아니고 수명선 까지 내려와 흡기하면서 하전에 모으고 하전에서 호기하여 생사규로 가는 과정이 다를 뿐이다. 그리고 여섯 번까지 순행하고 이것을 4번까지 하여 4×6=24번 까지 할 수 있다. 이것이

24번 퇴음부이다.

퇴음부 과정에서 앞가슴에 열감이 있으면 답답하고 숨이 막히는 듯 하면 그 위치가 황정黃庭이다. 황정이 열리면 기가 위로 가서 폐로 들어가면 금액환단이라고 하고 폐를 거쳐 입으로 올라오면 옥액환단이며, 황정의 기가 오장을 통해 등으로 올라가면 주후비금정이고 머리까지 올라오면 환정보뇌라고 하며 기혈에 내려가면 강궁絳宮이라고 한다.

퇴음부는 얻어진 약을 하전에 봉고하는 과정이다.

(6) 연정화기煉精化氣 인선공人仙功

연정화기는 삼선공 중에서 인선공人仙功에 해당하며 소승안락연년법小乘安樂延年法이다.

인선공은 인체의 기화氣化 과정부터 시작한다. 인체가 기화하면 청룡, 백호, 주작, 현무 등등의 형상이 나타나는데, 이것이 기화 과정이다. 우리의 수련은 기화과정도 있고 실질과정도 있다.

이 수련이 이루어지면 편안하여 병이 없고 오래 수명을 늘리고 인생이 보호되어 천수를 모두 누리게 된다.

연정화기 인선공의 4편 17단락의 체계

몸을 화로로 하고 氣를 약으로 삼으며	화후를 잘 조절하여 자신의 단을 채취 보충하여야 함 단이란 정자와 난자가 합해져서 선태를 이루는 것과 같음. 소주천은 인선공의 것과는	4.소련단약 燒煉丹藥	⑰ 연양양신
			⑯ 취기양신
			⑮ 취신양기

心을 火로 삼고 腎을 水로 삼아 그믐 바다에서 보물을 찾고 빈 하늘에서 보름달을 찾아 음양이 상합 한다	다른 것임.		⑭ 주천화후
			⑬ 소주천
			⑫ 화후
	인체가 천지의 음중양과 양중음을 얻어서 단련하여 진수 진화의 기 즉 단약을 돌게 하여 황아가 출현 선태를 이루게 하는 것.	3.용호교구 龍虎交媾	⑪ 기교형불교
			⑩ 진부부상견
			⑨ 수화기제
			⑧ 양태선
			⑦ 채보환단
	양기상승 음기하강시켜 천시따라 움직이게함. 동체로 회복하는 과정. 오행의기를 水,火로 이루어냄	2.취산수화 聚散水火	⑥ 천동천로
			⑤ 소연형
			④ 태을함진기
	인체우주장과 천지일월지기를 상교,상합,상응,상수하여천인합일의경지에 도달. 보루,축기 하는과정	1.음양필배 陰陽匹配	③ 음양귀위
			② 음양필배
			① 음양교환

1) 음양필배陰陽匹配

음양필배 편에 있는 세 가지 단락은 보루 축기 과정이다. 그동안 유정遺精 했을 때 원신을 많이 손실했기 때문에 이것을 환원하는 단계이다. ① '음양교환'의 단락은 주로 천체우주를 한 개의 우주로 보며, 소우주인 사람도 하나의 우주로 보아 이 두 개의 우주를 합일하는 훈련을 하게 된다. ② '음양필배'의 단락에서는 정충의 소모를 막아서 왕성한 생명력을 유지하여 반로환동하는 것이다. 사람이 무의식중에 상대가 없는데도 성욕이 솟아나서 잃어버리는 정精이 남녀가 교합하여 입는 손실보다 더 크다. ③ 음양귀의陰陽歸位 단락에서는 묵운오행黙運五行을 통해 인체오장의 기炁가 하전에 모이게 한다.

2) 취산수화聚散水火

취산수화 편에서는 보루 축기되어진 몸을 ④ '태을함진기太乙含眞氣' 단락을 수련한다. 여기서부터 기화를 연습하고 양기는 상승시키고 음기는 하강시켜 천시를 따라서 움직이게 한다. 이어서 ⑤ '소연형小煉形' 단락을 수련하는데 이것은 자신이 누설해서 잃어버린 것들을 보충하여 어린아이의 모양과 형상을 수련해 내는 것으로 우리들의 피부나 용모 등을 어린아이와 같은 동체로 회복되게 하면서 ⑥ 천동천로天童天老' 단락을 진행한다. 이렇게 함으로써 연년익수할 수 있다.

3) 용호교구龍虎交媾

용호교구 편에서는 ⑦ '채보환단采補還丹'의 단락을 수련하기 위해서 또 보루 축기하여 단약을 보충하고 돌리고 만들어 내는 과정이다. 어린아이에게는 영靈이 있는데, 이것을 보충하기 위해서 선천적으로 된 단약을 천시의 주기에 따라서 돌게 하는 것이다. 여기서 나타난 몇 가지 정황 중 하나가 용호교구이다. 여기서 용의 의미는 실제로는 간이다. 그러나 이때는 아직 용이 간에 있지 않고 심장이 기화된 연후에 간에 도달한다. 이때 기화된 형상이 출현하는데, 마치 한 마리의 용과 같다. 호가 의미하는 것은 폐이다. 하지만 호는 아직 폐에 있지 않고 신장이 기화하는 과정에서 마치 한 마리의 호랑이가 폐와 사귀는 것 같은 형상이 나타난다. 이렇게 용효교구를 하면 황아黃芽가 출현한다. 이 황아라는 것은 실제로는 지금 수련하고 있는 신장의 기를 올려 보내고 심장의 기를 내려 보냄으로써 두 장기의 기를 서로 얽히게 함으로서 나타나는 것인데 옛날에는 이것을

⑧ '양태선養胎仙'이라고 불렀다. 이 황아는 정자와 난자이니만큼 잘 성숙시켜 태가 알차고 풍만하게 해야 한다. 이렇게 하기위해서 ⑨ '수화기제水火旣濟'를 이용해야 하는데, 이때는 내행호흡으로 물질을 움직여서 청용과 백호가 교합할 수 있도록 해야 한다. 이것이 ⑩ '진부부상견眞夫婦相見' 단락이다. 이때의 청용과 백호는 물질이 아니어서 기만 교합하고 형체는 교합이 없는 ⑪ '기교형불교氣交形不交' 단락이다. 이 단락에서 음양이기가 서로 교합하면 오행지기가 교환 된다. 이때는 사람이 아주 흥분되고 유쾌해질 수 있다. 이때는 화후에 주의해야 한다.

4) 소련단약燒煉丹藥

소련단약 편에서는 ⑫ '화후火候'를 잘 조절해야 하는데, 너무 강렬하면 태가 다 타버릴 수 있고 너무 약해도 태가 알차지 못한다. 세심하게 주의하고 스스로 깨달음이 있어야 한다. 용호교구를 통해 단을 채취한 것을 선태仙胎라고 하고 선태가 이루어지고 난 이후에 음양이기가 서로 융합할 수 있는데, 이것은 멀리 떨어져 지내던 부부가 만나는 것 같은(진부부상견) 도리이다. 이렇게 연공한 뒤 화후조절을 통해 ⑬ '소주천小周天' 단락을 연공하는데, 이 소주천은 인선법引仙法의 소주천과 같지 않다. ⑭ '주천화후周天火候' 단락에서는 화후에 주의하라는 말이다. 앞의 화후는 양태나 내기를 기르는 화후이고 이번 화후는 주천을 넘어갈 때의 화후이다. 주천을 넘고 나서는 마지막에 하전으로 거두어들인다. 이때부터는 신을 모으고 기氣를 기를 수 있다. ⑮ '취신양기聚神養氣'단락이다. 이 단락 때부터 신의 개념이 생기는데 이때는 신이 나타난다. 다시 기를 모아서 신을 기르는 ⑯ '취기양신聚氣養神'의 단락이다. 취신양기와 취기양신은 서로 번갈아 가면서 자신의 내력을 기르는 과정이다. 신이 많을 때는 기를 기르고 기가 많을 성우에는 신을 길러 주는 것이다. 그러나 여기까지 수련해도 체내의 음양이 분리되지 않았다. 음양을 추출해내야 하는데, 이때라야 ⑰ '연양양신煉易養神' 단락을 진행하여 체내의 음양을 분리해서 신을 기를 수 있다.

여기까지가 삼선공 중 인선공편이다. 제1단락 음양교환에서부터 제17단락 연양양신까지의 과정을 설명했는데, 다음의 지선공도 인선공의 단락을 그대로 단절 없이 이어받는다.

(7) 연기화신煉氣化神 지선공地仙功

연기화신은 삼선공 중 지선공에 해당하며 중승장생불사법中乘長生不死法이라 한다.

인체우주장에 내외에 있는 기와 신을 단련하여 선천의 신의 모습으로 형성하거나 반환 하는 것이다. 내적으로는 선천의 신과 후천의 신이 운행하는 형태를 스스로 알고 외적으로는 지구상의 기상을 감지하면서 천지를 밝게 알고 인생의 건곤을 전환시켜 장생을 얻게 된다. 수명을 늘리며 늙음을 돌이켜 동자로 돌아간다. 양이 극에 달해 순양체로 되어간다.

연기화신 지선공의 3편 16단락의 체계

神을 화로로 하고 氣를 藥으로 삼고	주후비금정 이후 일종의 폐액이 생기는데 그 액이 폐장에서 하전으로 내려가는 것을 말함.	3. 금액환단 金液還丹	⑯ 황백법
			⑮ 대기제
			⑭ 금화옥로

			⑬ 기화분신
해를 火로 삼고 달을 水로 삼아 七返九還 坎離相投하여 金液還丹 한다.			⑫ 금액연형부
	주후비금정을 이루고 나면 금액이 심장으로 떨어지고 심장에 있는 금액이 다시 하전으로 가서 환원하는 것을 말함.	2. 옥액환단 玉液還丹	⑪ 구전단
			⑩ 칠반단
			⑨ 대환단
			⑧ 소환단
			⑦ 목욕태선
			⑥ 옥액연형부
	기가 등줄기를 타고 손으로 왔다가 팔, 어깨를 지나서 인체내장으로 가는 경로, 폐장의 기가 열려서 내려감.	1. 주후비금정 肘後飛金晶	⑤ 반로환동
			④ 추연첨홍
			③ 교용호
			② 기하거
			① 환정보뇌

1) 주후비금정 肘後飛金晶

주후비금정 편에서는 내력이 운행하는 과정으로서 폐장의 기가 열려서 아래로 내려가는 행공인데, 이 과정에서 내기가 강력해지므로 이때 발사하고 그런 다음 새것을 다시 거두어들이는 전체과정이 주후비금정이다.

① '환정보뇌 還精補腦' 단락은 소주천 단락에서 천문을 부수고 천목을 열 때 머리위에 있는 구궁九宮을 열어 아래로 내려오는데, 이것이 두뇌를 보양하는 작용을 하게 되는데 이것이 '환정보뇌'이며, 다시 또 아래로 내려가 하전에 도달하고 다시 주천을 넘어가는데, 이것이 ② '기하거 起河車' 단락이다. '기하거'란 인선공 단계에서 양성한 단약을 실은 수레를 끌고 간

다는 뜻인데 이것을 단도주천丹道周天이라고 한다.

고서에 의하면 척추를 형상화해서 양이나 사슴, 소에 비유하여 수레를 끌고 가는데 '기하거' 단락에서는 양이 수레를 끌고 가는 단계여서 소가 끌고 갈 때보다 많은 힘이 든다.

③ '교용호交龍虎'단락에서는 용호가 교합하면서 일종의 물질이 나타나는데 바로 납과 수은이다. 이 두 가지가 접촉해서 함께 있으면 황아黃芽가 납과 수은을 화해시키는데, 이것이 ④ '추연첨홍抽鉛添汞' 단락이다. '추연첨홍' 이후는 ⑤ '반노환동返老還童'의 단락이다. 체내에 원래부터 가지고 있던 질병이나 박약한 부위가 이 단락에서 원상대로 회복 되므로 원래의 기본으로 돌아가는 것이다.

이 단락까지의 수련 과정에서 체내의 일정한 운행이 나타나며 그 운행 과정이 '옥액환단'이라고 한다.

2) 옥액환단玉液還丹

첫 단락에 ⑥ '옥액연형부玉液煉形符'가 있는데 이는 자신의 심액心液을 장기간에 걸쳐 하전에 내려 보내고 신기腎氣를 올려 보내는 것을 말하는데, 이 과정에서 서서히 자신의 용모나 피부가 변하게 된다. 이것이 연형, 즉 형체를 수련한다는 뜻이다. 다음 단락으로 ⑦ '목욕태선沐浴胎仙'이 있다. 이 때의 태胎는 자신의 부모를 찾기 위해 움직이려고 하는데 영靈을 가지고 있기 때문에 투태投胎 현상을 보이며 원신元神을 가지고 있다. 이 과정에서는 야채를 많이 먹어서 체내에 쌓여있는 비린내들을 내보내야 한다.

다음 단락의 ⑧ '소환단小還丹'에서는 묵운호행黙運五行, 즉 묘유주천을 수련하여 '소환단'을 완성 하며는 지구 자전에 근거해서 현재 시간을 알 수 있는 등의 자신의 내력에 변화가 있을 수 있다. ⑨ '대환단大還丹' 단락은 맥로주천과 단도주천을 합쳐 하전에서 중전 상전으로 보내고 다시 상전에서 중전 하전으로 되돌아가는 것을 말한다.

다음 ⑩ '칠반단七返丹' 단락은 심액이 하전으로 내려가고 하전에서 다시 심장으로 되돌아가는 것을 반복하여 운행하는 것을 '칠반단'이라고 한다.

⑪ '구전단九轉丹' 단락은 폐액肺液이 아래로 내려가서 하전에 도달하고 다시 하전에서 양 폐로 돌아가는 것을 말한다.

옥액환단 이후에는 금액환단을 수련한다.

3) '금액환단金液還丹'

첫 단락은 ⑫ '금액연형부金液煉形符'를 수련하여 골격을 단련한다. 옥액환단 과정에서는 피부나 내장 등의 변화가 있지만 골격에는 변화가 없다. 금액연형부는 골격을 단련하는 과정이다. 즉, 금으로 목을 제압하는 것인데 금을 운반해와서 골격을 변화시키는 것으로서 실제로는 폐장에서 솟아나오는 것이 있는데, 이것을 아래로 내여오게 해서 인체의 뒷면을 따라 머리로 올려 보내고 인체의 앞면으로 내려오게 하여 뇌수를 보양할 수 있다. 이때가 아주 힘든 수련 과정의 하나인데 ⑬ '기화분신起火焚身'이 이 단락이다. 골격이 너무나 단단하기 때문에 자기 자신을 불태우는 것인데, 이때는 반좌하고 있는 중간에 움직이지 말고 태양과 달의 기, 즉 일월의 불을 이용하여 자신을 불태운다. 이렇게 하면 기가 폐에서 아래로 내려와 인체 뒷면을 따라 척추를 타고 머리로 올라가는데, 이때 ⑭ '금화옥로金花玉露'가 있다는 것을 체험할 수 있다. 이것을 황금꽃이나 이슬로 비유할 수 있는데 일종의 액체가 물 흐르듯이 앞으로 내려오는 현상이다.

다음 단락은 ⑮'대기제大旣濟' 부분이다. 인체우주와 천체우주가 대항하면서 인체의 내부와 외부가 서로 교류하는 것을 말하는데, 이때 금공金公, 황파黃婆, 차녀姹女, 영아嬰兒가 나타난다. 이 과정을 ⑯ 황백법黃白法이라고 부른다. 이때 나타나는 금공과 황파 두 사람은 실제로 인체 내에서 두 종류의 물질이 서로 교합하면서 생겨난 것인데, 이 두 사람이 영아와 차녀를 소개시켜 주는 역할을 하여야만 비로소 인체 내에는 양신陽神의 기가 출현하게 된다.

여기까지가 지선공 과정이고 이 과정을 성공적으로 수련하였다면 연년익수延年益壽할 수 있다.

(8) 연신환허煉神還虛 천선공天仙功

연신환허는 삼선공중 천선공에 해당하며 대승초범입성법大乘超凡入成法이라고 한다.

천선공을 반선천공返先天功이라고 한다. 인선공과 지선공을 방선천공倣先天功이라고 하여 선천을 모방하여 따라 하는 공법이었다면 천선공은 모방하는 것이 아니라 실제로 선천으로 들어가는 것을 말한다. 그러나 우리가 어머니 뱃속으로 되돌아가는 것은 불가능한 일, 그래서 나를 낳아주고 길러줄 수 있는 재생부모再生父母를 찾아야 하는데, 이 같은 재생부모가 천지일월이다. 천天이 아버지이고 지地가 어머니가 되어 태양과 달의 운행하는 힘을 빌려와서 또 하나의 자신이 새롭게 생겨나게 하는 것, 이것이 천선공의 전체 과정을 수련하는 목적이다.

연신환허 천선공의 3편 12단락의 체계

神을 화로로 삼고 性을 약으로 삼고 慧를 火로 삼으며 定을 水로 삼아 九宮不滅 乾坤相轉하여 天人同化한다.	오원귀일의 양기작용으로 양신을 출신 초범입성한다.	3.초탈분형 超脫分形	⑫ 초범입성
			⑪ 신선탈질
			⑩ 출입분형
	인체대도의 혼돈지기를 오원귀일 하여 양신을 연양하고 양신을 맑고 투명하게 길러서 완전한 양신을 만든다.	2.내관교환 內觀交換	⑨ 인간천상화서국
			⑧ 교환선범
			⑦ 마천하
			⑥ 집양신
	천체의 진음진양을 인체에 끌여 들여 오행의 오기를 상구궁으로 귀일 시킨다.	1.조원연기 朝元煉氣	⑤ 정취삼화
			④ 연양신
			③ 자금단
			② 연기성형
			① 초내원

1) 조원연기 朝元煉氣

첫째 ① '초내원超內院' 단락이다. 이때는 한 쌍의 영아와 차녀가 체내에서 결혼 첫날밤에 신방에 들어가듯이 금공과 황파의 도움을 받아 내원內院에 들어간다. 즉, 상단전에 올라간다는 뜻이다. 이 후 머릿속에 구궁이 있게 되고 여기서부터 형체를 이루어 내면 아주 작은 사람이 되었다가 양성하면 머릿속에서 벗어나 자신의 인체우주에서 빠져 나갈 수 있다. 이때부터는 ② '연기성형煉氣成形' 단락을 수련한다. 즉, 기를 연마하여 형체를 이룬다는 뜻이다. 이 단락을 수련해 내면 영아와 차녀가 다시 배태해서 태양과 달의 빛을 빌려와서 기존에 황금색을 띠고 있는 단을 점점 자금색으로 변해가는 과정이 ③ '자금단紫金丹' 단락이다. 자금단이 이루어지면 이때부터 ④ '연양신煉陽神' 단락을 시작한다. 즉, 양신을 길러서 사물에 대해 이해 할 수 있게끔 하는 과정이다. 양신이 '정취삼화頂聚三花' 즉 정문에 삼화를 모으는 단계에 이를 때 까지 하여야 하는데 여기서 정문은 니환궁을 의미하며 삼화는 정기신을 말한다. 여기서부터는 ⑤ '정취삼화頂聚三花' 단락을 수련한다. 인체내의 상단전, 중단전, 하단전이 동시에 기화해서 솟구쳐 올라와 정문에 도달하는 것은 삼화취정三花聚頂이라고 한다. 양신이 인체 내의 아래 부위에서 일어나는 일, 중간 부위에서 나타나는 정황, 인체 상부에서 발생하는 사정에 대해서 깨달을 수 있어야 한다. 양신을 연마하여 인체 밖으로 내보내기 위해서 하는 이 단락이 끝나면 내관교환편을 수련한다.

2) 내관교환內觀交換

첫 번째 ⑥ '집양신集陽神' 단락이 있다. 즉, 양신을 중궁에 모은다는 뜻이다. 이렇게 중궁에 모아진 양신을 내보내기 위해서는 정문을 열어야 한다. 그러기 위해서는 천연의 불을 사용하여 태워버려야 하는데, 이때 하는 수련이 벽곡의 단곡, 단식, 악고의 3단계 수련을 함으로써 자연우주에서 빌려온 불을 붙여 정문을 열어야 한다. 이 단락이 ⑦ '마천화摩天火'이다.

다음 단락의 ⑧ '교환선범交換仙凡'은 자신의 범태凡胎를 선태仙胎로 바꾸는 수련이다. 범태가 바뀌면 다른 세상에 갈 수가 있어서 자신의 사유를 수련하여 또 다른 경계로 진입할 수 있게 된다. 이 단락이 ⑨ '인간천상화

서국人間天上華胥國'이다. 미지의 세계로 진입할 수 있는 단계이다.

3) 초탈분형超脫分形

초탈분형은 삼선공의 마지막 편이다. 이 단계까지 수련을 성공리에 마쳤다면 그 사람의 신태神胎는 원만해져 범계와 선계를 출입할 수 있는 공력을 가지고 있다. 이때부터는 ⑩ '출입분형出入分形'의 단락을 훈련한다. 양신은 정문으로 출입하므로 이것을 습관화한 다음 양신을 내보내고 다시 끌어당겨오고 다시 내보내고 또 끌어당겨오고를 반복하여 천천히, 그리고 조금씩 거리를 넓혀가는 훈련을 한다. 다음으로 ⑪ '신선탈질神仙脫質'은 두 번째 단락이다. 이 단계까지 오게 되면 사람이 전체적으로 변하게 된다. 신선의 경지에 올라서 유형유질有形有質의 물질세계를 떨쳐 버릴 수 있다. 그리고 마지막 단락인 ⑫ '초범입성超凡入聖'에 들어가면 범인의 경지를 벗어나서 성인의 경지에 들어가게 된다. 여기에 대해서는 더 이상 말할 수 없는 경지이다.

인선공과 지선공이 명命에 관한 수련이라면 천선공은 성性에 관한 수련이다. 도가 공부는 성명쌍수性命雙修를 원칙으로 하기 때문에 인선공이나 지선공을 수련할 때 공력의 수준에 맞춰 천선공도 병행해서 수련한다.

이상의 수련체계 편에서는 공법의 이론만 제시하였을 뿐 구체적인 수련방법은 밝히지 않았다. 그 이유는 도가의 공법이 책이나 보고 말로만 들어서 이루어질 수 없는 것이기 때문이다. 이 공부를 하기 위해서는 반드시 하늘을 감동시키는 덕을 쌓아 명사明師를 만나서 명사의 지점을 받고 명사가 이끌어 주는 대로 따라야 하기 때문이다. 이것은 수천 년을 내려오면서 모든 선인들의 하나같이 강조한 부분이다.

이 공부는 머리를 굴리거나 상식으로 하는 공부가 아니다. 즉, 머리로만 하는 공부가 아니고 머리와 몸을 함께 만들어 가는 성명쌍수의 공부이다. 그래서 불교의 수행과도 같아 보이나 사실은 많이 다르다.

명사의 지도로 공부를 한다고 해도 쉽게 몸에 익히지 않는 것이 도가 수련이다. 그만큼 어렵다는 이야기이다. 도가의 수련은 일상생활에서 의식하지 않고도 자연적이고 자동적으로 내 몸이 말하고 또 변하고 행동할 수 있게 하여 우아일체宇我一切 즉, 우주와 내 몸이 하나가 되어 그것이 일상생활에서 자연스럽게 나타나게 하는 공부과정이다. 어찌 쉽게 할 수 있다고 말 할 수 있겠는가?

북창 선생께서는 『용호비결』의 첫 문장에서 다음과 같이 말씀하신 '수단지도修丹之道 지간지이至簡至易'는 '단을 닦는 도는 지극히 간단하고 지극히 쉽다.'로 해석할 수 있는데, 이 말은 지극히 어색한 표현이다.

첫째, 수단修丹이라는 단어는 도가의 어느 도서에서도 찾아 볼 수 없었고 심지어 기공사전에도 수도修道, 수진修眞, 수신修身, 수심修心 등 수십여 개의 수修자와 관련된 단어 중 수단이라는 명사나 술어는 없었다. 단丹은 닦는다(修)는 뜻보다는 연단煉丹, 즉 단을 불리고 단련한다는 뜻이 강하기 때문이다. 이 단어는 북창께서 조합해서 만들어낸 것으로 보이는데, 이 말이 잘못되었다기보다는 정통 도가의 맥을 이어 받아 공부하지 않았다는 반증이라고 생각한다. 그리고 간단하고 쉽다고 했지만 이것도 어느 한 부분, 즉 본인이 공부한 수준만을 가지고 이것이 전체인 양 잘못 알고 말 한 것으로 이해된다.

다음으로 수련의 체계를 폐기閉氣, 태식胎息, 주천화후周天火候의 3단락으로 설명했는데, 우주와 하나가 되는 공부치고는 너무 간단하고 쉽다는 생각은 들지 않은가? 이것도 위에서 지금까지 설명한 수련내용이나 체계 편에서 다루어진 순서나 내용하고 너무나 먼 괴리乖離가 있다. 이는 명사의 지도나 지점 없이 독학으로 공부한 데서 오는 편견과 당시 시대상을 감안, 정보부재에서 오는 무지의 결과이다.라고 이해한다면 나의 주제 넘는 논리의 비약인가?

북창이 43세에 운명한 것도 도가에서는 요절夭折로밖에 볼 수 없다. 도가에서는 '인명재천人命在天', 즉 '사람의 목숨은 하늘에 있다.' 가 아니고 '아명재아불유천我命在我不由天', 즉 '나의 명은 나에게 있지 하늘에 있는 것이 아니다.'라고 말하고 있다. 그의 요절의 원인은 후학도인 우리가 풀어야할 숙제라고 생각한다.

후인들은 이 모든 것을 을사사화의 주역으로 활동한 북창의 아버지 정순봉과의 관계로 연결시켜 이해하려고 하지만 그의 부친이 사망하고 1년 후에 세상을 등진 것으로 보아서, 연관 지어 설명하기에는 설득력이 부족하다.

다시 강조하지만 책이나 보고 독학으로 이룰 수 없는 것이 도가수련이다.

(9) 여선女仙들 이야기

이 장에서는 『여단공女丹功』의 수련체계를 말하려 했으나 이것은 내가 직접 공부한 부분이 아니어서 그냥 접기로 했다. 그 대신 여선들의 이야기를 실어본다.

① 서왕모西王母

도가 최초의 여선女仙은 중국고대 신화 속에서 가장 잘 알려진 서왕모이다. 곤륜산에 살았고 성은 양楊, 이름은 회回였으며 불사약을 가졌다. 옥황상제의 부인이라는 서왕모는 서른을 약간 넘어선 성숙한 미모의 여인이며, 절대 권력을 가진 여선의 우두머리로 표현되어 왔지만 원래 서왕모는 중국 변방(서쪽 곤륜산근처)의 이민족의 이름이었다. 하지만 시대가 지나면서 신격화되어 중국의 남신은 옥황대제, 여신은 서왕모로 대표되고 있다. 서왕모는 복을 나누어 주며 아들을 점지해 주는 신으로 알려져 있다.

지금까지도 서왕모와 관련되는 일화와 전설이 많고 시와 문학작품 속에서도 자주 등장한다. 서왕모는 천상계와 인간계의 여러 일에도 일찍부터 개입하여 관여한 것으로 되어 있다. 우리가 잘 알고 있는 전설 중에서 견우와 직녀를 갈라놓아 그들이 지금까지 여전히 멀고 먼 은하계를 사이에 두고 매년 7월 7일에야 비로소 까치가 놓은 오작교烏鵲橋 위에서 서로 얼굴을 한 번 볼 수 있게 만든 것도 서왕모에게 노여움을 샀기 때문이었다고 한다.

삼황오제三皇五帝의 한 사람인 황제黃帝가 치우蚩尤와 중원을 놓고 싸움을 할 때, 치우가 비바람을 부르고 연기와 안개를 피워 황제의 군대에게 방향을 잃게 하고 대오를 어지럽혔다. 황제는 어쩔 수 없이 군대를 물려 태산지방으로 후퇴할 수밖에 없었다. 이때 서왕모는 몸에 검은 여우 갑옷을 입은 사자를 파견하여, 길이 한 자, 넓이 세 치 옥으로 된 단혈丹血 무늬를 한 푸른 옥돌 신부神符를 황제에게 주어 난국을 타개하게 하였다. 그

서왕모의 궁전

곤륜산이야말로 중국신화 전설 가운데 가장 널리 잘 알려진 신선들의 산이다. 신선들이 산다는 선산仙山이라기보다 천계와 통해 있는 큰 사닥다리라고도 한다. 전설에 나오는 유명한 신선들은 곤륜산과 연관되지 않은 사람이 없을 정도이다. 곤륜산의 가장 높은 곳은 옥황상제의 거처와 바로 통해 있다고 한다. 모두가 옥으로 되어 있다는 군옥산은 곤륜산 서쪽에 있으며, 서왕모의 궁전이 이곳에 세워져 있다고 한다. 서왕모의 정원인 요지瑤池는 군옥산이 둘러싸고 있는데, 이름 그대로 그 연못물이 깊고 넓고 맑아 마치 투명하고 빛나는 아름다운 옥과 같다고 한다. 요지 주변에 선도복숭아 꽃 등 온갖 기화요초가 만발한 그 경치를 그린 그림이 있으나 어떻게 그 아름다운 실체를 그림으로 표현해 낼 수 있겠는가!

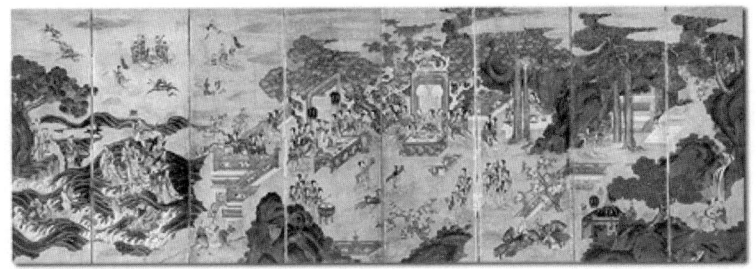

요지

서유기西遊記(손오공이 요지의 선도복숭아를 따먹어 신선대회를 망쳤다는 이야기가 있다)가 세상에 나온 후 요지는 하늘나라 궁전 가운데 주요한 경치 중의 하나로 자리매김을 하였으며 이때부터 요지에 대해 이의를 제기하는 사람이 없다고 한다.

요지에 대해 언급하면 사람들은 쉽사리 서왕모가 주관하는 반도승회蟠桃勝會(군선대회群仙大會)를 떠올린다. 이 세상의 어떠한 명목의 연회나 파티를 통틀어 보아도 이보다 사람을 사로잡는 연회는 없을 것이다.

매년 3월 3일 서왕모 생일이 되면 요지에서 가장 아름다운 누각에서 반도승회를 거행한다고 한다. 이 잔치에는 수많은 큰 신선들과 각지의 선관과 신관들이 서왕모의 초청에 응해 참석하여 선도복숭아를 맛보며 서왕모의 생일을 축하한다고 하는데 선계에서나 볼 수 있는 성대한 행사가 되었다고 한다.

리고 사람 머리에 까마귀 몸을 한 구천현녀九天玄女를 파견하여 황제에게 각종 음양술陰陽術과 기관조종술機關之學을 가르쳤다고 한다. 서왕모의 이러한 도움으로 황제는 마침내 치우와의 싸움에서 승리하고 중원을 차지하였다고 한다.

또한 순임금이 천하를 다스릴 때에도 지지를 표명하고 사자를 파견하여 순임금에게 백옥환白玉環과 백옥피리를 내렸다. 그리고 지도를 내렸는데, 황제 때 구주九州를 기초로 하여 국가의 영역을 12주로 넓히게 되었다. 우임금 때 홍수가 나서 온 천하가 물로 뒤 덮였을 때 서왕모는 운화부인雲華夫人 요희를 파견해서 돕게 하여 홍수를 다스리는 데 성공하였다고 한다.

서왕모는 또한 신선들 모임인 군선대회群仙大會(곤륜산 요지에서 선불仙佛과 성진聖眞들이 3천 년에 한 번씩 개최한다는 모임으로 이때 서왕모가 선도복숭아 일명 반도蟠桃를 대접한다)에 친히 참석하여 치하를 하였다고 한다.

서왕모에게는 많은 자녀들이 있었다고 한다. 그 중에서 가장 잘 알려진 여인이 운화雲華부인(이름이 요희瑤姬), 그리고 태진太眞부인(이름이 완완婉婉)이다. '집선록集仙錄'에 운화부인은 서왕모의 스물세 번째 딸이며 태진부인의 동생이라고 한다. '명통일지明統一志'에는 서왕모의 아홉 번째 아들이 현수玄秀이며 진인이라는 기록도 있다. 이것으로 보건대 서왕모는 적어도 23명의 자녀를 둔 것으로 추측할 수 있다.

나아가 서왕모는 국가나 민간에서 각종 재난이나 어려움에 봉착했을 때, 기복祈福을 비는 주요한 신들 중 하나가 되었다. 여러 기록에 이러한 사실들이 나온다. 수나라 때 방화로 정형현 전체가 산불에 휩싸여 백성들은 두려움 속에서 어찌할 바를 몰랐다. 정형현 관리들은 서왕모 사당에 가서 예를 올리고 울면서 다음과 같이 고하였다. "백성이 무슨 죄가 있겠습니까? 지금 이러한 큰 재난을 만났습니다! 신神이 있어 만약 신령하다면 비를 내려 구해 주십시오." 기도가 끝나자, 곧바로 구름이 몰려들면서 갑자기 소나기가 내려 큰 산불이 꺼졌다고 한다. 이러한 일화가 유행하면서 사람들은 붉은 종이 위에 '서왕모의 신위(西王母之神位)'를 쓰거나, 혹은 서왕모를 귀부인상으로 그려서 받들어 제사를 지내고 복과 수명을 빌거나 각종 재앙을 없애도록 기도를 하곤 했는데, 이것이 널리 유행하여 민간에서는 하나의 풍속이 되었다고 한다.

기원전 967년경 주나라 목왕은 곤륜산으로 가서 서왕모를 처음 만나 부부가 되었다. 이 두 부부의 애정은 아주 돈독했다. 평소에도 서왕모는 목왕과 이별할 것을 아쉬워하면서 죽은 후에도 다시 만나기를 기약하였다. 그러나 목왕이 늙고 병들어 죽게 되자 요지瑤池에서 다시 만난다는 기약도 물거품이 되었다고 한다. 이로 보건대 그 당시에는 서왕모의 신통력은 그리 대단하지 못했던 것으로 추측할 수 있다.

전국戰國시대가 지나고 한나라 때가 되자, 신선가의 방사方士들의 활약이 커지게 되면서 서왕모의 지위와 신통은 자꾸만 높아 갔으며 장생불사약을 장악하는 등 신령스런 여자 신선으로 추앙 받았다. 도교가 흥기함에 따라 서왕모는 도가의 주요인물이 되어 있었다.

『장자』「대종사」편에서는 서왕모를 다음과 같이 묘사하였다.

"소광산에 앉아 그 비롯됨(탄생)을 알지 못하고 그 마침(죽음)도 알지 못한다"

이처럼 시작도 없고 끝도 없다면 장생불사와 다를 바 없다고 보고 여기서 서왕모는 완연한 선인의 품성의 위상을 차지하고 있음을 알 수 있다.

또 도교와 불교가 서로 세력을 다툴 때 인간의 상상력이 작용할 수 있는 범위 내에서 서왕모의 지위와 신통도 점점 높아 갔으며, 논쟁의 여지가 없이 천상의 높은 신으로 되었다.

서왕모 하면 방중술房中術과 선도 복숭아를 떠오르게 한다. 동방삭도 서왕모의 복숭아를 훔쳐 먹고 삼천 갑자를 살았다고 전해지고 있지 않는가.

목왕과 만나고 850여 년이 지난 한나라 무제 때의 일이다. 한 무제 유철劉徹은 일심으로 신선의 도를 구했던 사람이다. 동쪽의 어느 군에서 한 무제에게 아주 작은 신체의 소왜인小矮人을 조공으로 보내 왔는데, 키가 불과 칠촌(20센티)이었으나 의관은 정갈하였다 한다. 한 무제는 소인에게 매우 흥미를 느끼고 소인을 책상 위에 올려놓고 장난을 하면서 즐기곤 하였다. 어느 하루 동방삭이 궁궐에 들어 왔다가 이 소인을 만났다. 소인을 부르면서 "거영巨靈아, 너는 어떻게 이곳까지 미끄러져 떨어져 왔느냐? 아모(阿母서왕모)는 잘 계시냐?"라고 묻는다. 소인은 아무 대답이 없었다. 동방삭은 한 무제에게 "이 아이는 품행이 좋지 않아, 일찍이 세 번이나 서왕모의 선도복숭아(蟠桃)를 훔쳐 먹어 서왕모의 눈 밖에 나게 되었습니다. 그래서 이곳 인간 세상으로 귀양 왔습니다."라고 하였다.

이에 한 무제가 크게 놀랐고, 동방삭이 세상의 평범한 사람이 아니라는 것을 알았다고 한다. 그때까지 잠자코 있던 소인이 한 무제에게 "서왕모가 저를 파견하여 당신에게 도를 구하는 방법을 가르쳐 주라고 하였습니다. 오직 청정하여야 하고 마땅히 조급해서는 안 됩니다. 다시 5년이 지나면 서왕모가 몸소 와서 당신을 만나겠다고 하였습니다."라고 말한 후 순간적으로 사라졌다.

5년이 지나자 서왕모는 한무제에게 사자를 파견하여 7월 7일 자기가 친히 강림하겠다고 전했다. 이에 한무제는 향을 사르고 물을 뿌려 청소를 깨끗이 하고 몸소 장막을 쳤다.

약속한 7일 날 밤 공중에서 뇌성이 은은한 가운데 온 하늘이 갑자기 자주색 구름으로 덮이면서 서왕모가 자주색 구름수레(紫雲車)를 타고 궁전으로 내려왔다. 이때 서왕모의 신태는 방정하였고, 얼굴은 절세가인으로 30여 세 여인이었다 한다. 이때 서왕모를 따라온 선녀가 옥쟁반에 선도복숭아 7개를 받쳐왔는데 서왕모는 한 무제와 이야기를 나누다가 선도복숭아를 내려 맛보게 하였다고 한다. 서왕모가 3개를 먹고, 4개를 한 무제에게 주었다고 하는데 한 무제가 한번 맛보자 그 맛이 얼마나 좋은지 정신마저 상쾌해져서 한 무제가 복숭아씨를 받아 심으려 하자 서왕모가 "이 복숭아는 삼천 년이 되어야 열매를 맺는다. 중원땅은 척박하여 심어도 살지 못한다."고 하자 한무제는 심기를 포기하였다고 한다.

선도복숭아(蟠桃)

서왕모가 산다는 선경을 요지(瑤池)라 하고 그곳에 선도복숭아가 자란다고 한다. 하나를 먹으면 천년을 살 수 있다는 등 여러 가지 일화가 전해져 오면서 일찍이 이상향을 그리는 사람들이 꿈속에서도 동경해마지 않던 곳이다.

원래 선도복숭아는 천상에 없었다고 한다. 『현중기(玄中記)』 등에 따르면 "동남쪽에 도도산(桃都山)이 있는데, 산 위에는 거대한 복숭아나무가 있어 얼마나 큰지 밑둥치부터 가지까지 삼천 리나 된다고 하며 복숭아가 맛이 있어 그곳에 사는 신선이 서왕모에게 비쳤다. 서왕모는 복숭아 맛이 좋아 그 씨를 받아 심었는데 이것이 선도복숭아(蟠桃)"라고 한다. 천상의 토질과 기후가 좋고 더욱이 정심하게 관리하여 복숭아나무가 무성하게 자라 점차 복숭아나무 숲을 이루었는데 이를 반도원(蟠桃園)이라 한다.

반도원에는 복숭아나무 3,600그루가 있는데, 앞면의 1,200그루는 꽃이 작고 과일도 적은데 3,000년에 한 번 익으며, 사람이 먹으면 도를 이루고 신선이 된다고 하는데 신체가 가벼워지고 건강해진다고 한다. 중간 1,200그루는 겹꽃에 단 열매가 맺는데 6,000년에 한 번 익으며 사람이 먹으면 안개나 노을과 같이 가볍게 날며 장생불사한다고 한다. 제일 뒤편에 있는 1,200그루는 자주색 무늬의 담황색 복숭아로 9,000년에 한 번 익는데, 이를 먹는 사

> 람은 천지와 같이 수명을 누리고 해와 달과 같이 영원히 산다고 한다.

② 손불이 孫不二

손불이는 금나라때 인물로 닝하이(寧海)지방의 호족 손충익(孫忠翊)의 딸이자 나중에 전진교 제2대 장문인(掌門人)이 된 마단양의 아내이다. 금나라 세종 대정(大定) 연간(1161~1189)에 남편 마단양과 함께 당시 산동지방에서 부유한 가정을 이루고 살면서 북오조의 한분인 왕중양 선생을 집에 모시고 도가 공부를 하였다. 그때의 이야기를 담아본다.

손불이는 마단양이 외출하고 가정의 노복들만 있을때 홀로 별채에 있는 왕중양 선생을 찾아 공손히 절하고 꿇어 앉아 다음과 같이 여쭈었다.

"제자 손불이 심성이 우매하여 도리에 밝지 못하므로 두 차례나 큰 실수를 하였으니 어제 사형의(마단양을 이름) 가르침을 받고서야 스승님 말씀하심이 지극한 도임을 깨닫고 스스로 참회하오니 스승님께서 깊이 용서하시고 다시 지점(指點)하여 주십시오."

중양선생이 다시 정좌하시고 말씀하시기를

"그대는 명심하여 들으라. 도에는 세 가지 방법이 있으니 본인이 힘을 헤아려서 수행해야 할 것이다. 그대는 어느 일승(一乘)을 배우려 하느냐? 도를 배우는 사람은 제일 먼저 생사를 초월해야 하느니 죽을사(死)자 하나를 깨달아 얻으면 가히 죽지 않는 사람이 되느니라.

상승(上乘)이란 것은 텅 빈 허무한 도이다. 실오라기 하나 붙을 곳이 없고 한 생각도 물들 것이 없어서 밝은 달이 공중에서 비추고 구름 한 점 없듯이 다만 한 점 신령스런 뿌리만이 능히 하늘과 땅의 조화를 얻고 비로소 음양의 묘한 이치에 참여할 것이니 이 법으로서 수련하면 넉넉히 무無의 자리로 돌아가고 무로서 일체만유를 낳게 하나니 능히 하늘과 땅과 더불어 같이 살고 해와 달과 더불어 같이 닦을 것이니 상품천선의 대승도大乘道이다.

중승中乘이란 것은 공경과 정성으로써 몸과 마음을 제계하고 예배로써 참 성인을 받들고 천존들의 성스런 이름을 부르고 태상의 비밀스런 주문을 외워서 일념이 순진하고 만 가지 생각들이 맑고 고요해야 위로는 하늘을 감동케 하고 아래로는 만 가지 신령들을 밝게 보살피면 신령스런 광채가 길이 죽지 않으리라. 그 한 점의 순진한 참 성품이 허무에 도달하여 신선 반열에 앉을 것이니 이것이 중승도中乘道이니라.

하승下乘이란 것은 공력을 쌓고 수행을 쌓아 널리 방편을 써서 사람을 건지고 만물을 이롭게 하며 좋은 일을 많이 하고 허물이 될 만한 일들을 하지 않으면 참된 성품이 자연히 어둡지 않고 신령스럽게 밝아 뚜렷해지나니 때로는 숨고 때로는 나타나서 신선과 더불어 다를 것이 없게 되니 이것을 하승도下乘道라 하느니라. 너는 스스로의 역량을 알아서 하나의 방법을 배우기를 원한다면 내 너를 위하여 참된 비결을 전해 주리라."

"제자는 최상승最上乘 천선天仙의 도를 배우려 하나이다."

"그대 마음은 크다마는 그 뜻이 굳세지 못할까 염려되노라."

"마음은 크지 않사오나 뜻이 더욱 굳셉니다. 이 몸을 죽일지라도 제 뜻만은 빼앗지 못할 것입니다."

"대개 도를 닦는 사람은 산천의 신령스런 기운을 필요로 하는지라 지리를 불가불 선택해야 하느니라. 이제 동쪽 낙양洛陽은 신령스런 기운이 왕성하여 응당 진선 한 분이 날것이요. 만약 그곳에서 12년간 수련하면 가히 도를 이룰 것이니 그대 능히 가겠는가?"

"제자 가기를 지원합니다."

"내가 보건대 가지 못할 것 같다. 분명코 그렇다."

"죽을 사死자도 모르고 삶生도 잊었나니 어찌 가지 못하오리까?"

"그대 죽어서 유익함이 있으면 모르거니와 그대 죽어서 이로울 바가 없으면 헛되이 생명을 버리게 되는 것이다. 낙양이 천리나 멀리 떨어진 곳이라 한번 거리로 나서면 풍류낭자 건달패가 적지 않고 또한 경박하고 무례한 놈들이 많아서 그대의 꽃 같고 옥 같은 용모를 보고 어찌 마음이 움직이지 않겠느뇨? 적게는 희롱을 당할 것이요, 크게는 능욕을 보일 것이니 그대의 참되고 정숙함이 남의 치욕을 용납하리요? 반드시 죽음으로서 절개를 지킬 것이니 장생을 구하려다 오히려 죽는 꼴이 될 것이다. 그러므로 못 간다 말한 것이다."

손불이는 스승의 말씀을 듣고 한참이나 말이 없다가 선생께 인사도 않고 별채에서 나와서 부엌으로 내려 부엌의 부녀들을 다 물리치고 몸소 가마솥에 불을 때고 참기름 한 통을 솥 안에 붙고 기름이 끓기를 기다려 냉수 한 사발을 끓는 가마솥에 쏟아 부으니 기름방울이 펄펄 튀어 올랐다.

손불이는 수건으로 두 눈만 꼭 가리고 기름 솥에 한참 얼굴을 대었으니 온 얼굴에 기름방울이 튀어온 곳마다 꽈리처럼 부풀러 올랐다.

아픔과 괴로움을 진정시킨 손불이는 스승님 앞에 나와 보이며 여쭙기를

"제자 이 얼굴이면 가히 낙양에 가겠나이까?"

선생이 한번 보시고 아연 감탄하시며 하시는 말씀이 "놀랍고도 놀랍도

다. 세상에 이와 같이 큰 뜻을 품은 사람도 있었던가? 허허 또한 내가 산동에 온 것도 힛길음은 아니로다."

선생이 말씀을 마치시고 곧 이어 음양묘리陰陽妙理, 조화현기造化玄機, 연음성양煉陰成陽, 초범입성超凡入聖 네 가지 공정을 손불이 에게 전해주고 말씀하셨다.

"큰 도는 남이 알지도 못하게 하고 알리지도 말며 숨겨야 하며, 이런 공부는 약간은 미친 짓으로 남의 이목을 은폐하여 사람들로 하여금 내 공부를 모르게 하고 내 수행을 숨겨야 하느니라. 그리하여 큰 공을 성취한 날을 기다려 가히 몸을 나타내서 법을 설해야 한다. 그대는 얼굴의 상처가 낫는 대로 속히 낙양으로 가라. 떠날 때는 나한테 와서 인사도 하지 마라. 그대의 공부를 이루고 결과가 원만함을 기다려 반도회상蟠桃會上(신선들의 모임)에서 다시 만나 보리라."

선생이 대도를 말씀한 다음 눈을 감고 입을 다무셨다. 이것이 사제지간에 육신으로는 마지막 작별 인사다.

손불이는 노복들에게 "얼굴을 데였으니 이것이 한때의 재앙인지라 너희들은 놀라지 말고 맡은 바의 일이나 전력하고 나에게 관심 갖지 말라."

내실로 돌아가 문을 닫고 침실에 누웠다. 이틀이 지나자 마단양이 집으로 돌아왔다. 돌아온 마단양에게 가솔들이 나와 아뢰되

"어머니께서 끓는 물에 온 얼굴을 데이고 침상에 누워 있나이다."

단양이 듣고 탄식하고 별채에 들러 선생을 뵙고 다음에 안채로 돌아와 손불이를 만나니 다만 온 얼굴에 누른 물만 줄줄 흐르고 있었다.

꽃같이 곱고 옥같이 예쁘던 얼굴이 한낱 추물이 되었는지라 놀라 소리를 지르며

243

"여보시오 어찌 주의를 하지 않고 끓는 기름을 쓰고 그 꼴이 되었단 말씀이요."

말이 채 끝나기 전에 손 불이 두 눈만 빼끔히 뜨고 마단양을 한번 바라보더니 깔깔대고 웃으며 한 손으로 마단양을 움켜잡고 하는 말이

"당신이 서왕모의 아들 아닌가? 당신을 데리고 반도대회蟠桃大會에 데리고 가라고 해서 내 오늘 나와 당신을 데리러 왔으니 천상의 황금 대궐로(상천금궐上天金闕) 빨리 갑시다." 하고 다시 탁자 위로 올라가서 하늘로 올라가는 시늉을 하다가(일종의 미친짓) 문득 뛰어내려 땅에 엎드려서 신음 소리를 그치지 않았다. 마단양은 그 광경을 보고 마음이 처량하고 참혹함을 견디기 어려웠다.

다시 별채를 방문하여 선생에게 아뢰기를 "우리 손 도반은 신선을 생각하다가 미치광이가 되었으니 이 일을 어찌해야 좋겠습니까?"

선생이 말하기를 "미치광이가 되지 않고 어찌 신선이 되리요." 하시고 눈을 감고 정좌하시니 단양이 다시 묻지 못하고 별채를 나올 수밖에 없었다.

손불이는 한번 미치광이 모습으로 마단양을 물리치고 선생이 전해주신 공부에 열중하였다. 공부가 점점 성체원명(性體圓明성품이 둥글고 밝음)한 자리에 이르니 신통하고 오묘함이 말로 다할 수 없을 정도로 마음의 경지가 명랑하고 자연스러워져서 도의 보호를 받을 뜻이 더욱 굳어지는 것을 기뻐하며 곧 거울을 들고 자기 얼굴을 한번 비춰보니 자기도 놀랄 만큼 얼굴이 흉측·기괴하였다. 온 얼굴에 가득한 붉은 딱지·검은 딱지, 빗질 않은 머리는 갈래갈래 갈렸으니 마귀 쫓는 대장부가 틀림없이 되었구나. 누구든 추한 그 얼굴을 보면 울고 도망가리라.

손불이는 거울에 나타난 기괴망칙한 형상을 한참 보다가 마음속으로 크게 기뻐하면서 이만하면 족히 낙양으로 갈 만하다, 생각하였다.

이에 자기 입은 옷을 찢어 헤치고 숯검정을 얼굴에 처바른 다음 앞뜰로 기어 나와서 한바탕 깔깔거리고 웃으니 온 집안 기솔들이 일제히 나와 둘러싸고 서 있을 때 손불이는 자기 입술을 질겅질겅 씹어 피를 흘리니 기솔들이 황망히 마단양에게로 물러갔다.

그 틈을 타서 대문 밖으로 도망하였다.

손불이는 집 밖으로 뛰어나오자 반드시 자기를 찾아올 것이라 생각하고 풀밭 속으로 몸을 숨기고 있으니 과연 마단양이 기솔들을 이끌고 달려오고 있었다. 그들은 숨어 있는 곳을 알지 못하고 멀리 지나간 틈을 타서 풀밭에서 나와 동남쪽을 향하여 달려 몸을 숨겼다.

참으로 거룩하고 장한 일이다. 본래 부잣집 아내로서 문 밖을 나서 본 일이 없고 의식주 모두 평생 궁색을 모르고 남종 여종 호위를 받으며 살아온 규방의 귀인이 하루아침에 거지 복색을 하고 단 돈 한 푼도 여유 없이 혈혈단신으로 험난한 세상을 거침없이 나서니 가히 하늘도 찌를 듯한 그의 큰 기세를 꺾을 자 누구이겠는가?

낮에는 마을에서 밥을 빌어먹고 밤에는 사람 없는 곳을 찾아 잠을 자니 이르는 곳마다 거칠고 쓸쓸하고 궁벽한 곳이었다. 허물어진 묘가 아니면 큰 고목나무 밑이요, 그렇지 않으면 큰 바위 틈이 머무르는 자리였다. 만일에 사람들이 와서 까닭을 물을 때에는 하늘 꼭대기다 땅 밑 구멍이다. 하여 실성한 사람의 소리로 횡설수설하며, 혹은 울었다. 혹은 웃었다 하니 이 모양을 보고 남들은 모두 미치광이로 보고, 혹은 불쌍히 여겨 옷도 주고 밥도 주며 돈도 몇 푼씩 던져 주었다. 그리하여 길을 떠난 후로 평안하고 편안하게 갈 수 있었으며, 가다가 바른 사람을 만날 때면 길을 물어서 집을 나선 지 두 달 만에 천리 낙양에 도착하였다.

손불이는 낙양에 이르러 성 밖에 어떤 허물어진 기와 가마를 발견하고 은신할 곳으로 정했다. 낮에는 성안으로 들어가 밥을 빌어먹을 때 완전히 거지 복색을 하고 절름발이 걸음으로 걸어 다녔다. 그래서 성안과 성 밖에서도 보는 사람마다 그를 미친 바보 여인이라 부르고 한 사람도 건드리는 자 없었으므로 이내 안심하고 수도에 전념할 수 있었으며, 중양 선생이 말씀한 "대도는 미치광이 속에 숨어 있다."는 것을 항상 마음속에 간직하였다.

그때 낙양 건달 장팔과 이삼이라는 유명한 건달 두 놈이 있었는데, 손불이가 길거리에서 걸식하는 것을 여러 번 보았으나 얼굴 모양은 누추하나 샛별 같은 눈동자와 백옥 같은 이빨을 보고는 만약 얼굴에 데인 자국만 아니면 인물이 빠지지 않을 거라 생각하고 눈여겨보고 마음속에 새겨 두었다. 어느 날 달은 밝고 바람도 없는데, 두 건달 놈이 술이 만취하여 허물어진 기와 가마 근처를 지나다가 장팔이란 놈이 말하기를 우리 한번 저 기와 가마에 가서 미치광이 여자와 한 번 즐겨보자 하니, 이삼이 이르기를 가지 마라 내 일찍이 들으니 미친 여자와 관계하는 놈은 평생 머리가 헌다 하더라. 장팔이 듣지 않고 기와 가마로 달려가니 이삼도 역시 따랐다. 두 사람이 몇 발짝 걸어가자 홀연히 머리 위에 한 조각 먹구름이 돌더니 기와 가마 근처에 이르러 무서운 벼락소리가 한 번 울리며 산이 무너지고 땅이 꺼지는 것 같으면서 두 사람 머리 위에서 번갯불이 내리칠 듯이 번쩍대니 두 사람 혼비백산하여 온몸을 벌벌 떨고 있었다. 한 떨기 이 검정 구름이 별안간 온 하늘에 퍼지더니 천지가 캄캄해지고 광풍

이 불어 닥치며 한 줄기 소낙비가 두 놈의 머리 위로 총알이 쏟아지듯 내려치기 시작하였다. 마침내 우박이 온 몸뚱이를 내리 갈긴 것이다. 두 사람은 피할 겨를도 없이 무서운 봉변을 당하고 돌아서는데, 장팔이는 한 발이 우박 깔린 땅에 미끄러져 머리통이 깨지고 두 눈을 다치며 살점이 찢겨 피가 튀었다. 이 일이 있은 후에 이삼은 지난번 겪은 사정을 동료들에게 자세히 설명하고 기와 가마에 가지 말라고 당부하였다.

이 말이 차츰 퍼지자 성안과 성 밖의 불량배와 거지 떼들이 다시는 기와 가마에 가까이 가지 못했으니 이후부터 손불이는 낙양에서 수도하는 12년 동안 다른 사람의 침해를 받지 않고 공부에 전념할 수 있었다.

손불이는 북오조(왕현보, 종리권, 여동빈, 유해섬, 왕중양) 왕중양의 제자로 북칠진(마단양, 손불이, 학대통, 마처일, 유처현, 담처단, 구처기) 중의 유일한 여성으로서 북칠진들이 모두 계파를 갖게 되므로 자신도 청정파淸靜派를 창립하기도 하였다. 저서로는 여공 내단에 관한 『곤결坤訣』과 『곤영경坤寧經』이 있다.

제4편 靜坐 정좌

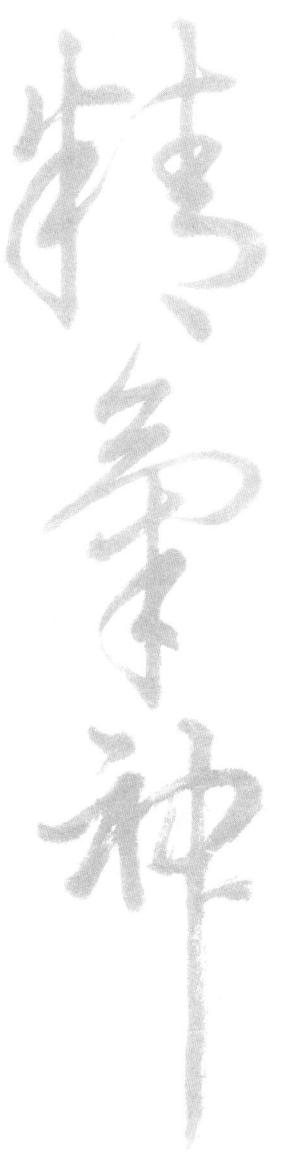

정좌靜坐 체계體系

자구는 일각도 쉬지 않고 움직인다. 사람도 지구가 움직이는 대로 따라서 움직이지만 이것을 느끼지 못하고 있을 뿐 아니라 사람 스스로도 쉼없이 움직이지만 느끼지 못하고 있다. 그 예로 수면을 취하고 있을 때도 심장의 박동은 계속되며, 잠시의 정지도 허용하지 않는 것이 그것이다. 이러한 움직임과는 상관없이 자신 스스로 심신心身을 움직여 활동하는데, 이것을 동작이라고 한다.

이러한 동작을 그치고 지구의 움직임에만 적응하고 있다면 이것을 정靜이라고 할 수 있다. 인간은 노동을 하면 휴식을 취해야 하고 정신 근로자도 휴식은 필요하다. 학생들의 수업시간이 그러하듯이 1시간 정도 일을 했다면 10분 정도는 휴식을 갖는다. 그리고 낮에는 일하지만 밤에는 수면을 통해 휴식을 취한다. 이 휴식이 곧 정靜이다. 문제는 이러한 상태의 정은 심신이 하나가 되어 나온 것이 아니고 몸 따로 마음 따로이다. 몸은 비록 쉬고 있을지라도 마음은 천리를 달리고 있어서 지구의 움직임에 적응하지 못하므로 정靜의 진정한 효과를 보지 못하고 있다.

정좌靜坐는 정靜의 진정한 효과를 극대화시키기 위해서 창안된 수련 방법이다.

불교의 선정禪定, 지관止觀, 사유수思維修, 요가나, 최면술, 또는 도교의 반좌 등 움직임을 갈무리하여 고요함을 회복하는 모든 자세 및 작용을 통괄하여 정좌라고 한다.

정좌는 지신의 몸과 마음을 근거로 해서만 가능하다. 그러나 수련의 방법에 따라서 결과는 아주 다르게 나온다. 이 때문에 정좌를 시작해 상당한 시간이 흐르면서 어떤 방법을 써서 화후를 어떻게 사용하느냐에 생리적 기기氣機에 변화가 생긴다. 불교의 선정이나 도교의 반좌수련은 똑같이 정좌를 차용하였으나 수련이 깊이 들어가면서 세부적인 기교의 차이 때문에 결과는 달라진다. 비유컨대 소나무를 키우면서 소나무 본래 생명조직 등 성장 작용 등은 변함이 없이 자라게 하면서 그 형태는 인위적인 힘을 가해 다양한 모습으로 변형시킬 수 있는 것과 같다.

정좌靜坐의 자세로는 유·불·도 3교를 통틀어 대략 96종이나 된다고 한다.

유학儒學의 정좌는 잘 알려져 있지 않으나 송宋 이후의 유학은 이학理學으로 전개되는데, 정명도程明道가 불교와 도가의 정좌수련 심법을 활용하고 선종의 선정禪定 수련법을 가미하여 『정성서定性書』란 책을 저술하여 고요함 속에서 성리性理의 단서가 자란다고 보았으며, 그의 동생 정이천程伊川도 '주경설主敬說'을 가미하면서 유가의 정좌를 완성시켰다. 그러나 유가의 정좌 자세는 통상적으로 '정금위좌正襟危坐', 즉 '용모를 단정히 하여 똑바로 앉는 자세'를 취했다. 자세는 바른 의자에 꼿꼿이 똑바로 앉아 있는 형태이다.

이에 비해 불교에서는 칠지좌법七支坐法을 이용하는데, 이를 간단히 가부좌라고도 한다. 즉, 일곱가지의 지체肢體의 요점을 말하는 것이다. 그 요점이란 ⓐ 양다리는 가부좌를 취하고 ⓑ 등은 곧게 펴고 ⓒ 좌우 양손을 포개어 단전 아래 부분에 자연스럽게 내려놓고 ⓓ 어깨를 좌우로 약간 벌려 바르게 하고 ⓔ 머리를 바르게 하여 후뇌 부위의 긴장이 풀리도록 하며 ⓕ 두 눈은 감은 듯 뜬 듯하며 앞쪽 2~3미터 전방에 고정시키고 ⓖ 혀끝은 가볍게 입천장 위로 붙인다. 는 등이다.

도가에서는 정좌를 반좌盤坐라고도 하는데, 가부좌라고 부르는 쌍반에서 단반, 자연반 등과 누운 자세의 와공臥功 등 다양한 자세를 추가해 생리적 효과와 동시에 기경 8맥을 타통 하는 연기煉氣 등의 작용을 배합시켰다.

효율적인 정좌수련 시간대

자연은 우리가 원하든 원하지 안하든 하루는 하루마다, 또 매달마다, 매 해마다 시時와 기期를 쫓아 변화를 일으킨다면 그 변화에 순응하면서 살아가는 것이 인간이다.

수련 역시 자연과의 하나가 되어 자연을 그대로 받아들이는 것을 원칙으로 삼아야 한다. 그 핵심은 음양의 조화를 그대로 받아들이고 활용하는 것으로부터 시작하는 것이 최우선이다.

년 중 제일 좋은 시기는 동지, 하지. 춘분, 추분이다. 그중에서 동지는 년 중 음이 꽉 차있는 극음極陰의 시기이고 이 속에서 일양—陽이 처음으로 생기는데 이 일양이 진양眞陽 이다. 진종자 이기도 하는 이 진양을 수련인들은 반드시 놓치지 말아야 할 것이다. 도가에서는 1년의 첫 시작을 동지로 보고 있는데 이것은 자연의 변화를 받아들이는데 기인한다.

월중으로는 음력 29일, 1일, 2일의 3일을 그리고 14일, 15일, 16일의 3일을 가장 좋은 날로 본다. 이것은 지구와 달이 일직선으로 거리가 가장 가까운 때이기 때문이기도 하지만 음과 양이 서로 전환되기 때문이다. 그리고 매월 7~8일과 22~23일도 음양의 중간치로서 년 중의 춘분과 추분의 역할을 한다. 그리고 8월 15일 1월 15일을 놓치지 말아야 하며 2월 15일은 노자의 탄신일 이므로 중국 전역의 도관에서 일시에 수련을 함으로써 그때의 수련효과는 최고이다. 물론 여기서 지적한 모든 시간대는 중국 전역의 도관에서 도인을 비롯한 수련생들이 일제히 수련을 하므로 그 시간대를 맞추어 대공帶功에 대응하여 수련의 극대화를 가져와야 한다.

하루 중에는 해시가 끝날 무렵에서 자시가 끝날 때까지 즉 밤 10시부터 새벽 1시까지가 가장 좋은 시간대이다. 하루의 음이 극에 달했을 때 정좌를 통해 고요함이 절정을 이룬 극음을 받아들여서 그 속에서 진양을 캐내는 것이다.

그리고 아침에 눈을 뜨자 말자 정좌에 들어가 수련을 하는데 이것은 우리의 몸이 최대로 안정되었을 때이기 때문이다. 정좌의 최대 요건은 몸이 고요하게 안정 되었을 때이기도 하지만 이때는 방광에 소변이 가득 고여 있어서 이 소변을 기화 시켜서 약을 채취하기 좋은 시간대이기도 하다. 기화된 소변은 향기가 난다.

이상은 자연과의 조화와 합일을 끌어내어 자연과 내 몸이 하나 되기 위한 최상의 방편을 쓰는 것이고 처음 배우는 초보자들은 때와 장소에 구애받지 말고 수련의 단절됨이 없이 그저 꾸준히 단련하여 차차 유위에서 무위에 이르는 단계를 거치는 것이 공부에 진전을 가져오는 지름길이 될 것이다.

반좌盤坐의 자세

 불교, 이슬람교, 요가 등에서 기본적으로 이용하는 좌법으로 도가에서는 모궁 안의 태아를 모방한 상태를 말한다. 정확한 반좌 자세를 통해 자신의 정보를 우주와 통하게 하는 것이다. 반좌 자세는 다음의 세 가지를 취한다.

① 인반人盤 : 자연반自然盤이라고도 하는데, 두 좌골(엉덩이 뼈)과 두 발목의 복사뼈, 즉 네 개의 뼈 부분이 바닥과 접촉하는 자세이다. 체질을 건강하게 하는 목적이 있다.

② 지반地盤 : 단반單盤 이라고도 하며, 두 좌골의 뼈와 하나의 발목 복사뼈, 즉 세 개의 뼈가 바닥과 접촉하는 자세이다. 주위 환경에 대한 감지능력을 높이는 목적이 있으며 반가부좌의 형식이다.

③ 천반天盤 : 쌍반雙盤 이라고도 하며, 두 좌골의 뼈만 바닥에 접촉하는 자세이며 가부좌 형식이다. 이 가부좌 자세에서 좌골이 땅에 닿으면 9대 명규(이, 목, 구, 비, 전음, 후음)가 닫히고 배꼽이 열린다. 이때는 모공으로만 호흡하고 코로 하는 호흡은 하지 않으며, 우리의 전생을 볼 수 있는 공력이 생긴다. 천반은 수령修靈하는 목적이 있으며, 초능력

을 얻기 위한 과정에서 이자세를 취한다.

건강은 다리와 밀접한 관계가 있다. 고대 도교의 의학 이론에서는 "정精이 발바닥에서 생긴다."고 믿었으며, 건강과 장수는 두 다리와 절대적인 관계가 있다고 보고 있다. 사람은 어렸을 때 두 다리를 중심으로 활동을 하다가 중년을 지나면 허리 아랫부분과 다리가 점차 무기력해져 앉아 있기를 좋아하고 늙어가는 것도 다리에서 시작하여 점차 몸체와 머리에 이르게 된다. 다리를 꼬고 앉은 자세는 건강과 장수에 절대적으로 유리한 것으로 해가 없다.

(1) 수식手式

수인手印 또는 수결手訣이라고도 하며 수련이 깊어질수록 많은 수식을 이용 하는데 크게는 36개의 수식이 있으나 이것을 세분하면 72개의 수식이 된다. 수식을 사용하는 방법에 따라서 각각의 목적이 다르고 얻는 효과도 다르다. 대게 다음의 세 가지를 주로 사용한다.

① 평안식平安式 : 손바닥을 아래로 향하게 한 다음 양 무릎 위에 얹는다. 인체를 음양으로 구분하는데, 가령 등은 양, 앞의 복부는 음, 또는 위의 머리는 양, 밑의 다리는 음으로 구분하듯이 손등은 양, 손바닥은 음으로 구분한다. 그 이유는 손등은 땀이 나지 않아 맑음을 유지하지만 손바닥은 땀이 나와 탁하다는 것을 들 수 있다. 손바닥을 아래로 하고 손등을 위에 있게 하여 몸 안의 양경陽經을 열어 놓고 압력을 가중시켜 혈액을 순환시키고 골격과 골수까지 압력을 가하여 임·독맥을 열 수 있게 된다. 이 경우가 소주천이다. 손 자세에 따라 몸의 변화를 가져온다.

② 팔괘자오식八卦子午式 : 먼저 오른쪽 엄지손가락 끝으로 왼손 해자문亥子紋(새끼손가락과 넷째손가락의 뿌리가 만나는 부위, 소부혈 근처.) 사이를 찍어 눌러 있게 한다. 이곳이 자, 축, 인, 묘, 진, 사, 오, 미, 신, 유, 술, 해의 지지地支 중 자子에 해당하는 부분이다. 이곳을 막아 주는 것은 사악함을 피하고 외부의 영靈이나 혼魂의 영향이 미치지 않게 하기 위해서이다. 나머지 네 손가락으로 그 엄지를 누른 왼손을 덮어 누른다. 그리고 왼손 엄지손가락은 왼손 장지의 손끝을 눌러주어 심경과 위경을 막는다. 장지는 지지의 오午에 해당하는 부분으로 밖에서의 소음 등으로 놀라거나 안으로 진동이나 깜짝 놀랄 일이 생겼을 때 놀람이 저절로 가라앉게 하기 위해서이

다. 손을 바꾸어도 상관없다. 안신조규 수련에 들어갈 때는 평안식에서 팔괘자오식으로 바꾸어 준다. 팔괘자오결이라고도 한다.

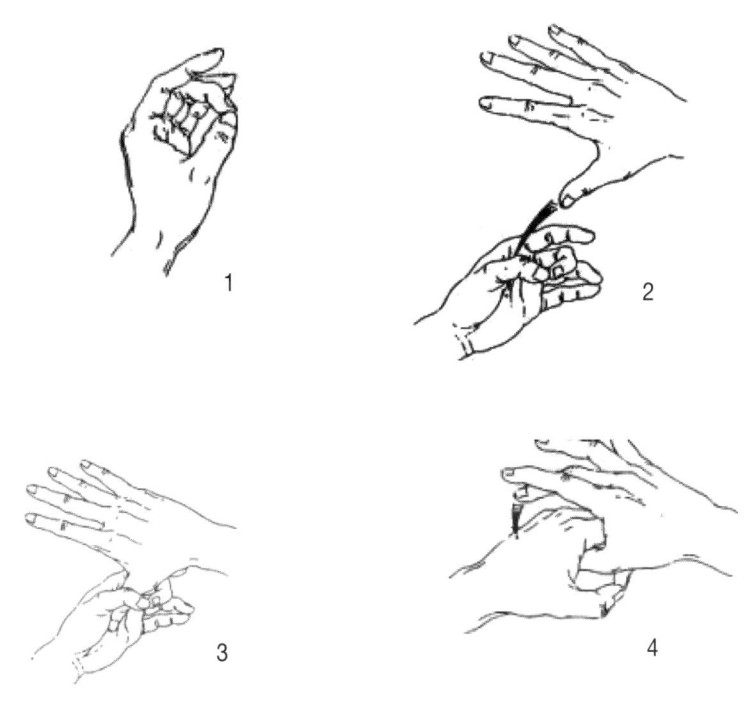

팔괘 자오식을 결구하는 법

③ 천지인식天地人式 : 양손을 펴서 왼손이 위로 하여 서로 겹치게 하고 두 엄지는 서로 맞붙게 하여 하단전 아래에 내려놓는다. 몸의 조화와 평행을 이루기 위해서이다. 두 손을 합친 것은 음양의 상합이 오행 중에 이루어진 것이다. 이러한 자세는 미세한 소리에도 쉽게 놀랄 수 있고 진동이 있을 경우 쉽게 영향을 받을 수 있다. 주로 목욕하는 과정에 이 자세를 이용하며 수련의 단계가 높아졌을 때 이 자세를 취하기도 한다.

(2) 입정入定

불교나 도교의 조사들이 입정에 들어가기 위하여 "코끝을 보아라."고 가르치는 것은 생각을 코끝에 매어 두라는 말도 아니고 눈으로 코끝을 보면서 생각은 또한 단전에 쏟아 부으라는 말도 역시 아니다. 중요한 것은 눈길이 이르는 곳에는 마음이 또한 이른다. 마음이 이르는 곳에는 기도 또한 이른다. 어찌 하나는 위에 있고 하나는 아래에 있게 할 수 있으며, 또한 순간적으로 위에 있다가 순간적으로 아래에 있다가 할 수가 있겠는가? 결국 이 말은 손가락으로 달을 가리키는 것과 같은 것인데, 사람들이 제대로 알지 못하고서 손가락을 달이라고 잘못 알아듣는 것과 같은 사정이다. 그렇다면 결국 어떻게 하라는 말인가? 코끝이라는 용어가 가장 그 뜻이 묘하다. 이 용어는 코를 가지고 눈길을 잡는 가늠쇠로 삼으라는 것이다. 처음 공부하는 사람이 눈길을 코끝 가운데에 두지 아니하고 눈을 크게 뜨면 먼 곳을 보게 되어 코를 보지 않게 되며, 눈을 너무 감으면 눈꺼풀이 붙어 버려서 역시 코를 보지 않게 된다. 눈을 크게 뜨면 눈빛이 바깥으로 달아나서 잃게 되며 눈을 꼭 감으면 쉽게 잠이 들어 어두움 속으로 가라앉게 된다. 오직 발을 내려서 가려 놓은 듯 한 수렴垂簾 상태만이 옳은 방법인데, 그렇게 하자면 마치 코끝을 물끄러미 바라보듯이 하여야 한다. 그러므로 코끝을 물끄러미 바라보는 것으로써 가늠쇠를 삼은 것이다.

발을 내려서 가려 놓은 듯이 하라는 것은 마치 햇볕이 자연스럽게 발을 뚫고 들어오는 상태이지 애써 그것을 내리쬐게 하거나 내리쬐지 않게 하는 것이 아니다.

코끝을 본다는 것은 처음으로 고요함을 익히고자 하는 경우에 눈길을 모아서 그곳을 한 번 보라는 것이다. 가늠쇠로서의 자리가 확실하게 잡히고 나면 저절로 이루어지도록 내버려 두어야 한다. 마치 훌륭한 목수가 줄을 이용하여 일을 하는 것과 같은데, 처음 시작할 때에 한 번 줄을 써서 좌우를 분명하게 갈라놓고는 끝마칠 때까지 그에 따라서 일을 해 나가는 것이지 계속해서 줄을 잡고 좌우를 번번이 맞추어 가면서 일을 하는 것이 아닌 것과 같다.

소승불교는 계율(戒)로부터 입문하여 이것을 충실히 지킬 수 있어야 정定을 얻을 수 있으며, 정定을 얻어야 비로소 지혜를 열어 해탈에 이를 수 있고 최후에는 해탈지견解脫知見의 경계에 이룰 수 있다고 한다.

대승불교에서는 보시布施, 지계持戒, 인욕忍辱, 정진精進으로부터 시작해 선정禪定에 이르고 최후에 반야지般若智에 이른다고 한다.

불법에서 말하는 지止니 관觀이니 하는 것은 모두 정혜定慧를 얻기 위한 것으로 수행의 첫걸음에 불과하다.

육근六根을 사용하는 방법으로부터 팔만 사천 법문이 파생된 것이니 일체 법문의 시작은 모두 생각을 고요히 정지시키는 것이다. 생각이 정지된 상태가 곧 정定이며, 그 정도의 차이는 공력의 깊고 얕음에 따라 차이가 있다.

우리가 수련을 함에 있어서 가장 핵심이 되는 내용은 다만 잡된 것이 섞이지 아니한 순수한 마음만으로 실천하여 나가는 것 뿐이다. 처음 배우고 익히는 과정에서 잘못을 저지르기 쉬운 것은 어두움 속으로 깊이 빠져 버려서 정신이 없게 되는 것, 즉 혼침昏沈과 이 생각 저 생각 걷잡을 수 없을 정도로 마음이 어지럽게 흩어 짐, 즉 산란散亂, 두 가지라고 할 수 있다.

그러면 무엇이 정定인가? 정은 산란하지도 혼침에 빠지지도 않으며, 깨어 있으면서도 적적寂寂하고 적적하면서도 깨어 있는 것이다. 마음은 이미 고요해졌지만 결코 죽어버린 것은 아니다. 그래서 깨어 있다고 말하는 것이니 비유를 하자면 화로에 불은 꺼지긴 했어도 재 속에 불씨가 남아 있는 것과 같으니 이처럼 깨어있으면서도 고요한 경계가 바로 정정이다.

"마음에 의지하지 않고 몸에도 의지하지 않으며 의지하지 않는다는 것에도 의지하지 않는(不依心, 不依身, 不依也不依)" 경계에 이른 것, 다시 말하면 생각이 마음에 기대지 않고 몸에만 붙들려 있지도 않으며 심지어 기대지 않고 붙들려 있지 않는다는 것조차 벗어 던진 것, 이것이 바로 정定이다.

정을 처음 닦기 시작할 때는 대개 산란하지 않으면 혼침에 빠지며, 혹은 잠시 산란했다가 잠시 혼침에 빠지기를 계속한다. 사실 산란과 혼침을 벗어나는 것이 입정의 관건이다.

지관止觀이란 뜻을 살펴보면 "헛된 모든 생각을 그친다."는 뜻이 지止라고 한다면 관觀이라는 뜻은 "비추어서 살핀다."이다. 이는 마음을 흩어짐 없이 한곳에 머물러서(定) 슬기의 빛으로 고요히 비추고(慧) 있다는 뜻이기도 하다. 즉, 정혜定慧라는 말과 상통한다.

우리가 입정에 들어가기 위해서는 마땅히 이 생각(念)이라는 것이 "어떠한 곳에 들어 있는가?" "어디로부터 일어나는가?" "어디에 가서 사라지는가?" 하는 문제를 붙들고 거듭거듭 끝까지 헤치고 들어가 봐야 하지만 마침내 그러한 곳을 붙잡아 낼 수는 없고 다만 그 자체로써 이 생각(念)이라는 것이 일어나는 곳을 보게 되는 것이다.

나와 너 즉 주관과 객관이 마음이 안정된 상태, 이것이 곧 비추어 살핌을 바르게 하는 일을 정관正觀이라고 말하고 이러한 이치에 어긋나는 것 곧 비추어 살피는 마음과 그 대상이 맞지 아니하는 것을 비추어 살핌을 바르게 하지 못하는 것을 사관邪觀이라고 부른다.

이러한 상태로 되는 일은 그렇게 되고자 노력하여서 그렇게 되는 것이 아니고 다만 처음 배우기 시작하였던 때의 상태를 그대로 계속해서 끊어짐 없이 이어 나가노라면 이루어지는 것이다. 헛된 모든 생각을 그치고(止) 그것을 끊임없이 이어 나가노라면 비추어 살피는(觀) 경지가 이루어지고 비추어 살피는 경지에 이르러서(觀) 그것을 끊임없이 이어 나가노라면 헛된 모든 생각이 그쳐지게(止)게 된다.

이러한 이치가 곧 "마음을 흩어짐 없이 한곳에 머물러서(定) 슬기의 빛이 고요히 비치게 함(慧)을 함께 닦는다(雙修)는 가르침이 된다.

우리가 입정에 들어가기 위해서는 마음을 숨(息)에 함께 붙어 있도록 하는 수밖에는 없다. 숨(息)이라는 것은 스스로의 마음이며 스스로의 마음은 숨(息)이 되고 있는 것이다. 마음이 한 번 움직이면 곧 기氣가 생기게 되는데 그 이유인즉 기라는 것은 본래 마음이 변화되어서 이루어진 것이기 때문이다. 우리들 사람의 생각은 그 움직임이 지극히 빨라서 눈 깜짝할 사이에 하나의 헛된 생각(妄念)이 생겼다가 사라지는데, 그러는 과정에 한 번의 호흡이 그에 따라서 이루어지게 된다. 그러므로 속에서 일어나는 호흡과 밖에서 일어나는 호흡은 마치 사람의 목소리와 메아리가 서로 따르는 것과 같다. 결국 하루에 몇 만 번의 숨(息)을 쉬니 그 자체로서 몇 만 번의 헛된 생각(妄念)을 일으키는 것이다. 그와 같이 흘러서 내면세계의 밝음을 유지하는 정신(神明)이 다 새어나가 버리면 마치 나무가 죽어서 마르는 것과 같고 불 꺼진 재가 싸늘하게 식는 것과 같아진다. 그렇다고 생각이 없어지기를 바라겠는가? 생각을 없앨 수는 없다. 또한 숨息이 없어지기를 바라겠는가? 숨도 없앨 수는 없다. 이도 저도 아니면 어떻게 하란 말인가? 결국 그러한 병病을 일으키는 얼게 자체가 바로 약藥으로 될 수 있음을 알아서 그렇게 되도록 하여야 하는 것이다. 다름 아니라 마음과 숨이 서로 붙어서 의존하는 일, 즉 심식상의心息相依가 그것이다.

『태을금화종지太乙金華宗旨』의 수련 단계와 방법

『태을금화종지』의 수련방법은 10단으로 나눈다. 여기서는 그 전단계인 4단계 16단락의 수련방법을 간략하게 정리하여 소개한다. ("영보통지능내공술"에서 발췌, 원문 생략)

여기서 소개하는 공법은 정좌수련의 기초이면서 반좌수련의 백미라고 할 수 있다. 현재 용문파의 모든 정좌 수련은 이 공법을 쓰고 있다. 이 기초과정을 착실하고 튼튼하게 익히는 것만이 더 깊은 공부에 쉽게 오를 수 있다는 것을 명심하자.

4) 반관내조返观内照 운화오행运化五行	반관내시하여 몸속을 관하면서 오행을 운화한다.	④ 온양용주溫養龍珠
		③ 신영합일神灵合一
		② 운화오행运化五行
		① 신영속주神领粟珠
3) 응신기혈凝神炁穴 문무목욕文武沐浴	신을 기혈에 모으고 문화와 무화로 목욕한다.	④ 광취속주光聚粟珠
		③ 조식목욕调息沐浴
		② 약산곤궁药产坤宫
		① 수렴회광垂簾回光

		④ 영취현규灵聚玄窍
2) 안신조규安神祖窍 회광수영回光守灵	신을 조규에 안정시키고 신광을 회수해서 영을 지킨다.	③ 일월합벽日月合璧
		② 전동일월转动日月
		① 회광수영回光守灵
1) 역개천목力開天目 명심견성明心见性	천목을 열고 마음을 밝히고 본성을 본다.	④ 삼광자취三光自聚
		③ 감리교회坎离交会
		② 역개천목力开天目
		② 의운신광意运神光

1) 역개천목力開天目 명심견성明心见性

1단락 '의운신광意运神光' 편은 의意로 신광을 운행하는 과정이다.

반좌 자세를 취하여 몸을 바로하고 양손은 손바닥을 아래로 하여 가볍게 무릎 위에 놓고 전신의 긴장을 풀고 양 눈은 뜨고 멀리 앞을 보면서 의념을 그곳으로 보낸다. 이때는 양 눈과 혈을 이 ∴ 세 점으로 멀리 보내고 그곳에 있는 신광을 천천히 두 눈썹 사이로 거둬들인 다음 두 눈을 감는다. 전신의 긴장을 풀고 양 어깨, 양팔, 양 팔꿈치, 양 손목, 양손 모두 가볍게 긴장을 풀고 척추는 똑바로 펴고 입술과 이빨은 살짝 다물고 혀는 상악에 붙인다. 아래턱은 앞으로 약간 당겨서 숙인 듯이 한다. 전신의 긴장이 풀리고 마음이 맑고 고요해질 때를 기다린 후 비호흡으로 호흡을 조절한다. 호흡은 가늘고 길고 고르게 호와 흡이 같게 한다.

비 호흡 이후에 천천히 의념을 아래 하전으로 이동시키고 흡기하면서 아랫배를 거두어들이고 호기하면서 아랫배를 내보내 팽창시킨다. 외형外

形은 움직이지 않고 아랫배만 움직이게 해야 한다. 점점 의념을 강하게 하여 범식으로 진식을 이끌어 내고 아랫배를 깊고 교묘하게 움직여야 한다. 아랫배 호흡에 따라 의념을 가중하면서 강행적으로 아랫배를 거둬들이고 내보내는 호흡을 5회 정도 한 다음 전음과 후음도 당겨서 하삼음을 봉한다.

다음으로 전신 모공 호흡을 하는데, 흡기하여 사면팔방의 기가 전신모공으로, 호기하여 전신모공의 기를 사면팔방으로 내보낸다. 이렇게 5회 정도하여 자신의 모공을 봉해야 한다.

이후 호흡에 따라 아랫배를 거둬들이고 내보내면서 하전으로 기를 모은 다음 천천히 약하게 호흡을 하다가 아랫배에서 힘을 빼고 자연호흡으로 이끌어 간다.

〈주의〉

ⓐ 전체 과정 중 전신은 반드시 긴장을 풀어야 하고 호흡은 균일해야 한다.

ⓑ 아랫배는 반드시 움직여야 한다. 아랫배의 힘은 호흡에 따라 점점 증가 또는 감소시키고 화후를 잘 장악해야 한다.

ⓒ 모공호흡 행공 시 항문과 전음을 들어 올리고 아랫배를 거두어들이는 동작을 동시에 진행하고 호흡을 잘 배합한다.

ⓓ 여기서 호흡과 의념은 하나가 되어 천천히 가중加重시키는 과정이 있고 아랫배의 운동의 힘은 점점 커지고 천천히 감소시킨다. 수심정좌 후에 범식이 진식을 이끌어야 하고 의념은 코에서 하전까지 따라가며 하전에 다다라야 한다.

[해설] 반좌 수련은 성명쌍수의 수련을 원칙으로 한다. 반좌의 자세가 안정되면 다음은 호흡이다. 먼저 84,000개의 모공毛孔호흡으로 인체 우주 장을 형성한 후 수심정좌에 들어간다. 수심정좌는 자신을 정화하는 과정이다. 사람의 몸 자체는 모두 탁하다. 이것을 정좌하여 고요함에 들어가면 차츰 탁한 기가 가라앉고 몸이 맑아지면서 가볍게 된다. 이 과정은 과학자들에 의해 검증이 되었는데, 수심정좌 40분 정도 지나면 혈액순환이나 맥박이 느려지고 신체의 기관들이 이완되는데, 이러한 현상은 수명을 연장한다고 보고 있다.

수심정좌를 한 다음 신을 몸 안으로 거둬들이고 비鼻호흡으로 몸 전체를 조절하는데 의념을 코에 두고 반관내시返觀內視 상태에서 코를 중심으로 호흡을 가늘고 길고 고르게 한다. 청식, 수식하여 호흡의 진행을 들을 수 있어야 한다. 호흡 중에는 의념을 한 곳에 집중하여 생각과 잡념을 한 곳에 모아야 한다. 이를 두고 만념수일萬念守一이라고 한다. 비호흡鼻呼吸은 의념을 항상 코에 두고 호흡은 느낌이 없을 때가 가장 좋다.

2단락 역개천목力開天目 편에서는 호흡이 평온해 지기를 기다린 후에 머리를 들고 두 눈을 평시하고 눈을 감고 앞을 본다. 멀리 볼수록 좋다. 먼 곳에 있는 신광을 두 눈썹 사이로 거두어들인다. '천天, 목目, 혈血'의 '혈'자리이다. 성선性線을 따라 다시 더 안으로 거둬들여 '목'까지 거둬들이는데 이곳이 니환궁泥丸宮이자 상단전이다. 다시 더 뒤로 '천'까지 거둬들이는데, 이곳이 후천경後天鏡이다. 후천경의 형태와 크기, 밝은 정도를 보고난 후에 빠르게 다시 양미간으로 내보낸다. 두 눈을 감고 평시平視하여 멀리 보낸 다음 다시 먼 곳의 신광을 거두어들이고 하는 수련을 세 번 정도만 반복한다.

〈주의〉

ⓐ 한 번 연공할 때 많을 때는 세 번 정도 성선을 당길 수 있다. 또한 매개 점마다 잠시 머무를 수 있다.

ⓑ 두 눈을 감고 평시해서 먼 곳을 볼 때 빛이 보이지 않으면 의념이 밖으로 나가지 않은 것이며, 상상하여 의념이 따라가야 한다. 이때 의념은 반드시 먼 곳에 있다.

ⓒ 멀리 있는 신광을 거두어들일 때 천천히 거두어들인다. 다만 밖으로 내보낼 때는 빠르게 동작을 취한다.

3단락 감리교회坎離交會 편에서는 세 번 성선을 당기면서 신광을 후천경까지 거두어들이고 잠시 머문 후에 후천경의 신광을 척추를 따라, 즉 반사선을 통해 회음혈로 보낸다. 눈을 아래로 하고 의념을 인체의 가장 아래 부분인 회음에 두고 어떤 형태인지 크기와 밝은 정도를 본다. 고인들은 이것을 "해저에서 보물을 찾는다."고 했다. 그리고 빠르게 회음혈의 신광을 반사선을 따라 올려서 백회혈까지 올린 다음 백회혈은 어떤 형태인지, 크기와 밝기는 어느 정도인지를 본다. 이때의 의념은 인체의 가장 높은 부분에 있게 되고 눈은 아래를 본다.

이와 같이 신광을 회음혈과 백회혈 사이 이동을 세 번 한 다음 마지막에는 신광을 회음혈로 이동시킨다. 이후 머리를 들고 두 눈을 평시하여 눈을 감고 멀리 보는데, 동시에 회음혈에 있는 신광을 사선으로 내보내어 천목혈에서 발출한 성선과 먼 곳에서 한 점으로 만나게 한다.

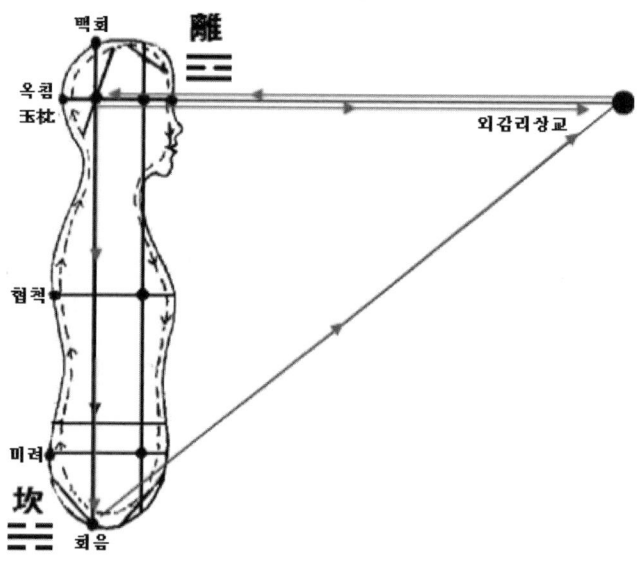

외감리상교도外坎離相交圖

〈주의〉

ⓐ 회음혈은 인체의 가장 낮은 부분이다. 음 가운데 양혈이고 음경陰經의 집합장소이다.

ⓑ 백회혈은 인체의 가장 높은 꼭대기 점이다. 의념이 밖으로 나가지 않도록 주의해야 한다. 백회혈의 네 주위에는 네 개의 점이 있는데 4대문신이라고 한다. 이것도 주의한다.

ⓒ 회음혈에서 내보내진 사선과 천목혈에서 발출된 선이 먼 곳에서 한 점으로 만나는 것을 외감리교회 또는 외감리상교坎離相交라고 한다.

ⓓ 신광이 회음에서 백회혈 사이로 이동하는 과정 중 의념은 일정하게 발꿈치 위에 있다. 두 개의 점이 회음과 백회에서 모두 잠깐 동안

머물러 있게 한다.

4단락인 삼광자취三光自聚는 삼광이 스스로 모인다는 뜻으로 두 눈을 평시하고 눈을 감고 멀리 볼 때 의념은 먼 곳에 두고 있다가 차츰 먼 곳에 신광을 두 눈썹 사이로 거두어들여서 좌우의 두 눈과 천목혈의 이 ∴ 세 점을 잘 이용한다. 의념을 강하게 하면서 호흡에 따라 천천히 의념을 아래로 이동, 하복부 하전이 있는 곳에 다다르게 한 후 호흡으로 아랫배가 천천히 움직이게 한다. 흡기하여 깊고 고요하고 미세하게 아랫배를 거두어들이고 호기하면서 아랫배를 밖으로 내보내며 팽창시킨다. 그러한 다음 단선 당기기를 하여야 한다.

단선 당기기는 내행호흡을 하는 것으로 외도내행外導內行으로 단선 당기기를 한다. 먼저 손을 펴서 양손의 손가락 끝이 서로 마주보게 하여 장심(손바닥)은 아래를 향하고 흡기하면서 아랫배를 거둬들이면서 횡격막에서 천천히 내려와 하전에 도달한 후에는 양 손을 뒤집어서 손바닥을 위로 향하게 하고 호기하면서 아랫배를 밖으로 내보내면서 위로 올리되 심장을 넘지 않는다. 아주 천천히 여러 번 한다.

이 기운을 하복부 하전에 거두어들인 후 외도내행으로 묵운오행을 한다. 묵운오행은 세 번정도 하고 외도내행을 이용하여 수명선 당기기를 한다. 방법은 묵운오행으로 오행의 기가 하전으로 거둬들이고 손바닥을 중첩하여 하전을 수차례 돌린 후 하전, 즉 수명선을 당긴다. 흡기하면서 아랫배를 안으로 수축하면서 중첩된 손은 밖으로 밀어내고 호기하면서 몸은 수축을 풀면서 손은 안으로 끌어당긴다. 동시에 복부 내와 미려의 감각까지 느껴야 한다. 이 수련은 좀 더 많은 시간을 할애해도 좋다. 다시 하전을 천천히 돌리고 나서 양손을 무릎위에 놓는다.

다시 몸을 바로하여 조신調身 조식調息하고는 비 호흡으로 몸을 조절한다. 코에 있는 의념을 천천히 하전까지 내려오고 반관내시返觀內視하여 하전을 본다. 하전에 공간이 있는지 살펴보고 흡기하면서 하복부를 거두고 호기하면서 아랫배를 내밀며 조금씩 움직임을 느껴보고 반관내시하여 하전을 보면서 천천히 약하게 호흡을 줄인다. 이후 자연호흡에 이르게 한다.

〈주의〉

ⓐ 묵운호행은 매개 장기에 다다른 후에 돌리고, 만지고, 당기고 하는 과정을 하는데 3~6번 정도 한다. 간이나 폐는 장기가 크므로 동작을 할 때 위치를 바꾸어 가면서 해야 한다. 동작은 반드시 천천히 한다.

ⓑ 묵운오행시 장기를 돌릴 때 손바닥은 장기 전체를 덮어서 장기가 움직이게 한다. 만질 때에는 손에 약간의 힘을 가하여 의념이 좀 더 집중을 가하고 당길 때는 호흡의 배합에 주의하여 느리고 균일하게 하여야 한다.

ⓒ 묵운오행시 다른 장기로 이동할 때 호흡의 배합에 주의하는데, 호할 때 호하고 흡할 때 흡하여 배합에(장기를 옮길 때 위쪽으로 옮기면 흡 하고 아래로 내리면 호한다.) 주의하고 길게 호흡하며, 다른 장기에 도달한 후에는 바로 긴장을 풀어야 한다.

ⓓ 묵운오행은 여러 번 해도 좋다. 매 장기에 도달한 후에는 의념을 더 집중하고 반관내시하여 장기의 크기, 형태, 기화했는지 등을 볼 수 있다.

ⓔ 이 공법이 숙달되었거나 이미 일정한 연공의 기초가 되어 있으면

손으로 하지 않고, 즉 외도내행이 아닌 내도내행을 이용해서 묵운오행을 할 수 있다.

오행주향五行走向과 묵운오행默運五行

인체오행의 상생과 상극하는 이론에 맞추어 인체의 오장을 수련하는 방법이 곧 오행의 지향하는 바이다. 오행주향적 수련방법은 세 가지 층이 있다.
ⓐ 외도내행外導內行 : 외공을 사용하여 오장의 기를 손으로 밀어 운화하는 방법
ⓑ 내도내행內導內行 : 내공으로 오장의 기를 손을 사용 하지 않고 운화하는 방법
ⓒ 천체우주력내행天體宇宙力內行 : 천체 우주의 힘으로 오장의기를 운화하는 방법

오행주향은 단행주향과 묵운오행의 두 가지로 나뉜다.
① 단행주향單行走向
내장의 영양공급과 배설통로에 근거하여 단독 행주하는 노선을 단행주향이라 한다.
ⓐ 폐장주향 ⓑ 신장주향 ⓒ 간담주향 ⓓ 심장주향 ⓔ 위장주향
단행주향은 내공수련 초심자나 장부에 질병이 있는 자를 위해 설계된 것으로 맑은 것을 보충해 주고 탁한 것을 배출하여 장부를 기화氣化하는 효능이 있다.
② 묵운오행默運五行
묵운오행은 오행상생의 원리에 근거한 것으로 오장의 기를 상생 운행하는 노선을 고려하여 수련을 하는 바 그 수련 방법은 다음과 같다.
정좌 수련 중 양손을 겹쳐 하전을 돌린 다음 하전에 모아진 내기內氣를 호기하면서 방광으로 밀어내고 겹친 양손으로 방광을 돌려서 운화시킨 다음 다시 방광의 기를 흡기하면서 간으로 들어 올려 간에서 겹친 양손으로 돌리고 운화시킨 다음 흡기하면서 다시 심장에 들어 올리고 운화시킨 다음 호기하면서 비장으로 내려 비장을 운화시키고 다시 흡기하면서 양손을 갈라 양 폐로 들어올려 돌리면서 운화시키고 다시 호기하면서 양손이 갈라진 상태로 뒤쪽 신장으로 내려가 신장을 운화시키고 다음으로 호기하면서 방광으로 내리면서 두 손은 다시 겹쳐서 방광을 운화한다. 다시 흡기하면서 방광의 기를 들어올려 하전에 회귀하여 하전을 돌려 운화시킨 다음 양손을 갈라 무릎 위에 놓는다. 이는 외력을 사용한, 즉 외도내행으로 손을 사용하여 오행의 운행을 추동推動하는 방법이다. 아울러 오장을 만져주고 당기는 수련을 같이 할 수 있다. 수련이 완숙해지면 손을 사용하지 않고 의념으로 운행하는 내도내행을 할 수 있다.

[해설] 하전에 의념을 두고 하복부와 하전의 움직임을 진행하는데, 흡기하여 하복부를 당기고 호기하여 밖으로 밀어 내보내면서 하전에 공간을 형성하고 이 공간에 인체에너지를 축적한다. 정밀화된 내기를 하전에 모은 다음에는 묵운오행이나 안신조규를 할 수 있고 몸에 불편한 곳이 있으면 내기를 옮겨서 치료를 할 수도 있다.

이러한 연공은 정을 기로 전환시키는 과정이다. 이 과정의 호흡은 의식적으로 입정이 잘 될 수 있도록 하는 호흡이다. 반면에 안신조규는 출정하는 방법의 호흡이다.

인선법과 체내에 노爐를 설치하는 것은 입정하는 방법의 호흡이다.

하전에 모여 있는 내기를 가지고 묵운오행默運五行을 진행하려면 자기의 우주장 내에 있는 기를 하전에 모으고 그 힘을 한 점으로 만든 후에 외부의 힘을 동시에 사용. 신神과 기炁와 리理를 가지고 각기 오장의 호흡을 진행, 수축·팽창하면서 내기를 밀도 있게 운행한다. 오행을 돌리고 그 힘을 하전에 모으게 되면 이것이 내약채취內藥採取이며, 여기서 채취된 내약을 소환단小還丹이라고 한다. 이렇게 모아진 약물을 인체 내에 안치된 정鼎 속에 넣고 호흡으로 팽련시킨다.

2) 안신조규安神祖竅 회광수영回光守靈

이 단계는 신을 조규에 안정시키고 신광을 회수해서 영을 지키는 과정이다.

1단락 회광수령回光守令 편은 의념으로 하전을 지키고 일정 시간 정좌

목욕한 후 양손을 팔괘자오식으로 바꾼다. 전신의 긴장을 풀고 양 어깨, 양팔 양 팔꿈치, 양 손목, 양손 모두 긴장을 풀고 척추는 똑바로 세우고 입술은 살짝 다물고 이빨은 가볍게 다문 다음 혀끝은 상악에 붙이고 자연호흡을 한다. 의념의 하전인 곤궁에 두고 모공호흡을 이용하여 전신의 모공을 봉한다. 흡기하면서 전신모공으로 기가 들어오고 깊고 고요하게 몸을 거두어들인다. 호기하면서 전신을 밖으로 방사한다. 5회 정도 한 다음 천천히 호흡의 힘을 약하게 하면서 자연호흡을 하고 의념은 전신 모공에 둔다.

두 눈을 평시하여 눈을 감고 멀리 본다. 멀리 볼수록 좋으며, 보이지 않으면 상상을 한다. 먼 곳에 의념을 보내고(이때 체내에서 체외로 보낼 때는 빠르게 내보낸다) 먼 곳의 신광을 눈앞에 거두어들여서(이때 거두어들일 때는 아주 천천히 한다) 안신조규를 한다. 좌우 두 눈을 잘 이용하여 천천히 눈앞으로 거두어들이고 두 눈동자를 중앙으로 모은다. 좌우 두 눈과 천목혈의 이∴세 점이 합하여 한 점이 되게 하여 보는 듯 마는 듯 무심으로 바라본다.

〈주의〉

ⓐ 모공호흡으로 전신의 모공이 잘 봉해졌는지 검사를 할 때 머리 부분도 봉해야 한다.

ⓑ 의념은 체내에서 체외로 보낼 때 속도는 빨라야 한다. 두 눈을 평시하여 멀리 볼 때도 동작은 빠르게 하고 의념은 따라가야 한다. 거두어들일 때는 최대한 천천히 한다.

ⓒ 좌우 두 눈은 일월이라고 한다. 왼쪽 눈은 일, 오른쪽 눈은 월이다. 좌우 두 눈을 중간 쪽으로 보면서 한편으로는 거두어들인다. 좌우 두 눈과 천목혈의 이∴세 점이 한 점이 되었을 때 비로써 신광을 볼 수

있다.

ⓓ 신광을 보고 난후 청정경에서의 말을 설명하자면 "이 몸 가운데 천지는 몸 밖의 천지에 감응하고 몸 밖의 천지는 몸 안의 천지에 응한다. 몸 안에 천지의 주제主帝가 있으면 몸 밖의 천지의 기가 모두 안으로 돌아온다. 만약 주제가 없으면 몸 안의 천지의 기가 모두 밖으로 되돌아간다. 그러면 도를 이룰 수 없고 반대로 대도에 손실만 있게 된다. 주의할 것은 내가 군주이므로 머리는 신광을 따라가지 않아도 스스로 돌아온다.

ⓔ 안신조규를 할 때 전신의 긴장을 풀고 미간은 활짝 펴며, 힘은 쓰지 않고 너무 열심히 하지 않는다.

2단락 전동일월轉動日月 편에서는 만약 신광을 보지 못한다면 좌우 두 눈을 돌려 볼 수 있다. 단경에서 말하는 '일월을 돌린다'는 것은 좌우 두 눈을 돌린다는 말이다. 시계 방향이나 그 반대로도 돌릴 수 있는데 아주 천천히 돌린다. 돌리고 나서 신광이 어느 방향에 있는지 주의해서 본 뒤 신광을 천천히 천목혈의 성선으로 당겨 온다.

〈주의〉

ⓐ 일월을 돌리는 속도는 느려야 하며 동시에 어느 방향에서 신광을 볼 수 있는지 자세히 관찰한다.

ⓑ 신광이 눈앞에 도착하면 천목혈선인 성선으로 당겨와야 하는데, 그러나 머리는 움직이지 말고 전신의 긴장은 풀고 미간은 펴야 한다.

ⓒ 전체 과정을 너무 열심히 해도 안 되고 급해도 안 되며, 이 화후를 장악하기 위해서는 주의 깊게 관찰해야 한다. 이 상태는 원신을 써서

손으로 하지 않고, 즉 외도내행이 아닌 내도내행을 이용해서 묵운오행을 할 수 있다.

오행주향五行走向과 묵운오행默運五行

인체오행의 상생과 상극하는 이론에 맞추어 인체의 오장을 수련하는 방법이 곧 오행의 지향하는 바이다. 오행주향적 수련방법은 세 가지 층이 있다.
ⓐ 외도내행外導內行 : 외공을 사용하여 오장의 기를 손으로 밀어 운화하는 방법
ⓑ 내도내행內導內行 : 내공으로 오장의 기를 손을 사용 하지 않고 운화하는 방법
ⓒ 천체우주력내행天體宇宙力內行 : 천체 우주의 힘으로 오장의기를 운화하는 방법

오행주향은 단행주향과 묵운오행의 두 가지로 나뉜다.
① 단행주향單行走向
내장의 영양공급과 배설통로에 근거하여 단독 행주하는 노선을 단행주향이라 한다.
ⓐ 폐장주향 ⓑ 신장주향 ⓒ 간담주향 ⓓ 심장주향 ⓔ 위장주향
단행주향은 내공수련 초심자나 장부에 질병이 있는 자를 위해 설계된 것으로 맑은 것을 보충해 주고 탁한 것을 배출하여 장부를 기화氣化하는 효능이 있다.
② 묵운오행默運五行
묵운오행은 오행상생의 원리에 근거한 것으로 오장의 기를 상생 운행하는 노선을 고려하여 수련을 하는 바 그 수련 방법은 다음과 같다.
정좌 수련 중 양손을 겹쳐 하전을 돌린 다음 하전에 모아진 내기內氣를 호기하면서 방광으로 밀어내고 겹친 양손으로 방광을 돌려서 운화시킨 다음 다시 방광의 기를 흡기하면서 간으로 들어 올려 간에서 겹친 양손으로 돌리고 운화시킨 다음 흡기하면서 다시 심장에 들어 올리고 운화시킨 다음 호기하면서 비장으로 내려 비장을 운화시키고 다시 흡기하면서 양손을 갈라 양 폐로 들어올려 돌리면서 운화시키고 다시 호기하면서 양손이 갈라진 상태로 뒤쪽 신장으로 내려가 신장을 운화시키고 다음으로 호기하면서 방광으로 내리면서 두 손은 다시 겹쳐서 방광을 운화한다. 다시 흡기하면서 방광의 기를 들어올려 하전에 회귀하여 하전을 돌려 운화시킨 다음 양손을 갈라 무릎 위에 놓는다. 이는 외력을 사용한, 즉 외도내행으로 손을 사용하여 오행의 운행을 추동推動하는 방법이다. 아울러 오장을 만져주고 당기는 수련을 같이 할 수 있다. 수련이 완숙해지면 손을 사용하지 않고 의념으로 운행하는 내도내행을 할 수 있다.

[해설] 하전에 의념을 두고 하복부와 하전의 움직임을 진행하는데, 흡기하여 하복부를 당기고 호기하여 밖으로 밀어 내보내면서 하전에 공간을 형성하고 이 공간에 인체에너지를 축적한다. 정밀화된 내기를 하전에 모은 다음에는 묵운오행이나 안신조규를 할 수 있고 몸에 불편한 곳이 있으면 내기를 옮겨서 치료를 할 수도 있다.

이러한 연공은 정을 기로 전환시키는 과정이다. 이 과정의 호흡은 의식적으로 입정이 잘 될 수 있도록 하는 호흡이다. 반면에 안신조규는 출정하는 방법의 호흡이다.

인선법과 체내에 노爐를 설치하는 것은 입정하는 방법의 호흡이다.

하전에 모여 있는 내기를 가지고 묵운오행默運五行을 진행하려면 자기의 우주장 내에 있는 기를 하전에 모으고 그 힘을 한 점으로 만든 후에 외부의 힘을 동시에 사용. 신神과 기炁와 리理를 가지고 각기 오장의 호흡을 진행, 수축·팽창하면서 내기를 밀도 있게 운행한다. 오행을 돌리고 그 힘을 하전에 모으게 되면 이것이 내약채취內藥採取이며, 여기서 채취된 내약을 소환단小還丹이라고 한다. 이렇게 모아진 약물을 인체 내에 안치된 정鼎 속에 넣고 호흡으로 팽련시킨다.

2) 안신조규安神祖竅 회광수영回光守靈

이 단계는 신을 조규에 안정시키고 신광을 회수해서 영을 지키는 과정이다.

1단락 회광수령回光守靈 편은 의념으로 하전을 지키고 일정 시간 정좌

목욕한 후 양손을 팔괘자오식으로 바꾼다. 전신의 긴장을 풀고 양 어깨, 양팔 양 팔꿈치, 양 손목, 양손 모두 긴장을 풀고 척추는 똑바로 세우고 입술은 살짝 다물고 이빨은 가볍게 다문 다음 혀끝은 상악에 붙이고 자연호흡을 한다. 의념의 하전인 곤궁에 두고 모공호흡을 이용하여 전신의 모공을 봉한다. 흡기하면서 전신모공으로 기가 들어오고 깊고 고요하게 몸을 거두어들인다. 호기하면서 전신을 밖으로 방사한다. 5회 정도 한 다음 천천히 호흡의 힘을 약하게 하면서 자연호흡을 하고 의념은 전신 모공에 둔다.

두 눈을 평시하여 눈을 감고 멀리 본다. 멀리 볼수록 좋으며, 보이지 않으면 상상을 한다. 먼 곳에 의념을 보내고(이때 체내에서 체외로 보낼 때는 빠르게 내보낸다) 먼 곳의 신광을 눈앞에 거두어들여서(이때 거두어들일 때는 아주 천천히 한다) 안신조규를 한다. 좌우 두 눈을 잘 이용하여 천천히 눈앞으로 거두어들이고 두 눈동자를 중앙으로 모은다. 좌우 두 눈과 천목혈의 이∴세 점이 합하여 한 점이 되게 하여 보는 듯 마는 듯 무심으로 바라본다.

〈주의〉

ⓐ 모공호흡으로 전신의 모공이 잘 봉해졌는지 검사를 할 때 머리 부분도 봉해야 한다.

ⓑ 의념은 체내에서 체외로 보낼 때 속도는 빨라야 한다. 두 눈을 평시하여 멀리 볼 때도 동작은 빠르게 하고 의념은 따라가야 한다. 거두어들일 때는 최대한 천천히 한다.

ⓒ 좌우 두 눈은 일월이라고 한다. 왼쪽 눈은 일, 오른쪽 눈은 월이다. 좌우 두 눈을 중간 쪽으로 보면서 한편으로는 거두어들인다. 좌우 두 눈과 천목혈의 이∴세 점이 한 점이 되었을 때 비로써 신광을 볼 수

있다.

ⓓ 신광을 보고 난후 청정경에서의 말을 설명하자면 "이 몸 가운데 천지는 몸 밖의 천지에 감응하고 몸 밖의 천지는 몸 안의 천지에 응한다. 몸 안에 천지의 주제主帝가 있으면 몸 밖의 천지의 기가 모두 안으로 돌아온다. 만약 주제가 없으면 몸 안의 천지의 기가 모두 밖으로 되돌아간다. 그러면 도를 이룰 수 없고 반대로 대도에 손실만 있게 된다. 주의할 것은 내가 군주이므로 머리는 신광을 따라가지 않아도 스스로 돌아온다.

ⓔ 안신조규를 할 때 전신의 긴장을 풀고 미간은 활짝 펴며, 힘은 쓰지 않고 너무 열심히 하지 않는다.

2단락 전동일월轉動日月 편에서는 만약 신광을 보지 못한다면 좌우 두 눈을 돌려 볼 수 있다. 단경에서 말하는 '일월을 돌린다'는 것은 좌우 두 눈을 돌린다는 말이다. 시계 방향이나 그 반대로도 돌릴 수 있는데 아주 천천히 돌린다. 돌리고 나서 신광이 어느 방향에 있는지 주의해서 본 뒤 신광을 천천히 천목혈의 성선으로 당겨 온다.

〈주의〉

ⓐ 일월을 돌리는 속도는 느려야 하며 동시에 어느 방향에서 신광을 볼 수 있는지 자세히 관찰한다.

ⓑ 신광이 눈앞에 도착하면 천목혈선인 성선으로 당겨와야 하는데, 그러나 머리는 움직이지 말고 전신의 긴장은 풀고 미간은 펴야 한다.

ⓒ 전체 과정을 너무 열심히 해도 안 되고 급해도 안 되며, 이 화후를 장악하기 위해서는 주의 깊게 관찰해야 한다. 이 상태는 원신을 써서

하는 수련인데, 열심히 하거나 급하게 한다는 것은 식신을 사용하는 것이기 때문이다.

3단락 일월합벽日月合璧 편에서는 해와 달이 합하는 과정이다. 좌측 눈은 해日요, 우측 눈은 달月이다. 일월을 돌려서 신광을 본 후에 다시 천천히 두 눈을 조정하고 신광이 성선으로 오게 해서 신광을 멀리 밀어보고 다시 천천히 거두어들여 보고 신광을 다시 이동시키고 모으고 해서 이∴ 세 점이 다시 합하여 한 점이 되게 한다. 이것이 일월합벽이며, 이때 신광을 볼 수 있다.

〈주의〉

ⓐ 일월합벽할 때 빛이 모이는 곳을 자세히 살펴 이후 수련 시마다 이 곳에 안신조규를 행한다.

ⓑ 신광을 돌릴 때 화후를 잘 장악해야 한다. 정확하고 자세하게 신광의 운동을 살핀다.

ⓒ 이 과정을 정리하면 천목혈의 점이 성선의 쓰임에 중요하다.

4단락 영취현규靈聚玄竅 편에서는 영을 현규에 모은다는 것이다. 전신의 긴장을 풀고 집착이나 힘은 쓰지 말고 이마는 펴고 의념으로 보지 않고 교묘하게 이용한다. 신광을 본 후에 안정시키고 도망가지 않게 한다. 신광이 달아나도 머리는 움직이지 않는다. 신광을 이마에 너무 가까이 두지 말고 너무 가까울 때는 좌우 두 눈을 이용하여 조절한다. 힘을 주지 않고 먼 곳으로 밀어보고 천천히 다시 거두어들인다. 눈앞에 경물이 보이든 보이지 말든 상관하지 않고 앞으로 밀어보고 또 당긴다. 당겨진 세 점의 신광을 다시 작게 모아서 한 알의 기장 쌀만 한 크기로 모은다.

〈주의〉

ⓐ 신광이 도망가지 못하게 해야 한다. 신광이 도망갈 때 머리와 두 눈이 따라가면 안 된다. 내가 주요하게 주인노릇을 해야 하며, 곧 내가 군주이다. 예를 들면 어린아이가 혼자 놀다가 때가 되면 부모 품으로 돌아오는 것과 같이 나에게 속한 것이기 때문에 반드시 돌아온다.

ⓑ 신광을 움직일 때는 반드시 속도를 천천히 하고 집착하지 않으며, 크게 의념을 두지 않고 긴장은 풀고 보는 듯 보지 않는 듯하고 미간은 활짝 펴 준다.

ⓒ 전체적으로 주의할 점은 신광이 눈앞에서 너무 가까워도 안 되고 너무 멀어도 안 된다. 반드시 거리를 잘 조정하고 화후를 잘 장악해야 한다.

ⓓ 전체과정에서 '규교규䆴巧䆴, 미묘미미묘微妙微微妙'해야 한다. (규교규는 7대 명규와 내장의 암규와의 관계를 잘 조절하는 것. 이고 미묘미미묘는 심장과 혀가 규교규의 관계에 있는데 심장이 갑자기 안정을 찾지 못하면 혀끝을 입천장에 붙임으로써 심장을 조절할 수 있다.는 것이다.)

ⓔ 신광을 모아서 기장쌀 한 톨만큼 크기로 만들면 비로소 합격이다. 내경도에서 말한 '일립속중장세계一粒粟中藏世界'와 정확히 부합되고 바로 이 신광을 가리킨 말이다.

[해설] 하전에서 다시 중전을 통해 상전으로 끌어 올려 천목혈에서 밖으로 내보내는데, 이것이 안신조규安神祖䆴 과정이다. 안신조규를 하기 위

해서는 수식을 팔괘자오식으로 바꿔야 한다. 천목혈을 통해 밖으로 내보내고 다시 눈앞으로 끌어온 신광神光을 바라보면서 식신을 사용해 돌려본다. 좌로 우로 돌리면서 앞으로 밀어보고 다시 거둬들여서 눈앞에서 보는 듯 마는 듯 무심히 바라보다가 혈을 통해 상전으로 거둬들이고 이를 하전으로 내려보낸다. 이것은 매우 어려운 수련이다. 상단전의 니환궁에서 인체 밖으로 나오면 두 가지의 문제가 있는데, 하나는 정, 기, 신, 혼, 백이 흩어져서는 안 되고, 두 번째는 자유자재로 멀리 보내야 하고 식신識神을 사용해 영령靈을 움직여야 하는 것이다.

『태을금화종지』에서는 이 신광을 힘찬 미꾸라지가 손아귀를 빠져나가는 것 같다고 표현했으며, 수진도修眞圖에는 이 신광을 원숭이와 야생마에 비유하였다. 마음대로 다룰 수 없고 길들이기도 어렵듯이 신광의 수련도 그만큼 마음대로 되지 않는다는 비유이다.

안신조규의 행공行功과 효과

안신조규 행공에 들어가기 위해서는 정좌 수련 행공 중 오장의 기를 하전에 모은 뒤 반관내시하여 하전을 관한 다음 수식을 평안식에서 팔괘자오식으로 바꾼다. 다시 고개를 들고 (이때 하전의 기가 빠른 속도로 중전을 거쳐 상전의 천목혈에 올라옴) 눈을 감은 상태에서 평시 하여 천목혈天目穴을 통해 신광을 멀리 보낸다. 멀리 보낼수록 좋다. 다시 신광을 눈앞으로 가져와 눈앞에서 집결시키고 보는 듯 마는 듯 무심히 바라본다. 이것이 안신조규인데 쉽게 표현한다면 영령靈을 가져와 집결 시키는 과정이다. 이 집결된 빛이 아주 작고 밝은 점으로 나타나면 좋다. 수진도修眞圖 내용에 보면 쌀알만 한 곳에 세상이 숨어 있다. 그 속에는 우주만물의 모든 것이 다 들어 있다고 했다.

이 과정이 외약 채집 과정이기도 하다. 이 외약은 정확한 노선을 통해 하전에 거둬들인다. 사람은 원래 양미간 중심에 통로가 있다. 이 통로가 기초 점을 통해서 넓게 펼쳐질 수 있는데, 앞으로 넓게 펼쳐지면 천당, 현재, 지옥이 나타나고 뒤로 펼쳐져 나가면 전생, 금생, 내생의 세 가지 현상이 나타난다. 통로를 높여 보면 좋은 경치는 천당이고 낮추어 보아 좋지 않는 경치는 지옥이라고 표현한다. 직선으로 보면 현재를 볼 수 있는데, 진실한 것을 천목혈의 후천경까지 끌어들이면 어릴 때 일까지 회억回憶 되는데, 어떤 회억은 전생일 수도 있다. 만약 어디서 보았던 어떤 장소가 나타났다면 나중에 직접 찾아가서 확인할 수 있다.
이러한 통로가 수련을 통해 길어지는데, 길이가 길어지면 수명도 길어진다고 한다.
안신조규 중 눈앞 기점에서 아주 작고 밝은 빛의 점이 펼쳐지면서 경상이 나타나기도 하는데 도면이 나타나거나 선경仙境이 펼쳐 보여진다. 대개 자기가 보았던 것들을 모아서 떠오르게 하는데, 그 자체는 영靈의 변화이다. 그 영이 커질 수도 있고 작은 점으로 집결될 수도 있다.
이 과정에서 두 가지를 수련할 수 있는데 하나는 사실적 현상을 볼 수 있고 또 하나는 죽은 사람의 영적인 공간을 볼 수 있다.
사실적 현상을 보는 수련은 신광을 멀리 보냈을 때 허상이 아닌 진실하게 존재하는 익숙한 형상을 찾아야 하는데, 즉 예를 들면 자기 집의 구조를 상세하게 생각하고 그 공간에서 가족이 무엇을 하는지 형상을 찾아 떠올려 보는 것이다. 모든 것이 상세하고 진실하다면 그 가족의 움직임이 보일 수 있고 그 전경을 눈앞에 가져오면 전경은 차츰차츰 축소되어 집결되어지면서 작은 점으로 보여지고 스스로 깊게 펼쳐져 보이기도 한다.
또 다른 하나는 가족 중 죽은 분을 생각하고 떠올리면 그 분이 나타나고 그러면 눈앞에 당겨오고 작은 점으로 집결될 수도 있고 펼쳐질 수도 있는데, 자신이 그 공간으로 들어가 죽은 사람이 어떻게 행동하는지 보아서 알 수 있다.
이런 수련은 허상을 생각하지 말고 익숙한 것만 하는데 먼 곳에서 크게 나타나고 그것을 천천히 당겨오고 거둬들이면서 집결시키는 과정을 반복해서 많은 훈련을 해야 한다.
이것은 멀리 떨어져 있어도 다른 사람의 마음을 읽을 수 있다는 것으로 육신통六神通 가운데 타심통他心通에 속한다.
안신조규 과정을 다시 정리하면 ⓐ 천목혈을 열고 성선 당기기를 하여 기점을 찾고 ⓑ 기점이 몸하고 가까이 하기 위해 양 미간사이 한 점과 두 눈, 즉 이∴ 세 점으로 동시에 기점을 바라보면서 두 눈을 가운데로 모아 일월합벽한다. 빛이 보이지 않으면 좌우로 돌려본다. ⓒ 앞에 나타나는 경상은 진실한 모습만 생각하여야 한다. 그 순간 그 경상은 뒤에 있는 천에 이미 기억되어 있다. 절대로 고요함을 유지해야 하며 호흡은 균均, 심深, 세細, 장長, 고르고 깊고 가늘고 길게 해야 한다. 안신조규를 훌륭하게 해내면 우리가 갖는 사유가 달라진다.

이 안신조규 행공 시 영성靈性 있는 외약外藥을 채집하여 흡기하여 상전을 통해 중전을 거쳐 하전에 모은 다음 호흡을 진행하여 내약과 외약을 전신 모공에 확산시킨다. 이것을 산화한다고 하며 이때 몸에서는 빛이 보이는데, 이것을 허실생백虛實生白이라고 한다. 과학적으로는 휘광輝光이라는 것이다. 이 휘광은 살아있는 사람은 다 있지만 얼마나 강하게 나타나느냐는 수련의 정도에 따라 다르다. 이후 조용히 앉아 있으면서 하전의 변화를 기다린다.

이때 하전의 활발한 물질의 움직임이 있으면 그것을 진종자眞種子라고 하며 그것을 공양供養한다. 공양하는 과정은 본체 에너지를 가지고 가볍게 호흡하여 기를 하전에 모으고 호흡을 통해 압력을 가하면 열이 발생한다. 이렇게 해서 밀도가 높은 작은 물질이 되어지고 이 물질이 확산하면 빛이 발산하고 그 자체가 하전에 머물면서 움직임이 있으면 이것을 활자시活子時라고 한다. 활자시는 정자시正子時와 구분된다. 하루 중 자시子時에는 모든 만물이 일양시생一陽始生하여 일양초동一陽初動하므로 사람의 몸도 순음에서 처음으로 양이 생기고 움직이면서 체내의 변화가 생기는데, 이때 수련하여 얻어지는 것을 정자시라고 하며, 자시가 아닌 때에는 활자시라고 한다. 정자시의 발동은 육후六候가 발동하는 징조이다. 우리가 정좌를 하는 것은 이 활자시를 기다리기 위해서이다.

이렇게 진양의 기가 하전에 모아지면 오행의 기가 둘러싸여 음이 양을 안은 상태에서 결태가 되고 공력의 정도에 따라 수식隨息, 청식聽息, 진식眞息, 지식止息 등의 고난도 호흡으로 공양하여야 한다. 여기서의 공양은 부드러운 호흡으로 하전에 진기를 모으고 그 움직임도 부드러워야 한다는 것을 의미한다.

> [육후六候]
> 육후는 대약을 생산하는 여섯 가지의 징조가 나타나는 시점을 말한다.
> ⓐ 단전이 불을 피우 듯 뜨거워지는 징조, ⓑ 양 신장이 물이 끓어서 달여지는 징조, ⓒ 눈에서 금광이 토해 나오는 징조, ⓓ 귀 뒤에서 바람이 일어나는 징조, ⓔ 뇌 뒤에서 독수리가 우는 징조, ⓕ 몸은 뜨거운 물이 끓는 듯 용솟음치고 코는 경련이 일어나는 징조를 말한다. 이러한 경상을 정자시라고도 한다.

3) 응신기혈凝神炁穴 문무목욕文武沐浴

신을 기혈에 모으고 문화와 무화로 목욕한다는 과정이다.

1단락 수렴회광垂簾回光 편에서는 '눈은 발을 내리듯 하여 빛을 거두어들인다.'이다.

신광을 기장 쌀알만 한 크기로 모은 후 보는 듯 마는 듯 일정한 시간을 관찰한 다음 흡기하면서 천천히 신광을 거두어들인다. 머리는 살짝 아래로 떨구고 아래턱은 당기며 눈은 아래로 떨군다. 두 눈을 드리워서 코를 보고 코로 심을, 심으로 기혈을 본다. 이때의 심은 체내의 중심선이다. 동시에 흡기하면서 살며시 아랫배를 단숨에 흡기하여 하전에 거둬들이고 호기하여 아랫배를 밖으로 내보낸다. 만약 느끼지 못했다면 다시 한 번 시도한 뒤 의념은 아랫배 하전에 잠시 머무르게 한다.

〈주의〉

ⓐ 신광을 거두고 머리를 떨구고 아랫배를 거두고 두 눈을 드리워 코를 보고, 코는 심을, 심은 기혈을 관하는 이 동작은 흡기하면서 하전에 다다른 것과 동시에 이루어져야 한다. 신광은 단선을 따라 하전에 이

르지만 눈으로 코에서 기혈에 다다르게 하는 심은 중심의 선을 말한다. 눈, 코, 심의 3개 점이 하나의 일직선을 이루었다. 이 단락의 동작은 단경의 연단술 가운데 점석성금点石成金의 동작이다. 즉, 돌로 금을 만든다는 것이다. 반드시 천천히 거두어들이고 살며시 거두어들인다. 아랫배의 동작은 너무 크지 않게 한다. 그리고 거두어들인 의념은 하전을 떠나서는 안 된다. 이 동작은 삼전三田을 한 개로 연결해 움직이는 단계이다.

ⓑ 흡기할 때는 아주 천천히 한다. 아랫배는 천천히 또 미미하게 안으로 거두어들인다. 이 호흡은 아주 길다. 동작은 느리다. 호기할 때는 아랫배를 밖으로 미미하게 외방한다. 화후를 장악하고 아랫배의 동작은 크게 하지 않는다.

ⓒ 거두어들이고 나서 의념은 하전을 떠나서는 안 된다. 내약과 외약이 합일되는 과정이다. 단을 이루고, 돌을 금으로 바꿀 수 있는 과정이다. 의념은 반드시 하전에 있어야 한다.

2단락 약산곤궁藥産坤宮 편에서는 '약이 곤궁에서 생긴다'는 단락이다. 신광이 하전으로 들어간 후에 의념으로 하전을 지키고 동시에 내행호흡을 하여 아랫배가 미미하게 움직이게 한다. 이때 아랫배는 미미하게 열감이 생길 수 있다. 하복부가 미미하게 움직인 후에는 천천히 모공호흡을 하여 모공도 미미하게 움직이게 한다. 흡기하여 전신모공을 거두고 호기하여 전신모공으로 방사한다. 호흡은 천천히 하고 동시에 반관내시 하여 하전의 변화를 본다. 아랫배는 미미하게 움직이고 또 얼마나 밝은 빛이 있는지를 본다.

〈주의〉

ⓐ 이때 외약이 정로鼎爐 가운데로 들어왔다. 내약과 외약이 합하여 하나로 되어서 결단한다. 따라서 이때 반드시 의념은 하전을 지켜야 하고 그것을 잘 보호해야 한다. 동시에 하복부를 미미하게 움직이게 한다.

ⓑ 모공호흡과 내행호흡을 동시에 한다. 동시에 모공과 아랫배가 모두 미미하게 움직인다.

ⓒ 모공이 미미하게 움직일 때 일종의 호흡이 없는지 주의 깊게 관찰하고 모공 자체로 호흡을 할 수 있는지 없는지를 본다.

3단락 조식목욕调息沐浴 편에서는 숨을 조절하여 목욕하는 단계로서 호흡을 가늘고 길고 균일하게 해야 한다. 흡기하면서 미미하게 하복부를 거두어들이고 호기하면서 하복부를 밖으로 내민다. 의념은 하전에 있다. 몇 번의 호흡을 한 다음 천천히 아랫배의 동작을 약하게 줄이면서 천천히 자연호흡으로 전환하고 의념은 하전에 두고 고요한 상태를 유지하면서 목욕의 수순을 밟는다.

〈주의〉

ⓐ 호흡 조절을 잘 해야 한다. 호흡은 느려야 하고 하복부가 반드시 움직여야 한다.

ⓑ 하복부의 동작이 폭이 매우 커서는 안 되며 동시에 의념이 하전을 떠날 수 없다.

ⓒ 구체적인 상황을 보아가며 목욕시간을 좀 더 길게 할 수 있다.

4단락 광취속주光聚粟珠 편에서는 빛을 모아 기장쌀만 한 구슬을 만드는 과정이다.

목욕 후에 머리를 들고 평시 하여 눈을 감고 멀리 보면서 의념을 체내에서 체외로 보낸다. 의념은 먼 곳에 두고 빛이 있는지 밝은지 보다가 천천히 눈앞까지 신광을 거두어들인다. 거두어들인 신광을 가운데로 모으고 이∴세 점으로 합하여 한 점으로 되게 한다. 신광을 천목혈의 선에 갖다 놓는다.

전신의 긴장을 풀고 신광을 천천히 멀리 밀어 보고 다시 천천히 눈앞으로 거두어들인다. 이 동작을 2번 정도 한 다음 거두어들인 신광이 돌면 약간의 힘을 가해 매우 고묘하게 발동을 하게 한다. 만약 신광이 너무 빠르게 돌면 앞으로 밀었다가 다시 당겨온다.

〈주의〉

ⓐ 머리를 들어 앞을 볼 때는 동작은 반드시 빨라야 한다. 의념은 반드시 따라가야 하고 의념이 나가는 것이 멀리가면 갈수록 좋다.

ⓑ 안신조규를 할 때 반드시 위치를 잘 찾아야 한다. 빛을 본 후에 반드시 신광을 천목혈 선상으로 가져온다.

ⓒ 전체 과정은 모두 힘을 가하면 안 되고 미간은 펴고 몸을 움직이지 말고 긴장은 풀고 머리는 신광을 따라가지 않는다. 힘을 가하면 바로 빛은 흩어진다. 의념은 가지지 아니한다.

ⓓ 신광을 돌린 후에 경상을 볼 수 있는데, 그것을 정확히 기억해야 한다.

4) 반관내조返观内照 운화오행运化五行

1단락 신영속주神领粟珠 편에서는 신광을 한 톨의 기장 크기로 모은 후 천천히 신광을 거두어들인다. 흡기하고 두 눈을 드리워 코끝을 보고, 코로 심을 보고, 심으로 기혈을 본다. 동시에 미미하게 아랫배를 거두고 신광을 단선을 통해 하전으로 보낸다. 호기하면서 아랫배를 밖으로 내보내고 아랫배를 미미하게 움직인다. 하복부를 거두어들이고 내미는 호흡을 몇 번 한 다음 하복부의 밀도를 강화한다. 동시에 하복부를 돌려보고 천천히 모공호흡을 한다. 전신모공호흡을 한 뒤에는 아랫배와 모공에 작은 움직임이 있다. 몇 번의 모공호흡을 한 후에는 천천히 아랫배의 움직임을 약하게 하면서 자연호흡으로 전환한다. 의념은 하전에 있다.

〈주의〉

ⓐ 신광을 하전에 거두는 것은 점석성금의 동작으로 반드시 잘해야 한다. 동작 간의 배합과 연관성에 주의한다. 느끼기에 신광이 내려오지 않을 때 다시 한 번 더 거두어들일 수 있다. 반드시 천천히 거두어들여야 한다.

ⓑ 아랫배는 반드시 미미하게 움직여야 한다. 호흡은 느리게 하고 화후를 장악하고 아랫배의 동작은 크지 않게 해야 한다.

ⓒ 음양 2기와 오행의 기가 합해진 후 외약이 있어야 비로소 단이 생긴다. 이 외약은 실제로 신광이다. 이 속에 있는 동작만 잘해도 내·외약이 합쳐서 둘이 하나가 될 수 있다.

ⓓ 모공이 조금씩 움직일 때 일종의 호흡이 없는지 관찰하고 또한 모공이 호흡할 수 있는지 본다.

ⓔ 신영속주神領粟珠 의 '영領'자에 주의하면서 몸을 모은다. 여기서는 신神이 앞에 있고 기氣가 뒤에 있다.

2단락 운화오행运化五行 편에서는 1단락에 이어 의념이 하전을 지키고 있으면서 의념을 강하게 하여 강행적으로 흡기하여 아랫배를 안으로 거두어들이고 호기하여 아랫배를 밖으로 방사하는 공功을 몇 번 한 후에 흡기 하복부를 거두고 하전에 있는 신광의 기를 방광으로 내려보내고 방광에 도달해서 호기하고 긴장을 풀고 의념은 방광에 있다. 흡기하면서 방광을 안으로 거두고 호기하면서 방광을 방사하는 과정을 거듭 몇 번 하고 흡기 하면서 방광의 신광을 간으로 보낸다. 즉, 이와 같이 묵운오행을 하는 것이 운화오행이다.

〈주의〉

ⓐ 전체 묵운오행 과정 중 반드시 강행적 의념을 이용해서 내도내행 한다. (손을 이용한 외도내행이 아니다)

ⓑ 매 장기에 도착해서는 흡기 장기를 안으로 거두고 호기 장기를 밖으로 미뤄내 내장이 체조하는 것과 같이 장기가 움직이게 하고 커졌다 작아졌다 하게 한다.

ⓒ 한 장기에서 다른 장기로 이동하는 과정에 호흡은 반드시 길어야 하고 동작은 천천히 해야 하며, 이동할 때 흡기와 호기가 다르니 반대로 하면 안 된다. 장기에 다다르면 긴장을 풀어 준다.

ⓓ 각각의 장기에 다다랐을 때 호흡과정 중에 장기가 커지고 축소되는 과정에서 내시하여 장기가 기화되었는지, 어떤 형상이고 어떤 색을 띠우고 있는지 관찰해 본다.

ⓔ 이 묵운오행은 첫 단계의 묵운오행과 본질상에서 다르다. 제1단계는 기가 앞에 있고 신이 뒤에 있다. 이 단계에서는 신이 앞에 있고 기가 뒤에 있다. '영嶺'자에 주의하여야 한다.

3단락 신영합일神靈合一 편에서는 신과 영을 하나로 합한다는 단락이다. 흡기하면서 신광의 기를 하전으로 모은 다음 동시에 강행적으로 하복부를 거두고 오행의 기를 하전으로 돌리고 호기하면서 아랫배를 밖으로 방사하여 몇 번 반복한 다음, 천천히 호흡을 약하게 하면서 동시에 하복부의 힘도 약하게 한다. 다음 모공호흡을 하고 의념은 하전에 두고 자연호흡으로 전환한다. 하전에 의념을 두고 단이 생성되었는지 보고 변화와 반응을 느껴본다. 어떤 움직임이 있는지 본다.

〈주의〉

ⓐ 이것은 음양 2기와 오행이 합하고 또한 로爐로 들어가는 과정이다. 이것이 첫 번째 소련단약燒煉丹藥이다. 소환단小還丹이라고도 한다.

ⓑ 전체 과정은 로를 봉하고 산화散火 온로溫爐의 과정을 나타내는 과정이며 화후를 잘 장악해야 한다.

ⓒ 의념이 하전을 지킬 때 하전에서 일어나는 변화를 자세히 체험해 본다.

4단락 온양용주溫養龍珠 편에서는 하복부가 고요해진 후 양손을 벌려 무릎위에 놓는다. 전신의 긴장을 풀고 양 어깨, 양팔, 양 팔목, 양 손목, 양손 모두 긴장을 풀고 척추는 곧장 세우고 입술은 살짝 다물고 이빨도 살며시 다물고 혀는 상악에 붙이고 아래턱은 약간 밑으로 당긴다. 다시 모공호흡을 이용해서 몸을 조절을 한다. 이어 폐기하고 모공 자체가 움직이게 하고 천천히 호흡의 빈도를 빠르게 한다. 이때 의념은 전신 모공에 있으며 전신의 변화에 주의한다.

〈주의〉

ⓐ 이때 전신은 반드시 긴장을 풀어야 한다.

ⓑ 호흡의 빈도는 빠르게 하고 전신모공을 이용한 호흡을 "닭이 달걀을 품은 것과 같고 용이 구슬을 기르는 것과 같다."고 했다.

[해설] 이러한 과정을 거쳐 결단을 하게 되는데, 이것이 거듭된 수련으로 하얀색에서 차츰 황금색으로 변하면 현주玄珠 또는 금단이라 한다. 불교에서 말하는 사리舍利이다.

크기는, 기장쌀알 만하며, 면전面前에 있게 되니 한 번 얻으면 영원히 얻게 된다.

이후 공양하는 호흡으로 몸을 천천히 온정시킨 다음 수공收功 한다. 이 수련은 대개 두 시간 정도 한다. 여기까지가 금액환단을 연공하는 과정이다.

이후로 시월양태十月養胎, 양신출신陽神出身, 삼년유포三年乳哺의 연신환허煉神還虛 과정을 마치면 천선天仙을 이루어 내어서 신선의 계위를 받아 등선登仙할 수 있다. 마지막 단계인 구년면벽九年面壁은 연허합도煉虛合道의 단계로 마지막 공부이다. 더 이상 나아갈 단계나 닦아야 할 공부가 없기 때문에 대라금선大羅金仙이라고 부른다. 여기에서 말하는 대라는 대라천大羅天을 말하는 것으로 가장 높은 하늘이자 가장 넓은 범위의 우주를 통틀어 말하는 것이다.

이 단계에 이르면 그 사람의 개체성은 사라지며, 원신의 궁극적 성질인 조물주와 하나가 된다. 즉, 우주 자체이다.

구년면벽에서 환허 공부란 삼년유포의 수련을 통해 수행자의 양신을 완전히 성숙시켜 천지의 이치를 이해했다면 이제 더 이상 양신을 출신시키는 것이 아니라 양신의 형체를 천지 허공 속으로 퍼뜨려서 허공 자체로 만드는 수련이다. 이때는 양신을 몸과 분리하여 다시 출신하지 말고 수행자의 육체 역시 양신을 따라서 허공 속에 녹아들게 하는 수련을 하는데, 이것을 허공분쇄虛空分碎 또는 망형忘形이라고 부른다.

이 변화는 무궁하여 가장 어려운 단계라 할 수 있다. 더 이상 '나'라고 부를 것이 없어져 있는 것도 아니요, 없는 것도 아닌 그야말로 진공묘유眞空妙有한 상태가 된다. 그리고 사람이 만약 자신의 몸을 완전히 잊어버리면 양신은 태허와 한 몸이 되는데, 이를 연허煉虛라고 부른다. 이때의 경지는 더 이상의 설명이 불가능할 정도이다.

전체 수련 과정 중에서 반드시 안경은 벗고 시계는 풀고 허리띠도 풀어야 한다. 그 이유는 행기行氣나 포기布氣에 영향을 줄 수 있기 때문이다. 반좌 시 단반, 쌍반, 자연반 등은 다 가능하며 특수한 것들을 요구하지 않는다.

『태을금화종지』의 전체 수련 과정은 실제로 도가의 안로安爐(솥을 안치고), 설로設爐(솥을 걸고), 채약采藥(약을 캐고), 연단煉丹(단을 연마)하는 과정으로 인선공에서 "몸을 화로로 삼고 기氣를 약으로 삼고 심心을 화火로 삼고 신腎을 수水로 삼는 뜻"을 반영하고 있는 것이다. 이 술어는 도가의 외단을 연마하는 방법과 용어로 내단 수련 과정을 비유한 것이다. 이 수련 과정은 긴밀하게 연결되어 있어 계속 진행형이며, 중간에서 단절되거나 정지된 것은 없다.

　제목은 사람이 만들어 붙인 것으로 기억을 돕기 위한 것과 수련의 공지와 공법을 반영할 수 있다. 전체 수련 과정 중에서 관건은 의념이 반드시 따라가야 한다. 의념은 수련 과정의 이동에 따라 어떤 때는 빠르고 어떤 때는 느리고 밖으로 방사할 때는 빠르고 안으로 거두어들일 때에는 느리게 해야 하므로 힘의 균형을 잘 파악해야 한다. 동시에 호흡과 의념도 배합을 잘해야 하고 자연호흡, 모공호흡, 내행호흡의 세 가지 호흡법을 잘 이용해야 한다.

　수심정좌를 하고 난 후 머리는 천天이 되고 배는 지地가 되어 호흡을 조정한다. 비 호흡은 범식이다. 범식은 진식을 이끌고 의념은 코에서 점점 하전으로 이동시킨다. 여기서 호흡과 의념은 천천히 힘을 가하는 과정이다. 하복부의 운동력도 점점 커지고 이후에 다시 천천히 약하게 하는 과정이 있다. 이 과정은 빨라서는 안 된다.

　머리 부분의 중심선은 코이며, 비준鼻准이라고도 부른다. 비 호흡의 목적은 머리 부분의 중심선을 찾기 위한 것이고 중심선을 찾고 난 후에 다시 의념을 머리에서 하복부로 이동하여 내행호흡으로 몸 전체를 바르게 조정한다.

　외도내행하거나 오행을 운화할 때 만약 열 손가락 끝이 쥐가 난다면 동작이 빨랐다는 것을 말하며, 손 동작은 천천히 해야 하고 동시에 호흡도 천천히 해서 방사해야 한다.

　매 장기마다 운화 시간은 너무 길게 해서도 너무 짧아서도 안 된다. 기화가 고르게 된 것이 기준이다. 여기서 자모상연子母相緣과 같은 체험을 했다면 화후를 잘 장악하여야 하며, 그렇지 않으면 채약된 약이 너무 늙든지 너무 어리든지 하여 결단을 할 수가 없다.

도가 경전의 설명에 의하면 단을 이루려면 일곱 가지 약이 있어야 한다고 했다. 오행의 기(氣)(실제로 5가지 약)를 채집하여 하전에 돌려 놓고 다시 상단전 가운데 있는 선천의 음과 양의 기를 더하면 모두 일곱 가지 약이 된다. 여기다 영성이 있는 신광을 더하면 모두 여덟 가지 약이 된다. 경전에서는 신(神)이 기(氣)에 들어가면 태(胎)가 되고 기가 배꼽에 들어가면 식(息)이 된다고 했는데, 바로 이것을 가리키는 말이다.

천목혈의 수련방법에 대해서는 여조가 『태을금화종지』 제1장 '천심'편에서 잘 설명해 놓았다.

수련하는 자들이 정성을 보존하는 일을 위하여 어떻게 하면 훌륭하고 묘하게 그 일을 이루어 낼 수 있겠는가? 다른 경우에서나 마찬가지로 그러한 방법 가운데에서도 쉽고 확실한 법이 있다. 다름 아니라 모든 연분을 모두 내려놓고 나서 오직 이 ∴세 점만을 이용하는 것이다. (즉, 이 ∴세 점은 곧 해와 달과 천강성인데, 사람의 몸에 있어서는 왼쪽 눈과 오른쪽 눈과 두 눈썹 사이의 편편한 곳이다. 사람의 역사가 이루어지기 이전의 신과 같았던 사람들에게는 모두 눈이 셋씩 있었다. 사람이 지혜를 닦고 불리노라면 두 눈썹 사이의 편편한 곳이 열리게 되는데, 이렇게 하여서 열리게 된 눈을 天目이라고 부른다.) 이 ∴세 점 가운데 위의 점을 두 눈썹 사이의 편편한 곳에 맞추어서 보존하고 왼쪽 점을 왼쪽 눈에 맞추어서 보존하고 오른쪽 점을 오른쪽 눈에 맞추어서 보존하면 사람의 두 눈에 있는 신의 빛(神光)이 저절로 두 눈썹 사이의 편편한 곳으로 모인다.

두 눈썹 사이의 편편한 곳이 곧 천목이라는 곳인데, 두 눈과 마음의 세 빛이 돌아와 모여서 들고 나는 창문이 되는 곳이다. (단서丹書에서는 이른바 '일월합벽日月合壁, 즉 해와 달이 합쳐지는 곳'이다.) 사람의 세 눈을 마치 이 ∴세 점과 같이 운용할 수만 있다면 아주 천천히, 그리고 억지스러움이 들어가지 아니하도록 알 듯 모를 듯 가늘게 뜸으로서 마치 거울을 닦듯이 움직인다. 그러면 세 빛이 곧 두 눈썹 사이의 편편한 곳에 모이게 되어 밝게 빛나는 빛이 마치 햇빛을 보는 듯이 눈부시다. 이러한 경지가 되면 곧 뜻으로서 이끌고 내려와서 심장의 뒷부분이고 등뼈의 양 옆에 나란히 있는 관문의 앞부분에 해당하는 곳에 이른다. 뜻으로 그것을 이끌면 빛이 곧 따라오게 되는데 이때에 꼭 잊지 말아야 할 것은 있는 듯 없는 듯 생각을 하는 듯 잊어버린 듯이 마음을 가져야 한다는 것(若)과 모든 것의 모든 이치가 결국은 하나로서 차별이 없다(如)는 지극한 뜻이다. 그러면 하늘의 중심(天心)이 저절로 환하게 열린다. 이 뒤로 이어지는 경지에 대한 우리의 지극한 운용에 대하여서는 더 많이 있다고 한다. 부디 잊지 말라고 일러줄 바는 처음부터 끝까지 어떠한 일이 있더라도 기(氣)가 운행하는 기틀(氣機)을 벗어난 곳(元)으로 이끌지 말라는 것이다. (元이라는 것은 기가 운행하는 기틀을 벗어나면 곧 참다운 알맹이가 없는 홀림(幻)에 빠져서 마의 굴에 떨어지게 된다는 말이다.) 이속에는 실제로 단경에서 설명하는 이 ∴세 점을 강조하였다.

전체『태을금화종지』의 수련 과정 중 중요한 것은 신과 영, 그리고 기와의 관계를 잘 파악하는 것이다. 이것을 나누어 본다면 "신이 앞에 있고 기는 뒤에 있다." 다시 말하면 "신이 앞에 있고 영이 뒤에 있다."는 것이다. 이러한 수련은 명사의 지도가 필요하다. 명사가 있어서 수련을 이끌어 주어야 한다.

여조사는『태을금화종지』에서 다음과 같이 말하였다.

"도道 자체는 본래 숨어 있는 것이 아니지만 마음으로 전하는 일은 비할

데 없이 비밀스러웠다. 그러함은 비밀을 지키기 위한 것이 아니고 마음으로 남몰래 가르쳐 주고 가르쳐 받지 아니하면 서로 가르쳐 주고받을 수 없기 때문이다. 말로써 전하는 것은 묘하기는 아주 묘하지만 알아듣는 사람에 따라서 달라지기 쉽다. 하물며 시간과 공간을 건너뛰어 글로 써서 전하는 일이야 말할 필요도 없이 그보다 못하기 마련이 아니겠는가? 그렇기 때문에 태상께서 가르치신 이 대도大道를 마음으로 전하여 주고받음을 귀하게 여긴다. 우리들이 배우고 익히는 법은 마땅히 대뇌에서 몸 전체를 주재하는 신(太一)을 근본줄기(本)로 삼고 아래 단전에서 나타나는 황금 꽃(光)을 끝 가지(末)로 삼는다. 근본과 끝 가지가 서로 도우니 오래 살고 죽지 아니할 수 있는 것이다. 이것이 도이다.

　이 도道의 길은 옛날부터 내려오면서 신선과 진인들이 마음에서 마음으로 도장 찍어 전하여 주던 것으로서 한 사람에게만 전하고 한 사람으로부터만 받았다."

왕중양조사王重陽祖師의 심전心傳

이 글은 『오편영문五篇靈文』이란 제목으로 "최상일승묘결중양조사심전"을 청허자晴虛子가 기록한 내용인데, 정좌수련의 공법 중 또 하나의 진수라고 보아 간략하게 정리한 것이다. ("영보통지능내공술"에서 발췌, 원문생략)

"대저 최상이라는 것은 태허太虛로 솥을 삼고 태극으로 화로를 삼고 청정으로 묘용을 삼고 무위로 단의 터를 삼고 성명으로 연홍을 삼고 정혜로 수화를 삼고 자연의 조화를 진종자로 삼고 물망물조勿忘勿助 함으로써 화후로 삼고 세심척려洗心滌慮를 목욕으로 삼고 존신정식存神定息을 고제固濟로 삼고 정혜를 경계하여 삼요三要로 삼고 선천지중을 현관으로 삼고 명심을 응험應驗하고 견성하여 응결凝結하고 삼원을 혼합하여 성태聖胎하고 타성일편打成一片을 단을 이루는 것으로 삼아 몸 밖에 몸이 있음으로 태胎를 벗어나서 허공을 타파하여 마땅히 마쳐야만이 최상이다.

이 최상의 일승지묘도一乘之妙道는 삼교의 심법 중 그 근원은 모두 똑같으니 상사는 그 행함을 게을리 하지 말고 수행을 한다면 성역을 넘어 돈오 원통하여 형과 신의 묘함을 갖춰 도와 더불어 진에 합하고 소요극락하여 영겁을 무너지지 않는 몸으로 대각금선의 지위에 오르리라."

『오편영문五篇靈文』서序
"이글은 금단金丹의 지고한 보배이니 그 사람됨이 아니거든 전하지 말라.

만약 상근기의 큰 그릇 큰 덕의 인재가 이글을 읽는다면 선仙을 닦는 바른 길이 될 것이다.

천심天心(현관일규)을 주主로 삼고, 원신元神을 용用으로 삼아야 한다.

천심은 진심이다. 마음은 태극의 뿌리이다. 허무한 몸은 음양의 조상이다. 이것이 천심이다.

원신이라는 것은 불생불멸하고 때 묻지 않고 무너지지 않는 진영眞靈이기에 사려나 망상하는 마음이 아니다. 천심은 원신이 주재하고 원신은 천심의 묘용이다. 고로 묘원妙圓한 천심은 주가 되고 멸하지도 무너지지도 않는 영묘靈妙한 원신은 용이 되는 것이다.

삼보三寶를 터로 삼음으로서 외 삼보는 세지 말아야하고 내 삼보는 스스로 합쳐져야 한다. 내 삼보는 정기신이며 외 삼보는 이, 목, 구耳目口이다. 몸 밖에서는 듣고 보고 말하는 때에 안에서는 정·기·신이 소모되어 가면서 점점 쇠퇴해 지면서 늙어 간다. 소위 삼보를 강건하기 위해서는 눈은 보는 것을 잊고 귀는 듣는 것을 잊고 입은 말하는 것을 잊어서 이 외 삼보가 새지 말아야 한다. 눈이 보지 않으면 신이 심에 있고 귀가 듣지 않으면 정이 신에 있고 입이 말하지 않으면 기가 단전에 있다. 이것이 몸 안의 삼보를 저절로 합해지게 하는 것이다.

하늘과 사람이 통하는 느낌을 받았다면 선천의 기운은 자연이 돌아오게 된다. 하늘은 선천의 기운이고 사람은 후천의 형상이다. 그런데 몸의 안과 밖과 사방 위아래가 모두 후천의 음양에 속해 있다. 오로지 선천의 한 점 지극한 양의 기운이 아득하고 헤아릴 수 없는 저 안에 혼융되어 있어 지극히 허령虛靈하니 구하여 보기가 어렵다. 비록 바깥에서 왔다 하나 실은 안으로 말미암아 잉태된 것이다.

만약 후천後天이 없다면 선천先天을 무슨 수로 불러내겠는가? 만약 후천後天이 선천先天을 얻지 못한다면 어떻게 변화하고 통달할 수 있겠는가?

이것은 바로 무無 속에서 유有가 생긴 것이며, 유 속에서 무가 생긴 것이다. 무는 유로 인하여 흘러서 상象을 이루고 유는 무로 인하여 감응하여 신령과 통한다.

선천 후천의 두 기운은 계곡이 소리에 응하는 것과 같다.

신선神仙의 묘용妙用은 단지 선천의 진양眞陽의 기운을 채취하여 금단의 어미로 삼고 자신의 양기陽氣를 점화하여 순양純陽의 체體로 변화시키는 데 있다.

자신의 원신(本性)을 연마함이(煉己) 익어감에 따라 선천이 조화를 일으키고 현주(玄珠: 사리 금단)가 모양(象)을 이루게 되고, 태을(太乙: 원신)이 참(眞)을 머금게 되고 육신과 정신이 모두 신묘해지고 도와 더불어 참(眞)으로 합하여지게 된다.

이 모든 것은 자연히 그러한 것이지 한 터럭이라도 인위적 노력이 필요한 것이 아니다.

1) 옥액玉液(소약수련)

정신이 기운에서 떠나지 않게 하고 기운이 정신에서 떠나지 않게 하며,

호흡呼吸이 왕래함에 하나의 근원으로 돌아가게 하며, 체(體: 단전)에 집착하지도 말고 용(用: 원신)을 운용하려고도 말라.

뜻을 버리고 허무하게 하여 적연寂然하게 항상 비추되 몸과 마음을 무위하게 하면 신기神氣가 자연히 작위作爲하는 바가 있을 것이다.

이것은 천지가 함이 없어도 만물이 자연히 길러지고 변화되는 것과 마찬가지이다.

공부가 이미 오래되고 고요함에서 안정되면 정신이 기운의 속으로 들어가서 기운과 정신이 합하여 지며 오행五行과 사상四象이 자연히 모여서 정기精氣가 응결된다.

이것은 감리坎離가 사귄 것이니 처음 고요히 할 때의 공부이다. 순음純陰의 아래를 양화陽火로써 단련해야 하니 그러면 진기가 발생하게 되며, 신명神明이 저절로 나타날 것이다.

2) 산약産藥(대약수련)

정신이 곤궁(하단전)을 지키면 진화眞火가 저절로 나타난다. 곤궁坤宮은 곧 약을 생산하는 원천이며, 음양이 사귀는 장소이다. 만약 진화로 단련하지 못하면, 금金과 수水만이 섞일 것이며, 만약 마음을 전일專一하게 하고 뜻을 하나로 하지 못한다면 양화陽火가 흩어질 것이니 대약이 어찌 생산되겠으며, 선천의 기운을 무엇으로 얻을 수 있겠는가? 단련이 오래 하여 수가 화를 만나게 되면 자연히 변화되어 하나의 기운이 될 것이다.

훈증熏蒸된 기운이 독맥을 타고 운반되어 돌아감이 그침이 없다. 진정眞精이 이로부터 생겨나며, 원기元氣가 여기서 배태胚胎된다. 호흡이 서로 합하여 지고 맥脈이 편안해지고 기운이 멈추며 고요하여 안정된다. 크게 안정된 가운데에서 선천의 한 기운이 허무한 중에 나타난다. 이리하여 선천의 엄마 기운으로 후천의 자식 기운을 굴복시킨다. 이렇게 그 자연을 따라 하며, 급하게 욕심내지 않으면 선천이 자연히 발생한다.

혼돈混沌의 처음에 천지가 나뉘지 않고 현황(玄黃: 천지의 색깔)이 섞여 있다가 때가 이름에 기운이 변화하여 고요한 중에 움직임이 생겨나게 된다. 이 움직이는 자리에서 바야흐로 조화를 알 수 있다. 만약 한 물건이 있어서 혹 드러나기도 하고 숨기도 하며, 안에 있는 것도 아니고 바깥에 있는 것도 아니면 이것이 바로 대약大藥이 싹트는 것과 같다. 급히 캘 필요가 없으니 만약 한 터럭이라도 어떻게 해보려는 생각이 일어나게 되면 천진(天眞: 대약 선천의 한 기운)을 잃게 될 것이다.

3) 채약採藥(대약채취)

정신이 건궁(乾宮: 상단전)을 지키면 진기眞氣가 자연히 돌이켜진다. 건궁乾宮은 조화의 근원이며, 이 살아있는 몸이 기운을 받아들이는 처음이다. 이것을 알아서 수련하는 이가 바로 성인聖人이다.

처음에는 곤궁(하단전)에 정신을 응결시켜서 음정陰精을 단련하여 양기陽氣로 변화되게 하여 훈증된 기운을 상승시켜 독맥으로 운반하여 돌아감에 쉬지 않게 하여야 한다. 그 다음에는 건궁(상단전)에 정신을 응결시켜서 조금씩 단련시키고 응결시켜 한 알의 '현주'(玄珠 사리, 金丹)를 결성하게 된다.

크기는 '기장쌀알' 만하며 면전面前에 있게 되니 한 번 얻으면 영원히 얻게 된다.

선천의 허무의 진기가 자연히 회복된다. 한 점의 영광(靈光)이 원만하고 빛이 나서 위아래를 두루 비추고 안으로 참되고 밖으로 감응해서 선천의 기운이 자연히 허무한 중에 나타나게 된다.

이것은 엄마 기운으로 자식 기운을 굴복시켜서 자연히 조화의 묘함과 감응하여 합하여진 것이다.

처음에 단(丹)을 수련할 시에 수중(水中)에서 그것을 찾는다면 종내 완고하고 헛되이 되어 필경 이루어지는 바가 없을 것이다. 그 일월이 서로 교감하는 즈음에 선천이 알맞게 이르는 시기에 상단전에서는 바람이 불어 바다의 파도를 맑게 하며, 이 몸은 만장(萬丈)의 바다 속에 있는 것 같게 되어 수(水)가 있음을 알지 못하고 화(火)가 있음을 알지 못하게 되며, 천지와 남과 내가 있음을 알지 못하게 되니 혼몽하여 취하여 꿈을 꾸는 듯하게 된다. 이것이 바로 용호(龍虎)가 서로 사귀는 때이다.

금목(金木)이 서로 탐하고 수화(水火)가 서로 흐르게 되며, 경상이 나타나 기를 신속하기가 벼락과 같이 하니 매우 잽싸게 채취하여야 한다. 그 약을 채취하는 묘(妙)는 천 개의 화살이 일제히 발사되는 것과 같으니 오로지 일촌(一寸)의 기틀을 활용하여야 한다. 채취한 듯 채취하지 않은 듯 채취하지 않은 것 같아도 실은 채취한 이것이야말로 진정한 약의 채취이다.

4) 득약(得藥)(대약을 얻음)

정신이 현궁(玄宮: 상단전)을 지키고 생각으로 빈부(牝府: 하단전)를 맞이하면, 정신과 생각이, 서로 합하여 져서 선천의 기운이 스스로 얻어진다. 황홀하고 아득하며 한 점의 붉은 빛이 하원(下元)으로 들어오면 자신의 진기(眞氣)가 들이마시듯 서로 버무려진다.

음은 양을 껴안고 양은 음으로 흘러서 지극한 정은 발현되어 바다는 넘치고 물결은 용솟음친다.

하단전에서부터 상단전으로 올라가서 금액으로 화하여서 삼켜져서 내복內服되면 향기가 달고 맑으며 신선하다.

모든 구멍에 봄이 오고 온몸에서 빛이 생겨난다. 이것이 바로 건곤乾坤의 사귐이니 한 번 얻으면 영원히 얻는 묘결이다. 오로지 그 위험됨을 방지하고 잘 막아서 봉고封固하여 조금도 새지 않게 하는 것이 바로 온양溫養함이다.

5) 온양溫養(목욕)

정신이 황방(黃房: 도태가 맺어지는 자리)을 잘 지키면 금태(金胎: 황금빛 도태)가 저절로 이루어진다.

황방은 건궁의 아래에 있고 곤궁의 위에 있다. 중中의 묘함을 법규삼아서 12시 중에 생각 생각마다 이곳에 이르게 하여 빛을 머금고 갈무리하며 행주좌와行住坐臥에 숨을 고요히 하여 끊어지지 않게 하여야 한다.

닭이 계란을 감싸듯 하며 용이 여의주를 기르듯 하여 그 근원을 감싸서 하나로 지키면, 선천 원신의 기운이 서로 시시각각으로 합하여져서 점점 서로를 변화시킬 것이다. 단지 정신을 그치고 쉬게 하면 화후를 쓰지 않아도 저절로 화후가 일어나게 될 것이다.

100일이면, 그 공력이 신령스러워 질 것이며 10달이면, 태胎가 원만해 질 것이다. 음백陰魄은 저절로 변화될 것이며, 양신陽神은 출현할 것이다. 1000일(대략 3년)이 지난 후에는 온양溫養의 화후가 족하여서 일체의 음이 다 벗겨져서 몸이 순양체로 변하여 '영아'의 형상이 나타나고 몸 바깥에 몸이 있게 될 것이니 형체는 연기와 구름과 같고, 정신은 태허太虛와 한 가지가 될 것이다.

숨어 있은즉 형체가 정신으로 돌아가며, 드러난즉 정신은 기운과 하나가 된다. 일월 아래를 거닐어도 그림자가 없고, 금석金石을 뚫고 지나가도 막힘이 없다.

온양溫養을 3년간 한 후에야 영아가 노성老成하게 되니 멀리 가서는 안 된다. 그대로 9년을 더해야 태허太虛와 더불어 한 몸이 되어 형체와 정신이 모두 신묘해지고 도道와 함께 참眞으로 합하여지게 된다. 천지산천은 붕괴할 때가 있으나 나의 도체道體는 영겁을 장존長存할 수 있다.

인간세계에 숨어 살며 공적을 쌓고 덕행을 이루어서 천지를 이끌고 음양을 붙잡아서 음양이 사물을 만들 수 없게 하여야 한다.(윤회를 벗어 버림을 말한다)

천선天仙의 도道는 여기서 마쳐진다. 불가佛家에서는 부처님의 경지이다.

기식氣息의 신비

정좌과정 중 호흡이 자연히 중지되는 것을 도가에서는 지식止息이라고 하는데, 불교의 사선팔정四禪八定 과정에서는 이것을 기주氣住라고 하며, 요가의 수련법에서는 이것을 병기瓶氣라고 한다. 요가를 수련하는 사람들은 의식적으로 호흡을 억제하여 정지시키는 방법을 사용하여 체내의 삼강三腔 즉 두강頭腔 흉강胸腔 복강腹腔을 진공상태로 이끌어 가는데 이것을 밀교에서는 보병기寶瓶氣 라 하고 불교에서는 금병기金瓶氣 또는 금강기金剛氣 라고 한다.

이 삼강 중 두강은 사유기능思惟機能 흉강은 기혈작용氣血作用 복강은 배설생육기능排泄生育機能을 강화 또는 처리하면서 혈맥을 통해서 관계를 개선한다. 혈이 통하면 기가 통하기 때문이다. 이 삼강의 압력이 평행을 이룰 때 배설과 생육의 기능이 높아지고 사유의 기능이 강화되는 쪽으로 발전한다. 두뇌의 사유능력이 강화되면 각 장기에 지령을 보내어 장기의 기능을 높일 수 있다. 이렇게 삼강의 평행을 이루게 하여 인체 밖의 사물에 대한 감지능력을 높이고 체외의 에너지를 받아들이고 체내의 에너지를 한곳에 집중함으로써 연단煉丹이 이루어져 결단結丹할 수 있게 된다.

이 수련법을 천지를 관통하는 수련, 또는 음을 소멸하고 양을 세우는 수련, 또는 업보를 소멸하는 수련이라고 설명하기도 한다. 같은 내용의 공부가 불교에도 있는데 역시 마와 사를 제거하는 방법이다.

이 수련법은 인도의 밀교에서 먼저 생겨나 도교에 영향을 끼쳤는지 아니면 도교에서 먼저 수련법이 창안되었는지는 알 수가 없으나 수련방법은 비슷하다는 것이다.

먼저 인체를 밀폐시키고 머리의 칠규를 막고 하삼음을 봉하고 인체가 밀폐된 형태에서 반관내시하여 위에서 아래로 끌어내려 진공상태를 만든 다음 최저점인 회음혈에서 밑으로 땅속의 지옥까지 끌어내리는데 극음極陰에 달했을 때 음중의 양을 끌어올려 약간의 진양을 하전으로 모으는데, 내용물에 따라 진기가 될 수 있고 물질이면 연홍鉛汞의 성품일 수도 있다. 하전으로 끌어당기어 움직임이 활발하면 이것이 진종자이다. 이때 본체 에너지로 하전을 부드럽게 움직여 공양하여 전체에너지를 하전에 모아서 이 물질에 압력을 가하여 열량이 생기게 하여 밀도가 높은 작은 물질을 생산하는데 이 물질에서 빛을 발산하게 된다.

빛은 하전에만 머무르지 않고 움직임이 생기는데, 이것이 활자시活子時이다.

수련방법을 간략하게 소개한다면, 『태을금화종지』의 수련방법대로 1단계 '역개천목力開天目 명심견성明心見性'의 1단락 '의운신광意运神光'의 행공을 마치고 자연호흡 상태에서 머리를 든 다음, 반관내시返觀內視 의 첫 번째 순서로 머릿속 백회와 정문을 관한다. 반관내시는 양미간을 통해서 머리 안쪽을 바라보는 것이다. 양미간은 한 개의 점이 아니고 하나의 구역을 말한다. 관상학에서는 이것을 명문이라고 한다. 눈동자를 약간 뒤로 돌리는 자세를 취하면 쉽게 백회를 바라보는 느낌이 들 수 있다. 여기서 밝은 빛은 아니지만 흐릿한 빛이 있을 수 있다. 이를 두고 암광暗光 또는 식광識光이라고 한다.

반관내시의 두 번째 순서는 빛을 바라보다가 체내에서 원통모양의 형태로 가라앉힌다. 원통모양이란 반사선과 단선사이로 빛을 내리는데, 여기서 반사선과 단선 사이에 제3선을 찾는 것이다. 도교에서는 이 선을 중맥中脈이라고 한다. 기경팔맥의 충맥이 아니다. 중맥은 입정이 잘 된 상태이거나 또한 진공이 잘된 상태에서 나타난다. 이는 지구의 남극과 북극을 이어주는 선과 대비된다. 이 선은 때때로 변동이 있는데, 체내에서도 마찬가지이다. 이 선이 나타나면서 몸이 흔들림이 있고 움직임이 있을 수 있다. 진공상태가 잘되었다는 반증이다.

반관내시하면서 빛을 아래로 내릴 때 처음에는 아무것도 보이지 않아도 체내에 어떠한 것이 존재한다는 느낌은 있을 수 있다. 처음에는 빛이 밝지도 않지만 점차 여러 차례 내장을 지나면서 빛이 밝아진다. 즉, 암광이 차츰 밝아져서 내장과 내강의 변화를 볼 수 있다.

이렇듯 체내에 암광이라도 생길 수 있도록 노력해야 한다. 이러한 식광이 나타나는 것도 쉽지 않다. 체내에 변화가 일어나는 순간 신이 체외로 나가려 하거나 졸음이 오려고 하는 경우도 있다. 이는 신이 체내에 있어도 우리의 통제를 받지 않음을 뜻한다. 신이 우리의 통제를 받지 않기 때문에 훈련과정에서 신을 거둬들이고 또 거둬들이고 반복하는 것이다. 빛을 위로부터 아래로 내려 앉힐 때 머리의 공간, 가슴의 공간, 복부의 공간의 내강을 잘 관찰하여야 한다. 위 각 공간들이 차이가 있어서 각 공간에서 나타나는 빛이 다르다. 머리 부분은 식광이 잘 보이고 가슴 쪽은 검은

색이 될 수도 있으며 복부 쪽은 빛이 잘 안 보이는 경우가 대부분이다.

　머리로부터 아래로 내려갈 때 입 근처에 이르러 흡기와 함께 침을 삼킨 후 후두로 내려 보내고 입에 침이 없으면 흡기하여 기만 들이킨다. 단경에 있는 "샘물을 삼켜서 내장으로 보낸다."는 말이 바로 이것이다.

　화음혈에 도착하면 호기하면서 신광을 밖으로 밀어내고 다시 흡기하면서 하전으로 끌어올린다. 이때는 신광을 밀 때 고무풍선을 민다고 생각하면 된다. 풍선을 힘껏 밀면 튕겨 나간다. 이것은 모든 음이 모이는 화음혈에서 그 음을 밀어내버리고 다시 음중의 양을 끌어올린다. 끌어올릴 때 약간의 진양의 진기가 하전에 모이고, 이어서 하복부 당기기를 같이 진행한다. 몇 번을 반복한 다음 이 신광을 상전으로 빠르게 올리고 두강을 관한 다음 머리호흡을 몇 번 한다. 다시 반관내시하여 이를 흉강으로 내리고 다시 흉강의 중심인 황정을 관한 다음 수축하고 팽창하는 호흡을 하여 흉강을 진공상태로 만든다. 다시 반관내시하여 흉강에서 복강으로 보내어 복강의 중심인 기혈을 관한 다음 하복부를 수축, 팽창하는 호흡으로 복강을 비운 뒤 비 호흡으로 조절하고 이를 다시 상전으로 보내어 반관내시하여 머리 부분을 관하고 난 다음 반관내시하여 이를 서서히 복강으로 내려보낸 뒤 전체 3강을 동시에 수축, 팽창하는 호흡을 한다. 몇 번 한 다음 하전에서 공양하는 호흡으로 고요함을 유지하면 이 상태에서 빛을 발산하고 움직임이 있으면서 활자시도 발동하기까지 한다. 이어 호흡이 안정되면 수심정좌 한다. 수심정좌는 자기 스스로 몸을 조절하는 과정이다.

　이 수련은 정좌뿐만 아니라 누워서도(臥功) 할 수 있으며 서(站樁) 있는 상태에서도 가능하다.

위 수련의 정도를 평가해볼 표준이 있어 소개한다.

	오품내관五品內觀	오품진양五品眞陽
제1품	유광양재체내有光亮在體內	유일점신광재내하전有一點神光在內下田
제2품	유암광재체내有暗光在體內	유일점암광재내하전有一點暗光在內下田
제3품	유물신재체내有物信在體內	유일점물신재내하전有一點物信在內下田
제4품	유기동재체내有炁動在體內	유일점기동재내하전有一點炁動在內下田
제5품	유동정재체내有動靜在體內	유일점동정재내하전有一點動靜在內下田

〈오품내관〉

머리에서 회음혈 까지 반관내시하여 끌어 내리는 과정을 설명한 것이다.

제5품, 유동정재체내 : 반관내시할 때 위로부터 아래로 체내에 어떠한 움직임이 있으면 이미 5품이다. 그 움직임은 위로부터 아래로 수직으로 내려가는 느낌이 있는 것도 있고 내려가는 과정에 어느 내장이나 어느 부위에 움직임이 있을 수 있다. 내기가 우리 의념에 따라 움직임이 시작되었다고 할 수 있다.

제4품, 유기동재체내 : 기가 체내에 있음을 느낄 수 있다. 처음으로 원통 모양의 기감이 느껴지고 따라서 내려감을 알 수 있다. 내려갈 때 몸 안에 공간이 있음을 알 수 있다.

제3품, 유물신재체내 : 물신이란 회음에서 하전으로 끌어당길 때 들어 오는 실재적인 느낌을 말 한다. 이를 약간의 진양의 기라고 한다. 하전에 들여 올렸을 때 하전에서 실제적인 느낌을 받을 수 있다.

제2품, 유암광재체내 : 체내의 삼강三腔을 호흡할 때 밝아짐을 느낄 수 있다.

제1품, 유광양재체내 : 체내에 실제로 빛이 보이는 경우를 말한다. 잠을 자려고 하거나 깨어 있는 순간에도 체내의 빛이 발산되는 경우도 있다. 반사적으로 발생할 수 있지만 이러한 빛이 체내에 나타나도록 하기는 쉽지 않다. 밝다는 것은 범위가 있고 빛은 길이가 있다.

이상은 내관하는 과정에 머리 가슴 복부의 삼강에서 나타날 수 있는 반응들이다. 나의 수련의 정도를 알 수 있는 표준이다. 만약 1품을 벗어나게 되면 황제의 자리에 있음을 의미한다. 1품을 초과하면 우리의 진신 眞神을 볼 수 있다. 본체의 나에 가까워진다. 하위 품은 진짜 나(眞神)에게 영향을 줄 수 있지만 진신에 가까워지기는 극히 힘들다.

〈오품진양〉

회음에서 하전에 끌어 올린 진양에 관한 해석이다.

제5품, 유일점동정재내하전 : 하전이 움직일 때도 있고 고요할 때도 있다.

제4품, 유일점기동재내하전 : 생활 속에서 하전에 실질적인 기의 움직임이 느껴지는 경우도 포함된다.

제3품, 유일점물신재내하전 : 생활 속에서 우연히 하전에 어떤 물질의 내용이 나타날 수 있다.

제2품, 유일점암광재내하전 : 여기의 암광은 본인의 체내에 이미 존재하는 빛을 가리킨다. 육체가 생기고 나면 육체에 이미 빛이 있다. 사람이 체내에 빛이 없으면 꿈이 없고 어떠한 구상을 할 때 도형이 펼쳐지지 않는다. 체내에 있는 암광을 수련을 통해서 하전에 집결 시킨다.

제1품, 유일점신광재내하전 : 신광이란 내 몸이 아닌 체외의 자연적인 빛으로서 의도적으로 외부에서 거둬들인 빛을 말한다. 안신조규에서 우주에너지를 한 점으로 집결시켜 내 몸으로 거둬들이는 것을 말한다.

이상은 수련할 때 나의 수준을 파악하는 기준이다. 2품 이상 올라가는 것은 퍽 어렵다. 왜냐하면 이와 같은 현상들은 있다가도 없고 없다가도 있기 때문이다. 사람이 감정의 기복이 심하여 지나치게 슬퍼하거나 지나치게 기뻐하는 등 감정의 변화가 극심하면 암광이 나타난다. 사람이 고요함이 극에 달하면 신광이 나타날 수 있다. 빛이 나타나는 것도 힘들지만 한 개의 점으로 집결시켜야 한다.

수련자들은 3품 이하는 안정적으로 할 수 있으나 1, 2품은 있다가도 없는 현상이 생긴다. 원인중의 하나는 3품의 내용이 나타나면 보통은 통증이 동반한다. 약간의 진양을 끌어 올리게 되면 다리에 통증이 발생하기 때문에 그 이상으로 진행하기가 쉽지 않다.

머릿속 빛을 보는 것은 그나마 쉽다. 가슴과 복부의 빛을 보는 것은 어렵다. 아래로 신광을 내려 보낼 때 눈동자를 반관내시하면서 두 눈을 이용해서 빛을 내려 보낸다. 눈이 가는 곳에 신이 따라가고 기가 따를 수 있도록 한다. 회음혈에서 밖으로 신광을 밀고 다시 끌어올릴 때도 눈이 함께 따라야 한다.

정좌를 이끌어주는 보조공

우리가 '도'를 말할 때는 맨 먼저 '무위자연'을 연상한다. 그만큼 도와 무위자연은 떼어 놓을 수 없는 어머니와 자식 간의 관계이다. 그래서 도가의 공법도 자연을 위주로 창안 되었으며 도의 입장에서 볼 때도 '도'가 자연철학의 중요한 체계를 계승하고 있다.

'영보통 지능내공술'은 옛 도가 내공술 공법道家內功術功法가운데 하나이다. 이 공법으로 말하면 동정상겸(動靜相兼), 성명쌍수(性命雙修), 앉아서[坐], 누워서[臥], 서서[站], 움직이며[動], 다니면서[行] 하는 수련 등 다방면의 장법樁法으로 구성된 엄밀하면서 완전 정리된 수련 공법 체계이다.

'영보통 지능내공술'의 중요한 내용을 총괄해 보면 삼공三功과 오술五術, 구법九法이 있다.

1) 삼공三功

삼공은 다시 정좌공, 외동공, 보조공으로 나눈다.

① 정좌공靜坐功

정좌공은 인선법 삼선공 여단공이 있는데, 이미 이에 대한 수련법은 위의 장에서 언급하였으므로 여기서는 생략한다.

② 외동공外動功

외동공을 수련할 때 우리가 추구하는 것은 정精이다. 외형은 움직이는 자세로 동작을 하지만 내부에서는 고요함을 이루고 정좌공을 수련할 때와 같이 우리 몸 내부의 사유와 내기의 운행은 멈추지 않으므로 정좌 수련을 보조하는 역할이다. 외동공에는 평형공平衡功과 참장站樁 개맥공開脈功, 성체대련星體對煉 등이 있다.

○ 평형공平衡功

평형공은 땅속의 오행인 목·화·토·금·수와 인체의 오행인 간·심·비·폐·신의 오장과 허공중의 오행인 청·적·황·백·흑의 오색과 대련하는 것이다. 이것을 옛날에는 "문화文火로 천지의 양陽을 캐서 훔친다."라고 했다. 기본적으로 인체와 천체와의 관계에서 대응된 힘을 얻어서 인체의 오장을 진동하게 하여 인체의 체질개선이나 병 치료에 도움을 얻고자 함이다. 즉, 수련방법을 통해 생각과 기와 백규百竅를 사용하여 하늘·땅·해·달·별·식물·동물·사람·만물이 서로 어울려 신령을 교환하고 사람과 천체 및 동물, 식물, 그리고 사람과 사람 사이의 신령이 서로 짝하여 평형을 이룰 수 있도록 하는 것이다.

여동빈은 공동산에서 수련하면서 인체의 오장에 대응하는 다섯 종류의 나무를 발견하였다.

오행과 오장, 오수, 오색의 대응관계

오행五行	목木	화火	토土	금金	수水
오장五臟	간장肝臟	심장心臟	비장脾臟	폐장肺臟	신장腎臟

오수五樹	松 소나무	桐 오동나무	柳 버드나무	楊 백양나무	柏 측백나무
오색五色	녹綠	홍紅	황黃	백白	흑黑

위 표에서 보듯이 나무는 여러 가지 색의 성분을 가지고 있는데, 이것을 오행이나 오장에 짝하여 수련을 하게 되면 질병을 치료할 수 있는 효과를 이루어 낼 수 있다. 예를 들어 간장에 이상이 있을 경우 신수腎水의 부족으로 말미암아 발병 되었다면 먼저 측백나무에 맞대어 환기법을 수련하여 신수를 보충하고 소나무 환기법을 하여 간장을 다스리는 것이다.

처음 평형공을 배울 때는 큰 나무와 마주하여 수련하는 것이 이상적이다.

사람은 태아적에 모궁 안에서 입이 아니라 탯줄을 통해서 영양분을 흡수하지만 탯줄을 자른 후부터는 뿌리 없는 몸을 이루어 수곡水穀으로 몸을 기르면서 자라게 해야 하므로 몸에는 기가 다니는 길, 피가 다니는 길, 더러운 것을 빼내는 길이 있다.

나무는 태어날 때부터 뿌리가 있어 뿌리는 바탕이 깊고 비록 피 는 없지만 거기에는 기가 다니는 길, 물이 다니는 길, 영양분을 빨아들이는 길, 더러운 것을 빼내는 길이 있으며 생명과 감정이 있다. 나무도 사유가 있고 나무도 수련을 한다고 한다. 인체의 장과 나무의 장이 합쳐져서 하나가 되면 이 장에도 사유가 생기고 정기신이 생겨서 서로 교감을 이루게 된다.

나무와의 연공 시간은 해가 진 뒤나 해가 뜨기 전에 수련하는 것이 좋다. 나무는 낮에 이산화탄소를 마시고 산소를 내뱉으며 밤에는 산소를 마시고 이산화탄소를 내뱉는다. 사람은 산소를 마시고 이산화탄소를 내뱉는다. 결국 밤에는 나무도 사람과 같이 산소를 마시는 것이다. 이때를 겨냥해 나무와 한판 맞 짱을 뜨는 것이다. 처음에는 뿌리가 있으면서 사람보다 더 많은 연륜을 살아온 나무에게 맞대어 이길 수가 없으나 오래 수련하다 보면 기의 속성상 기는 평형을 이루는 기체이므로 사람과 나무가 평형을 이루게 된다. 계속 수련하게 되면 나무의 기는 사람 뜻에 따라 서로의 감정이 사귀어져 흐르며 하나의 기체를 이루어 공력을 높일 수가 있다.

다만 질환이 있는 사람은 낮에 수련하여 기체를 서로 맞바꾸기를 하면 병을 다스림에 효과를 볼 수 있다.

평형공은 고정보법과 활동보법으로 나누는데, 그 종류는 다음과 같다.

고정보법

1. 제1식 : 쌍수 상하납동雙手上下拉動
2. 제2식 : 십지 종향절할十指縱向切割
3. 제3식 : 십지 황향절할十指橫向切割
4. 제4식 : 쌍추장雙推掌
5. 제5식 : 검지 종향절할劍指縱向切割
6. 제6식 : 검지 횡향절할劍指橫向切割
7. 제7식 : 검지거수劍指去樹
8. 제8식 : 단벽장單劈掌

활동보법

1. 제1식 : 쌍추맥雙推脈
2. 제2식 : 쌍추장雙推掌

○ 참장站樁

참장은 사람 몸을 되돌려 비춰(返照) 수련하는 하나의 특수한 공법이다. 다만 평형공 수련이 있어야 비로서 되돌려 비춰 뿌리로 돌아갈 수 있다. (返照還原) 평형공을 하고난 뒤 그 나무를 등지고 우두커니 서서 있고 조용히 수련하는 것으로 수련자는 겉으로 우두커니 서서 몸속으로 움직여 자신 우주로써 몸 밖 우주를 받아들이는 공법이다. 수련자가 우두커니 서서 밖으로 조용하고 안으로 움직이고 밖으로 움직이고 안으로 조용하기에 이르고 다시 바꿔 밖으로 조용하고 안으로 움직인다. 평형공과 참장은 서로 독립된 공법이지만 참장을 하기 위해서는 반드시 평형공을 한 다음 이어서 하는 것이 정석이다. 이 수련은 병을 물리쳐 건강할 수 있고 편안히 오래 살며 숨어있는 능력을 개발해 되돌릴 수 있다.

참장은 삼승三乘으로 나뉘니 소승은 받아 느끼고 중승은 내 보내며 대승은 뿌리로 돌아가는 것을 말한다. 참장공은 아홉 가지로 나뉘는데, 무극장에서 구궁장까지 앝은 곳에서 깊은 곳으로 들어가며 순서를 지켜 점점 키워 나아가도록 한다.

참장 삼승三乘

1 제1승(소승) : 감응感應

2 제2승(중승) : 발사發射

3 제3승(대승) : 환원還原

참장 구식九式

1 제1식 : 무극장無極樁

2 제2식 : 일장日樁

3 제3식 : 월장月樁

4 제4식 : 춘장春椿

5 제5식 : 하장夏椿

6 제6식 : 추장秋椿

7 제7식 : 동장冬椿

8 제8식 : 칠성장七星椿

9 제9식 : 구궁장九宮椿

○ 이 밖에도 외동공으로 개기경팔맥토납법開奇經八脈吐納法이라고 하는 외오행개맥공外五行開脈功의 수련방법이 제10식으로 만들어져 있고 7성보七星步, 구궁팔괘보九宮八卦步, 팔괘의구八卦意球 등의 외동공 수련법이 있다.

③ 보조공補助功

보조공으로는 수공睡功, 자연환기법自然換氣法, 도일정귀기법盜日精歸己法, 도월화귀기법盜月華歸己法 등이 있다.

○ 수공睡功

수공을 수련하는 자의 몸은 잠자는 자세와 같고 의념은 움직이는 자세와 같으니 몸은 정靜으로 삼고 의념은 동動으로 삼아 동정상합하여 신을 편안하게 하고 몸을 건강하게 하는 수련방법이다.

수공을 수련하는 목적은 대략 3가지로 볼 수 있다.

첫째, 몸을 다스려 건강과 장수를 도모할 수 있다.

둘째, 영靈을 전할 수가 있다. 가령 집에서 수공을 수련하면서 체내에 움직임이 있다면 그 사람 옆에 누워있는 가족들도 그와 같은 체내의 움직임을 느낄 수 있다.

셋째, 다른 사람을 제압할 수 있다.

이래서 수공은 일종의 고급 공법이다. 우리가 외형적으로는 움직이지 않는 자세를 취하나 내면적으로는 사유하고 어떤 움직임이 있다. 고요함과 움직임이 서로 결합하는 것이다.

머리를 많이 쓰는 사람과 몸을 많이 쓰는 사람들은 이 공법을 수련하여 신력神力, 정력精力, 체력體力을 회복할 수 있다. 특히 노인이나, 몸에 힘이 없는 사람, 갱년기 여성들에게 이 공법이 적합하며 시간도 한 시간 이내로 할 수 있다.

수공은 9식이 있다.

1 제1식 : 안신식安神式
2 제2식 : 강혈식降血式
3 제3식 : 보정부혈식保精扶血式
4 제4식 : 회양장력식回陽壯力式
5 제5식 : 보허환양식補虛還陽式
6 제6식 : 조기 부심식調氣扶心式
7 제7식 : 보간명담식補肝明膽式
8 제8식 : 부비건위식扶脾健胃式
9 제9식 : 안락식安樂式

○ 자연환기법自然換氣法

자연환기법이란, 걷는 형식으로 병을 치료하거나 포진하고 확장하는 방법이다. 걸으면서 움직이는 가운데 고요함을 추구하여 심신, 의념, 정기가 규칙적으로 합일을 이루게 되면 외부의 우주와 통일을 이룰 수 있다.

"내가 우주이고 우주가 바뀌어 모든 것이 반드시 움직이고 움직여서 영靈을 낳는다."는 마음을 갖고, 몸은 흐르듯 움직이고, 생각은 거두어들이고, 움직이는 가운데 고요함을 얻고, 고요한 가운데 신神을 낳으며, 심신이 서로 보태져 기와 의가 서로 기대어 신령한 빛이 계속 바뀌어진다고 생각하면서 규율 있는 걸음과 규율 있는 호흡, 규율 있는 생각, 즉 심신心神이 인체우주 속으로 돌아간다는 생각을 하며 걷는다. 그냥 자연스럽게 걸어가는 걸음과는 본질적으로 다르다. 주변에 환경이 좋은 곳이 있으면 언제든지 자연환기법을 수련할 수 있다. 사무직에 종사하는 사람, 노동직에 종사하는 사람, 연로한 사람, 허약한 사람, 특히 갱년기 여성들에게는 좋은 효과를 볼 수 있다.

자연환기법은 여동빈 조사가 종남산을 운유雲遊할 때 완성한 공법으로 삼승구법三乘九法의로 구성되어 있다.

제1승 : 병을 물리쳐 오래도록 튼튼히 즐겁게 사는법.
1 제1법 : 걸으면서 내뱉고 들이쉬는 법(行步吐納法)
2 제2법 : 걸으면서 숨을 닫는 법(行步閉氣法)
3 제3법 : 걸으면서 바탕을 들이쉬는 법(行步納質法)

제2승 : 모두 바탕으로 돌려 우주처럼 오래사는 법
1 제1법 : 걸으면서 바탕을 내뱉는 법(行步吐質法)
2 제2법 : 걸으면서 기를 펼치는 법(行步布氣法)
3 제3법 : 걸으면서 나누는 법(行步分局法)

제3승 : 날과 씨의 움직임을 꿰뚫고 하늘과 내가 하나로 되는 법
1 제1법 : 걸으면서 흐름을 막는 법(行步閉結通經法)

2 제2법 : 걸으면서 영을 보내는 법(行步傳靈法)

3 제3법 : 걸으면서 몸을 숨기는 법(行步隱身法)

자연환기법을 수련하는 방법으로는 다음과 같다.

1 제1식 평보 삼보공平步三步功 : 3보공, 6보공, 12보공, 24보공이 있다.

2 제2식 단폐기 삼보공單閉氣三步功 : 3보공, 6보공, 12보공, 24보공이 있다.

3 제3식 쌍폐기 삼보공雙閉氣三步功 : 3보공, 6보공, 12보공, 24보공이 있다.

○ 도일정월화귀기법盜日精月華歸己法

도일정월화귀기법은 사람의 몸을 해와 달을 맞대어 수련하는 방법이다. 몸과 해와 달이 한 가지 가지런한 틀로 캐내고(采) 돌며(運) 닦고(煉) 지키며(保), 기르고(養), 뿌리로 돌아가는(還原) 공법이다. 이는 천인합일天人合一 하는 방법으로 수련자는 자기 몸의 우주가 선천우주에 감응하고 사람 몸의 우주가 천체우주에 합해지도록 하여 선천의 해와 달의 정화를 훔쳐 후천의 사람 몸에 원기를 돋우어 주게 하는 것이다.

도일정월화귀기법은 참식站式, 동식動式, 좌식坐式, 의 삼승三乘으로 나뉘며 먼저 우두커니 서고 다음은 움직이고 마지막에는 조용히 정좌한다.

옛날에는 납태양기納太陽氣, 납월량기納月亮氣라 불렀다.

○ 성공性功수련을 돕는 공법으로는 동전을 성선 높이의 벽에 붙여놓고 바라보며 하는 동전수련과 거울을 바라보며 거울 속의 허무공간으로 자신이 들어가서 역으로 속세를 바라보는 거울수련 등이 있다.

2) 오술五術과 구법九法

① 오술은 명命, 상相, 복卜, 산山, 의醫를 말한다.

1 명命은 사람마다 다 다르다. 같은 부모에게서 태어난 형제라도 능력, 지능, 생김새가 다 다른 것은 우리의 상相이 다르기 때문이기도 하지만 출생시간에 따라 태양을 에워싸고 도는 열 개의 행성들과 각을 이루는데, 이때 영靈이 우리에게 주는 영향과 출생시점이 관계가 있다고 한다. 이러한 출생일시가 사람에게 주는 영향은 3%를 차지한다고 한다.

2 상相에는 명상名相, 인상人相, 가상家相, 묘상墓相, 인상印相이 있다.

첫 번째 명상名相, 즉 이름은 파자破字해서 분석해야 하는데, 이 이름은 운명의 1%를 차지한다.

두 번째 인상人相에는 면상面相, 수상手相, 족상足相, 배상背相, 두상頭上, 골상骨相 등이 있다. 피부는 색상을 관찰하고 주름은 근육과 형상을, 뼈는 그 사람의 골격, 머리, 손, 뼈가 단단하고 강한지를 관찰하며 골수는 뼈를 뚫고 본다. 즉, 마음을 보는 것이다.

세 번째 가상家相은 양택 풍수의 하나로서 우리가 살고 있는 곳이 운명에 큰 영향을 끼친다는 논리이다. 우리가 거처하는 곳의 산을 볼 때나 강이나 하천을 볼 때는 양성과 음성인지를 가려내야 한다고 한다. 이것을 다른 말로 부성과 모성이라고도 한다.

네 번째 묘상墓相도 우리에게 많은 영향을 미친다. 사람이 죽을 때는 어떤 요구가 있게 마련인데, 우리가 이해하지 못하므로 그 사람은 영靈을 통해 전해 주는 것이다.

다섯 번째 인상印相은 내가 위치하고 있는 곳에서 비치는 그림자 모습을 가리키는 것을 말한다. 즉, 내가 있었던 곳에서 떠나있어도 그림자는 남아 있는데, 이것이 인상이라고 하며 이 인상의 보유시간이 길수록 재생능력이 강하다고 한다. 선인지로先人之路라고도 한다.

3 복卜에는 점복占卜, 세길洗吉, 측국測局이 있다. 점복에는 『육임신과六壬神課』를 사용하고 세길은 『기문둔갑奇門遁甲』을 사용하며 측국에는 『태을신수太乙神數』가 있다. 그리고 이 세 가지를 종합한 것이 『추배도推背圖』이다. 복卜은 운명의 15%를 차지한다.

이상의 명命과 상相과 복卜이 운명에 50%의 영향을 미치고 있다고 한다.

4 산山이라는 것은 우리가 공부하는 산술山術을 말한다. 정좌수련을 통해 호흡방법도 독특하고 인체내공선의 신비나 10대 명규明竅가 어떻게 내장과 연계되는지를 아는 것도 다 산술이다. 이 산술은 영보통 지능내공의 전부를 배워야 마치게 된다.

5 의醫라는 것도 의술醫術을 말한다. 도가에서 제일 먼저 사용하는 『황제내경黃帝內徑』은 현대의학의 해부학의 내용과 같다고 한다. 또 안마, 점혈點穴하는 것과 법술法術이 있다. 이 법술은 공간을 뛰어넘어서 하는 것으로 최면술을 말하며 산술을 잘 배워야만 가능하다.

이 산술과 의술은 운명의 20%를 차지한다.

운명의 나머지 30%는 영靈에서 얻는다. 이 영은 우리가 모체 내에 있을 때나 한 살에서 세 살 때까지나 늙어서 죽기 전인 찰나 간에 많은 변화가 있는데 특히 한 살에서 세 살까지는 우리 인생에 많은 것이 포함되어 있으므로 사람에게 타격이 제일 큰 것이 이 단계이다.

우리가 도가의 공부를 하는 것은 세 살, 두 살, 한 살, 모궁 내의 일을 회과悔過해 내어야 한다. 그러면 우리는 전세轉世를 알 수 있다. 세 살 이후는 우리가 세상 물질을 알기 시작하는 단계이며 고통을 모르는 단계이기도 하다.

이렇게 운명은 정해졌지만 생긴 모습은 정해지지 않았다. 모습은 변하여지고 변함에 따라 기회도 주어진다.

이 오술五術은 도가에서 필히 배워야 하는 것들이다.

② **구법九法**이란 아홉 종류의 법술을 말한다.

구법은 **1** 지능법智能法, **2** 단질법斷疾法(질 병을 차단하는 법), **3** 치질법治疾法(질병을 치료하는법), **4** 전령법傳靈法(영을 전달하는법, 텔레파시), **5** 정심법定心法, **6** 정군생사법定君生死法, **7** 구선법求仙法, **8** 단혼법斷魂法, **9** 승상법承象法의 아홉 가지 법술이 있다.

법술이란 특수한 방법을 사용하여 특수한 기능을 수련하여 성취하는 것으로 이것을 특이공능이라고도 한다.

'영보통지능내공술'이란 내공과 법술을 말하는 것으로 역의 원리와 오술을 서로 유기적으로 결합 하여 구년면벽법九年面壁法의 수련단계를 거쳐 십년이면 완성되는데 2년간은 목욕沐浴하는 공부이다. 이러한 것은 도가의 대표적인 수진오도修眞悟道하는 도가의 대표적인 금단대법의 수련 체계이다.

거시적으로 보면 그 형식이 다양하고, 단계가 분명하며, 구성이 엄밀하고, 범위가 넓어서 대도가 삼라만상을 싸고 있는 큰 기백氣魄을 체현하기에 충분하다.

미시적으로 보면 이성에 따라, 동정을 서로 겸하며(動靜相兼), 성명을 함께 닦으며(性命雙修) 천인합일하여 동선童仙으로 돌아가는 수련이 전체 과정에서 잘 나타나 있다.

 요컨대 영보통지능내공술은 흔하게 얻을 수 없는 높은 가치를 지닌 인류의 소중한 문화유산이다.

제5편 道家도가의 系譜계보

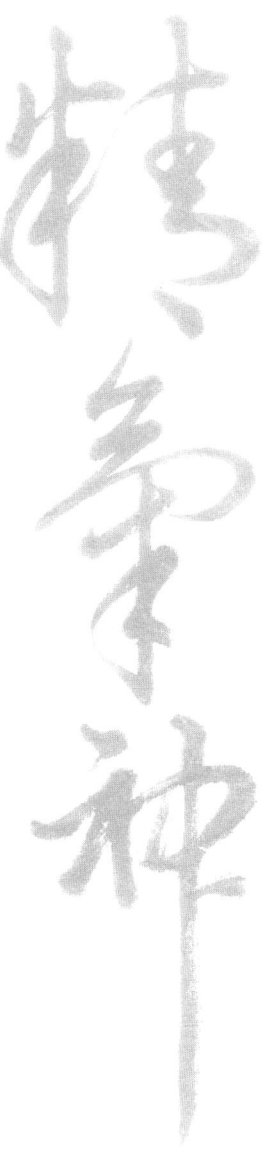

신선체계神仙體系

1) 오등선五等仙

도가수련에서는 신선을 5종의 품계로 나누니 곧 귀선鬼仙, 인선人仙, 지선地仙, 신선神仙, 천선天仙이다.

① 귀선이라고 하는 것은 단지 심성心性만을 수련하며 아직 진정한 구결口訣을 얻지 못한 관계로 순양지체純陽之體를 이루지 못하였고, 단지 음신陰神만이 출신出神 되기 때문에 영귀靈鬼라고도 한다. 비록 이름이 신선이긴 하지만 사실은 귀신에 속한다. 그러나 영통하기 때문에 보통의 귀신과는 다르다. 귀선은 세상에서 오백 년 좌우의 시간 동안 머물 수 있고, 오백 년 후에는 다른 태胎를 통하여 환생하여야 계속해서 생존할 수 있게 된다.

② 인선人仙은 밖으로는 사람과 구별되는 점이 없으나 늙고 병들고 죽고 하는 고단함이 없이 장생하게 된다.

③ 지선地仙은 수련의 단계가 인선의 위에 있는데, 이미 한서寒暑가 불침하고, 기아飢餓에 의해 영향을 받지 않는 정도이다. 비록 양신陽神을 출신

하지는 못하지만 의식주의 부담을 완전히 벗어 버렸기 때문에 생과 사를 스스로 통제할 수 있게 된다.

④ 신선神仙은 양신陽神이 순양지체를 이미 이루어 신통변화의 능력이 있고, 머물고 떠남이 자유롭고 생사의 굴레에서 완전히 해방되었다. 몸을 벗어버리고 혼자 표연히 존재하며, 뭉쳐지면 형체를 이루고 흩어지면 무로 화하게 된다.

⑤ 천선天仙은 신선에서 다시 진일보한 경지로 인류가 살고 있는 환경을 벗어나 또 다른 하늘 밖의 하늘에 살게 된다. 이와 더불어 천지는 파괴 되더라도 스스로는 파괴되지 않는다. 대라금선大羅金仙이라는 경지에 이르러 우주와 더불어 존재하는 도가수련의 최고경지를 이룬 것이다.

다음은 종여전도집鐘呂傳道集에서 말하고 있는, 법에는 3성三成이 있고 신선에는 다섯 등급이 있음을 설파한 종리권과 여동빈의 문답내용이다.

문, 여동빈 "사람이 죽으면 귀신이 되고, 도가 이루어지면 신선이 되니 신선은 최고의 단계입니다. 어찌하여 신선 가운데에서 상승하여 천선을 얻어야 한다고 하십니까?"

답, 종리권 "신선은 하나가 아니다. 순전히 음으로 양이 없는 존재는 귀신이고, 순전히 양으로 음이 없는 존재는 신선이며, 음과 양이 서로 섞여 있는 것이 사람이다. 오직 사람은 귀신이 될 수도 있고, 신선이 될 수도 있는데, 젊을 때 수련하지 않으며 정욕을 방자하게 낭비 하면 병들고, 죽어서 귀신이 되는 것이니, 이것을 알아서 수련 한다면 범인을 뛰어넘어 성인의 지위에 올라 몸을 벗어 신선이 된다. 신선에는 다섯 등급이 있으며 그 법에는 세 종류의 이룸이 있으나, 그것을 지니고 수련함은 사람에게 있고, 공을 이룸은 분수에 따르는 것이다."

여동빈, "법에는 세 가지 이룸이 있고, 신선에는 다섯 가지 등급이 있다는 것은 무엇입니까?"

종리권, "법에 세 가지 이룸이 있다는 것은 조금 이룸과 (小成) 중간 정도 이룸과(中成) 크게 이룸(大成)이 같지 않다는 것이다. 신선에 다섯 등급이 있다는 것은. 귀선鬼仙과 인선人仙과 지선地仙과 신선神仙과 천선天仙이 같지 않음이나 모두 신선이라는 것이다. 귀선은 귀신에서 떠나지 못하고, 인선은 사람에게서 떠나지 못하고, 지선은 땅에서 떠나지 못하며, 신선은 산에서 떠나지 못하고, 천선은 하늘에서 떠나지 못하는 것이다."

또한 옹연명의 주석에는 이렇게 되어 있다. 신선의 단계에는 몇 가지 종류가 있다. 음신이 영통하지만 형形이 없는 것을 귀선이라 하고, 세상에 살면서 질병 없이 장수하는 것을 인선이라 하며, 하늘을 날며 안개 속을 거닐고 배고프지도 목마르지도 않고 한서寒暑가 불침하며 장생불사를 이룬 자를 지선이라 하고, 질質이 없어진 상태를 이루어 숨김과 드러남이 자유롭고, 혹은 노인이나 혹은 어린이로 변하는 조화를 가진 이를 신선이라 하며 귀신조차 추측할 수 없는 경지에 이른 것을 천선이라 한다.

이상의 다섯 가지 등급은 반드시 실제 수련을 거치고 효험을 통하여 입증되어야 하며, 세속의 이론으로 미루어 생각해서는 안 된다는 것이다.

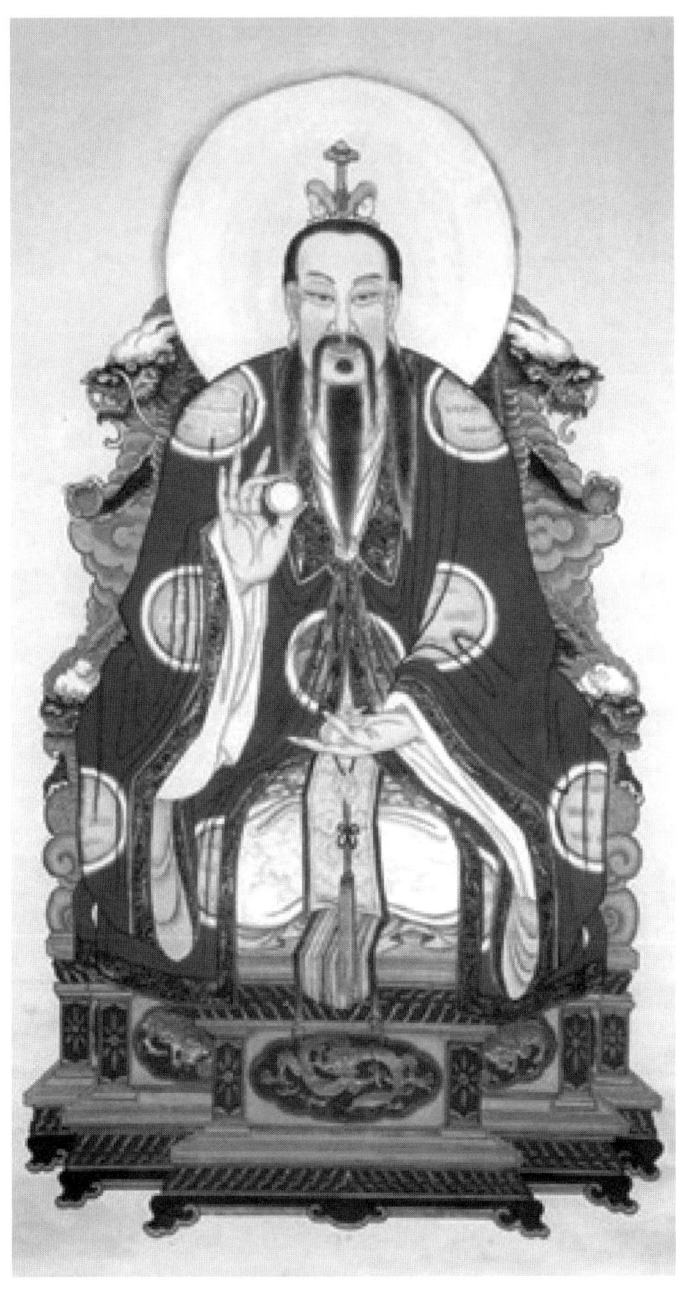

원시천존

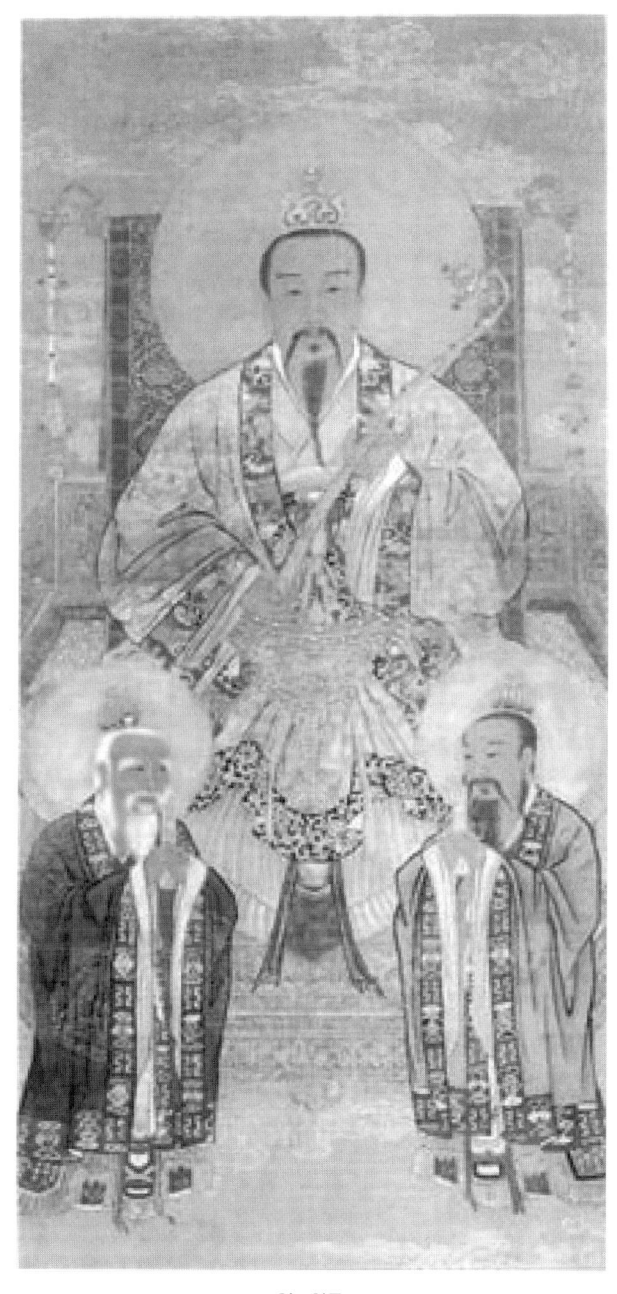

영보천존

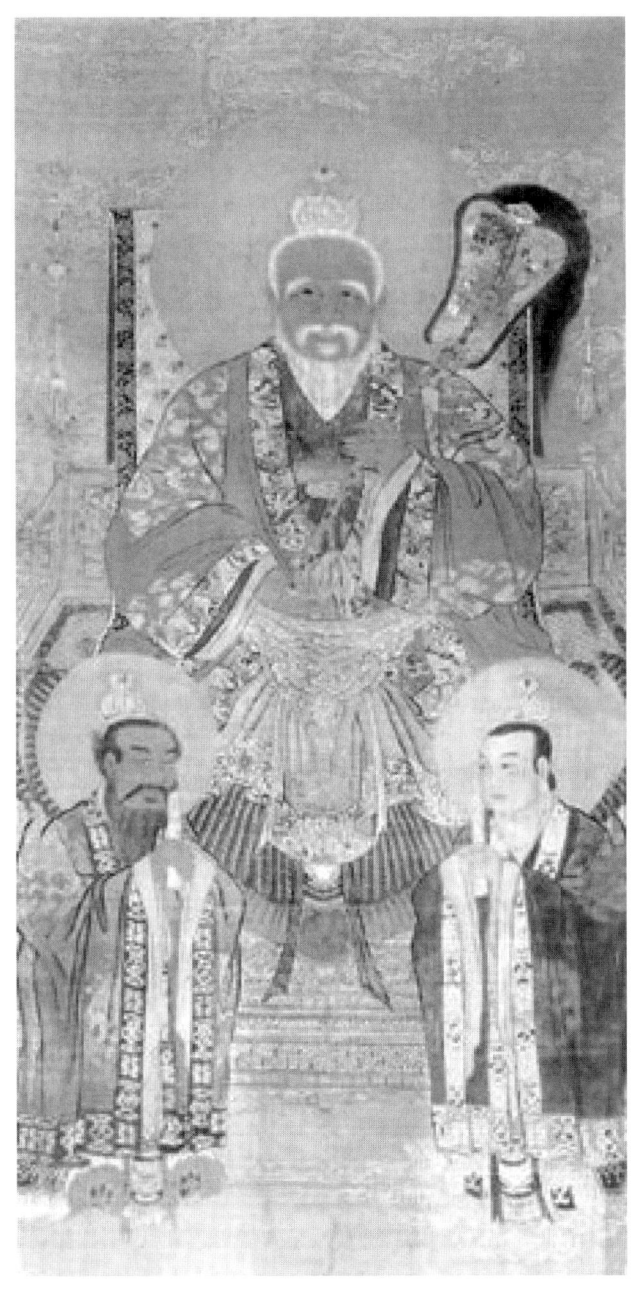
도덕천존

2) 삼청三淸과 존신尊信

① 삼청三淸

원시천존元始天尊 : 옥청대제玉淸大帝 (도교 제 1존신)

영보천존靈宝天尊 : 태상대도군, 상청대제太上大道君, 上淸大帝 (도교 제2존신)

도덕천존道德天尊 : 태상노군, 혼원노군, 태청대제太上老君, 混元老君, 太淸大帝
(도교 제3존신으로 노자가 도덕천존이시다.)

② 5노군五老君

동방안보화림청영시노군東方安宝華林青靈始老君

남방범보창양단영진노군南方梵宝昌陽丹靈眞老君

중앙옥보원영원노군中央玉宝元靈元老君

서방칠보금문호영황노군西方七宝金門皓靈皇老君

북방동음삭단욱절오영현노군北方洞陰朔單郁絕五靈玄老君

3) 천지일월성신 등 제 대신天地日月星辰等諸大神

① 사어四御

옥황대제玉皇大帝 또는 현궁고상옥황대제玄穹高上玉皇大帝,

중천자미북극대제中天紫微北极大帝

구진상궁천황대제勾陈上宮天皇大帝

후토황지지后土皇地只

331

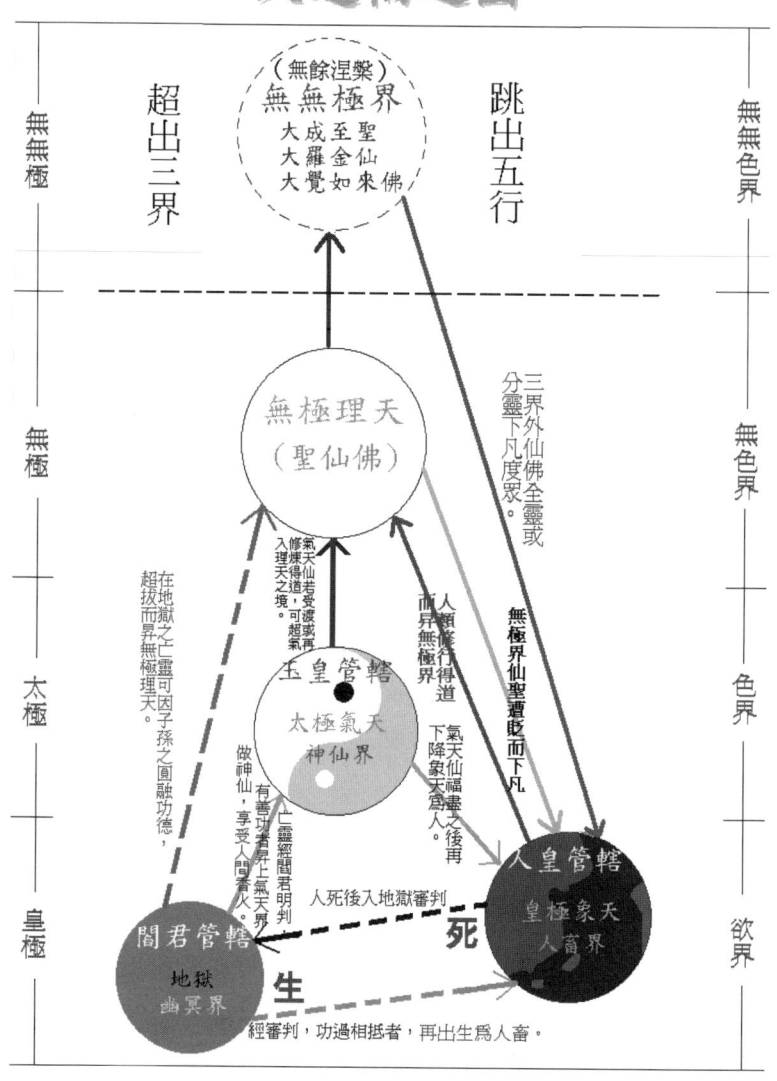

332

중국에서는 도교를 비롯해 민간에서도 최고의 신으로 옥황대제(옥황상제)를 받들었다.

옥황대제는 해, 달, 바람, 비 등의 자연현상과 인간들의 생사, 화복, 수명, 길흉 등을 지배하는 최고의 신으로 인식되었는데, 이 신앙은 수당隋唐시대에 이르러 보편화 되었다.

도장경에서도 옥황대제는 삼계, 즉 시방十方, 사생四生, 육도六道를 총괄 주재하며 우주의 일체를 주재하고 그 권위는 끝이 없다고 하였다.

명청明淸 시대에 이르러서는 "천상에는 옥황이 있고 지상에는 황제가 있다"라는 말까지 유행하였다.

② 八仙

이철괴李鐵拐, 종리권鐘離權, 장과노張果老, 하선고何仙姑, 남채화藍采和, 여동빈呂洞賓, 한상자韓湘子, 조국구曹國舅

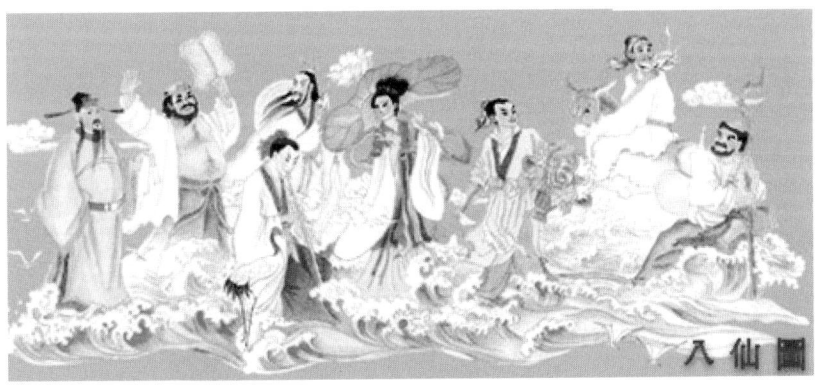

③ 오성五星

세성歲星 (목성木星)

형혹성熒惑星(화성火星)

태백성太白星(금성金星)

신성辰星　(수성水星)

진성鎭星　(토성土星)

④ 4영 28숙四靈二十八宿

청룡靑龍(동東) : 각角, 항亢, 저氐, 방房, 심心, 미尾, 기箕

백호白虎(서西) : 규奎, 루娄, 위胃, 묘昴, 필畢, 자觜, 참參

주작朱雀(남南) : 정井, 귀鬼, 유柳, 성星, 장張, 익翼, 진軫

현무玄武(북北) : 두斗, 우牛, 여女, 허虛, 위危, 실室, 벽壁

⑤ 시방제천존十方諸天尊 :

동방옥보황상천존東方玉宝皇上天尊

남방현진만복천존南方玄真萬福天尊

서방태묘지극천존西方太妙至极天尊

북방현상옥진천존北方玄上玉宸天尊

동북방도선상성천존東北方度仙上圣天尊

동남방호생도명천존東南方好生度命天尊

서남방태영허황천존西南方太靈虛皇天尊

서북방무량태화천존西北方無量太華天尊

상방옥허명황천존上方玉虛明皇天尊

하방신황동신천존下方真皇洞神天尊

⑥ 호법신護法神

제1위 : 마원사馬元師, 마원사는 눈같이 희다.

제2위 : 조원사趙元師, 조원사는 철같이 검다.

제3위 : 온원사溫元師, 온원사는 청대같이 푸르다.

제4위 : 관원사關元師, 관원사는 피와같이 빨갛다.

육십원신六十元辰, 용사이장龍蛇二將, 수화이장水火二將.

청룡靑龍, 백호白虎.

뇌신雷神, 풍백風伯, 우사雨師.

4) 진인과 선인真人·仙人

① 사대진인四大真人

생도 사도 없고, 비움도 차 있음도 없음을 진인이라 한다.

남화진인南華真人 : 선진도가학자 장주先秦道家学者庄周 (장자)

미묘원통진군微妙元通真君 : 선진도가학자先秦道家学者,

통현진인通玄真人 : 신견辛銒, 일명계연一名计然

통령진인洞靈真人 : 항창자亢蒼子, 또는 항상자亢桑子. 경상자庚桑子

② 선인仙人

세속을 초탈하여 신통의 변화와 장생불사하는 사람을 선인이라고 한다.

적송자赤松子 : 신농 때의 우사神農时雨師

적정자赤精子 : 전욱 시대의 사람顓頊时人

팽조彭祖 : 전욱제의 현손顓頊帝之玄孙

용성공容成公 : 황제의 스승黃帝之师

안기생安期生 : 해상선인海上仙人

삼모진군三茅眞君 : 모영茅盈, 모고茅固, 모충茅衷의 대, 중, 소, 군을 말함

허진군許眞君 : 진나라 때의 도사 허손晋代道士許遜

5) 계파系派

① 북오조北五祖

동화자부보원임극대도 왕현보東華紫府輔元立極大道君 王玄甫

정양개오전도수교제군 종리권正陽開悟傳道垂敎帝君 鐘離權

순양연정경화채우제군 여동빈純陽演正警化采佑帝君 呂洞賓

해섬명오홍도순우제군 유해섬海蟾明悟弘道純佑帝君 劉海蟾

중앙전진개화보극제군 왕중양重陽全眞開化輔極帝君 王重陽

② 남오조南五祖

자양진인 장백단紫陽眞人 張伯端

취현진인 석행림翠玄眞人 石杏林

자현진인 설도광紫賢眞人 薛道光

취허진인 진니환翠虛眞人 陳泥丸

자청진인 백옥섬紫淸眞人 白玉蟾

③ 전진도全眞道

전진도全真道는 중국 금나라 때 왕중양王重陽이 주창한 도교의 신파이다. 왕중양의 제자들인 북칠진의 개종조開宗祖들은 교세의 확대에 힘쓰면서 점점 교단으로서의 체제를 갖추고 다음과 같은 종파를 만들었다.

④ 북칠진北七眞과 그들이 창립한 계파
    단양포일무위보화진군 마옥丹陽抱一無爲普化真君 馬鈺, -우선파遇仙派
    장진응신현정온덕진군 담처단長真凝神玄靜溫德真君 譚處端, -남무파南無派
    장생보화종현명덕진군 유처현長生輔化宗玄明德真君 劉處玄, -수산파隨山派
    장춘전덕신화명응주교진군 구처기長春全德神化明應主教真君 邱處機, -용문파龍門派
    옥양체현광자보도진오진군 왕처일玉陽體玄廣慈普度真悟眞君 王処一, -유산파崳山派
    태고광영통현묘극진군 학대통太古廣寧通玄妙極真君 郝大通, -화산파華山派
    청정연진현허순화원군 손불이淸靜淵真玄虛順化元君 孫不二, - 청정파淸靜派

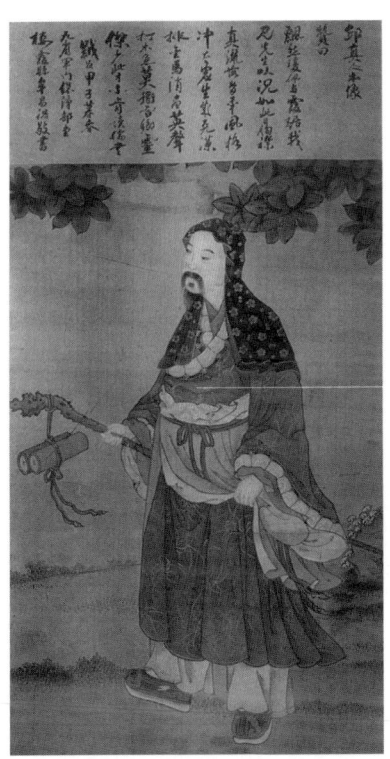

전진도 용문파를 창시한 구처기

⑤ 남칠진南七眞
    유해섬계통劉海蟾系統으로 남오조의 5명에 유영평劉永平과, 팽사彭耜

를 추가하여 남칠진이라 함.

역사는 북오조와 북칠진을 북파北派 또는 북종北宗, 남오조와 남칠진을 남파南派 또는 남종南宗이라 한다.

⑥ 전진도 용문파全進道龍門派

용문파의 창시자는 구처기邱處機(1148,~1227)이다. 그의 자는 통밀通密이며 호號는 장춘자長春子이다. 등주燈住의 서하栖霞 사람으로 왕중양王重陽조사를 스승으로 모시고 수진성선하는 위대한 법을 전수받아 수행했다. 은거하여 몰래 수행하며 생사의 고비를 여러 번 겪었으나 마침내 정과正果를 이루게 되었다. 1222년에 서아시아 원정 중의 징기스칸의 초청을 받아 고령에도 불구하고, 제자인 이지상 등과 함께 멀리 서역까지 여행을 하여 현재의 아프가니스탄에서 징기스칸을 만났다. 불로장수의 비결을 묻는 징기스칸에게 전진교의 가르침을 설명하였고, 징기스칸은 이에 보답하여 장춘진인에게 몽골 제국의 점령지 어디서라도 전진교를 보호하는 특혜를 베풀어 주었다.

용문파 계보

1代 丘處機 2代 趙抱元(法名, 道聖) 3代 張碧芝(法名, 德純) 4代 陳沖夷(法名, 通微) 5代 周大拙(法名, 玄朴) 6代 張靜定 沈靜圓.   7代 趙眞嵩.   8代 王常月. 9代 伍守陽. 10代 孫太觀 11代 高東蘺 12代 閔一得. 16代 無極道人(現在生存)17代 淸靜道人 淸虛道人. 18代 王力平(現在生存)

6) 도교의 인물

도교는 중국의 토생 종교이지만 도가道家와 도교道敎로 구분되는데, 그 기원은 황제黃帝를 전형典型으로 삼고 노자老子의 가르침을 따르고 있다고 해서 황노지학黃老之學이라고 하다가 지금으로부터 1,800년 전 장도능張道陵은 처음으로 도교를 창립하였으니 노자를 도조道祖로 모시고 장도능은 교조敎祖가 되었다. 노자 이후 700년이 지나서였다. 후인들은 장도능이 도교를 창립하기 이전을 도가道家라고 하면서 노자의 사상과 정신을 본받는 것이었다면 도교道敎는 포교를 중심으로 하는 집단화된 종교단체의 모습을 말한다.

우리나라에서는 주로 선도仙道라고 호칭하는데, 선도는 신선이 되어 불로장생하기 위한 수련방법을 총칭한 단어로서 단도丹道라고도 한다.

만약 신선이 된다면 유한한 인간사 속에서 무한의 이상 세계를 향해서 시간과 공간이라는 절대 구속을 뛰어넘어 영원한 삶을 누릴 수 있다고 믿는 것이다. 그것뿐이 아니다. 장수는 말할 것도 없고 온갖 도술道術과 방술方術, 환술幻術 등을 다 부려 현실적으로 상상을 뛰어넘는 경지에까지 이르게 한다. 보통사람들로서는 과연 이 모든 것을 믿어야 될지 좀처럼 의구심을 떨쳐 버리지 못하는 것이 사실이다. 죽림칠현竹林七賢의 한 사람인 혜강嵇康(223~262)도 이런 기우杞憂를 불식시키기 위해서 양생론養生論에서 이렇게 주장했다.

"세상 사람들이 말하기를 신선은 배워서 될 수 있으며, 불노장생하는 것도 인간의 힘으로 될 수 있다고 했다. 또 다른 사람들은 말하기를 제일 긴 수명은 120살인지라 이것은 옛날이나 지금이나 똑같다. 만약 이 나이를 초과하였다면 귀신이나 다름없거늘 불가능하도다. 라고 주장한다. 이 두 가지 다 현 실정에 어긋난다고 보아 내가 한 번 말해 보도록 하겠다. 신선을 비록 직접 목격한 적은 없으나 역서에 기록으로 남아 있으며 전대 역서에 기재되어 전해 내려오는 것 모두 명백히 담론을 통해 이른 것이니 꼭 있는 것이다. 후략"

또한 하夏, 은殷, 주周 걸쳐 800여세를 살았던 중국고대中國古代의 장수의 대명사로 알려진 전설적 인물 팽조彭祖는 다음과 말하였다.

"사람이 기를 받았으니 비록 방술을 모른다 할지라도 이를 수련하기를 그에 맞게 하기만 하면 수명을 120세까지는 누릴 수 있다. 그 수명을 누리지 못하는 자는 모두가 기를 손상했기 때문이다. 그리고 다시 조금이라도 도를 알게 되면 240세까지는 살 수 있다. 그리고 거기에 대하여 노력하면 480세까지 살 수 있으며, 그 이치를 다 아는 자는 죽지 않을 수 있다".

동진(317~419) 시대 중국에서 가장 뛰어난 도교 연금술사鍊金術師로서 유교 윤리와 도교의 비술을 결합시키려고 노력했던 갈홍葛洪(283-343)도 84人의 신선을 소개하는 '신선전神仙傳'이라는 저서를 남겨서 신선세계를 뒷받침 했다. 지금으로부터 약 1,800년 전 일이다. 대략이나마 중국 신선들의 면면들을 살펴보자.

○ 적송자赤松子 : 신농神農씨 때 선인, 물을 다스리는 우사雨師. 신농씨에게 가르침을 배품. 곤륜산에서 서왕모西王母와 함께 선도를 닦았다고 함.
○ 광성자廣成子 : 황제黃帝의 스승, 공동산 석실에 살면서 3개월 간 황제에게 도를 전했다고 함. 천이백 세의 수명을 누렸다고 함.

○ 팽조彭祖 : 767세에도 노쇠하지 않고 소년의 혈색을 지녔다고 함.

○ 황제黃帝 : 황제내경의 저자, 황제내경은 한의학의 시조로 알려져 있다

○ 동방삭東方朔 : 전한前漢시대의 문인, 속설에 서왕모西王母의 복숭아를 훔쳐 먹어 장수하여 삼천갑자를 살았다고 한다.

○ 장자莊子(기원전369-286) : 명名은 주周, 자字는 자휴子休.

○ 장도능張道陵 (34-156) : 도교창시인. 제1대 천사. 본명 장릉,

○ 위백양魏伯陽 : 호는 백양, 《주역참동계周易參同契》의 저자.

○ 갈현葛玄 (164-244) : 삼국시대 방사方士. 갈홍의 증조부

○ 갈홍葛洪 (283-363) : 동진도교이론가東晋道教理論家, 연단가煉丹家, 의학가 医学家. 자字는 아천雅川, 호号는 포박자抱朴子, 저서 포박자 등. 갈현의 증손

○ 구겸지寇謙之 (365-448) : 북위도사北魏道士. 자字는 보진輔真

○ 도홍경陶弘景 (456-536) : 도교학자, 연단가, 의약학가, 수·당 시대隋唐時代

○ 손사막孫思邈(581-682) : 당 시대 도사, 의약학자.

○ 이전李筌 : 당 현종 시대인唐玄宗时人. 호号는 달관자達觀子. 숭산 소실산에서 《황제음부경소黃帝阴符经疏》를 얻음,

○ 종리권鐘離權 : 전설적 도교 8선 중의 한분. 성은 '종리', 이름은 권 자字는 운방雲房.

○ 여동빈呂洞賓(798-?) : 당대 도사, 8선. 성은 여 이름은 암嵒, 자字는 동빈

○ 진박陳朴 : 당말 오대인 자 충용冲用. 종리권에게 도를 전수받음.

○ 유해섬劉海蟾 : 오대도사. 이름은 조操. 자字는 소원昭遠,

○ 김가기金可紀 : 신라인, 신라 문성왕(838~) 때에 당唐에 유학 빈공과에

합격, 신선술에 매료되어 관직을 버리고 종남산 자오곡에서 종리권에게 도학을 공부 신선을 이룸, 당의 선종宣宗(대종 11년, 857년 12월)이 어명으로 그를 불렀으나 "신은 옥황대제의 조서를 받아 영문대시랑英文臺侍郎이 되어 내년 2월 25일에 하늘로 올라가야합니다."하고 어명을 거절하고 다음해 2월 25일 아름다운 꽃들이 만발한 봄날 종남산 자오곡 위로 오색구름이 일고 학이 울며 봉황이 날고 생황 퉁소의 악기소리가 천상에서 고아하게 들려오면서 푸른 옥으로 만든 화려한 수레가 형형색색의 깃발을 앞세우고 하늘에서 내려왔다. "옥황상제의 사자가 도인을 모시러 왔다." 김가기는 2000여명이 지켜보는 가운데 수레에 올라타 하늘로 올라갔다.

송·금·원. 시대宋·金·元 時代

○ 진단陳摶 (?-989) : 북송 초 도사. 자, 도남圖南, 호, 부요자扶搖子.

○ 장백단張伯端 (984-1082) : 북송도사. 도교 내단파 남종개산조사.

○ 백옥섬白玉蟾 (1194-?) : 남송도사. 도교 내단파 남종 제5조.

○ 팽사彭耜 : 남송 말 도사. 자 계익季益, 호 학림鶴林. 백옥섬에게 사사받음.

○ 이도순李道純 : 송말 원초 전진도사 자 원소元素, 호 청암清庵.

○ 왕중양王重陽 (1112-1170) : 금대도사, 도교 전진도 창시자. 명 중부中孚 자 윤경允卿.

○ 마단양馬丹陽 (1123-1183) : 금대도사, 전진도 북7진. 명 옥鈺, 자 宜甫.

○ 손불이孫不二 (1119-1182) : 금대여도사. 호 청정산인清靜散人, 마단양의 처, 금나라 대정9년(1169), 왕중양의 지도를 받고 출가하여 도를 이룸.

○ 담처단潭處端(1123–1185): 금대도사 자 백옥伯玉

○ 학대통郝大通 (1140–1212) : 금대도사. 명 린磷, 자 태고太古,

○ 왕처일王處一 (1142–1217) : 금대도사 전진교 북7진. 호 옥양자玉陽子,

○ 유처현劉處玄 (1147–1203) : 금대도사. 자 통밀通妙, 호 장생자長生子

○ 구처기邱處機 (1148–1227) : 금대 원초 도사. 도교전진도 북칠진. 용문파 창시자.

○ 황원길黃元吉 (1271–1325) : 원대 도사, 자 희문希文, 호 중황선생中黃先生

명 · 청조 시대明淸祖時代

○ 장삼풍張三豊 : 원 · 명 도사 명 통通, 자 군실君实, 호 현현자玄玄子

○ 오수양伍守陽(1573–1644) : 용문파 제8대종사 자 단양端阳 호 충허자沖虛子 유화양과 함께 오류파라고 함.

○ 왕상월王常月(?–1680) : 명말 청초 도사 명 평平, 호 곤양자昆陽子

○ 유일명劉一明(1734–1821) : 청대도사 호 오원자悟元子.

○ 유화양柳華陽(1736--?) : 청대인 《혜명경慧命经·序》의 저자. 어렸을 때 불교를 신봉하여 출가했다가 오충허 진인을 만나 대도에 이름.

○ 민일득閔一得(1749–1836) : 청대도사 초명 초부苕尃, 자 보지補之, 소간 小艮,

○ 설양계薛陽桂 : 청조 오중인 자 심향心香 금개산에서 민일득에게 사사받음 《금선직지성명진원金仙直指性命真源》저작.

○ 이서월李西月(1806–1856): 청조 악산인 본명 이평권李平权, 호 함허涵虛.

후기 後記

나는 이 책을 영축산 아래 영지곡, 통도사 윗마을 지산동에서 집필했다. 그 후 그곳을 떠나 소백산 자락 용문사가 있는 예천군 용문면 금당실에 둥지를 틀게 되었다. 그렇다 보니 집필 1년여가 지나서야 용문의 금당실에서 이 책이 햇빛을 보개된 것이다.

나는 마을 이름이 범상하지 않는 '용문龍門'과 '금당실金塘室'의 유래에 대해서 알아보았으나 어떤 답을 구하지 못했다. 그래서 내 나름대로 다음과 같은 일설一說을 내세우고 또 주장하고자 한다.

용문龍門은 용이 출입하는 문이다. 중국 황하黃河 중류의 급한 여울목을 용문龍門이라고도 하는데, 잉어가 이곳을 뛰어 오르면 용龍이 된다는 전설이 있으며 여기서 등용문登龍門이라는 어원이 생겼다. 용龍이 사는 곳은 담潭, 연淵, 소沼, 당塘 등이다. 그러니까 당실塘室은 용龍이 사는 내실이다. 금金은 황금黃金을 말한 것이다. 그래서 금당실金塘室은 황룡黃龍이 사는 내실이며 용문龍門을 통하여 출입하는 것이다. (오행으로는 金을 西로 보아 白龍으로도 볼 수 있다) 그리고 금당실 마을이 정감록에서 말하는 십승지十勝地의 하나이기도 하여 이것은 모든 병난을 수호신인 용龍이 지켜준다고 믿고 싶으며 풍수학적으로는 연화부수형蓮花浮水形으로 큰 연못에 연꽃이 떠있는 형국이니 이 연못 안에 용龍이 살고 있다고 보는 것은 당연하다. 이 고장 출신 서예가 초정草丁 선생님께서 용도천문龍跳天門(용이 하늘 문으로 뛰고 있다)이라고 휘호를 내리신 것만 보아도 용龍이 사는 마을임에는 틀림없다고 우겨본다.

나는 어리석음을 감수하고 이 인연설因緣說을 내세우는 것은 내가 태어난 곳이 영광靈光이고 영영자靈靈子의 문하에서 영보필법靈寶畢法을 배우고 영취산靈鷲山 아래 영지곡靈芝谷에서 수련을 하는 등 영靈과의 인연을 가졌다면, 전진도 용문파龍門派의 후예가 되어 용문사龍門寺가 있고 용문龍門이 있고 용龍이 하늘 문을 향하여 도약하는 용龍이 살고 있는 내실에서 『신용호비결新龍虎秘訣』을 출간하게 된 것도 용龍과의 인연이 있을 것이라고 믿어서이다. 이렇게까지 지푸라기라도 잡아보는 심정으로 믿어보려 하고 또 주장하는 것은 이제 막 햇빛을 보개 된 신생아 용호龍虎의 장래가 천문을 향해 비승할 수 있기를 간절히 바라기 때문일 것이다.

북창北窓 선생의 『용호비결龍虎秘訣』이 햇빛을 본 지도 어언 470여 년이 지났다. 우리나라에서 선도仙道의 교재가 일천한 가운데 북창 선생의 『용호비결』은 캄캄한 적막속의 한 줄기 횃불이었을 것이다. 이 『용호비결』을 교재로 지금까지 수많은 사람들이 선도의 길을 걸었으리라! 나도 이 내용을 탐독해 보았으나 공부가 익어감에 따라 불미스럽게도 이것은 아니라는 확신이 들었다. "수단지도修丹之道는 지극히 간단하고 지극히 쉽다."로부터 시작한 이 수단修丹이라는 단어나 문장이 100% 이해 불가다. 폐기閉氣와 태식胎息, 주천화후周天火候가 선도의 전부인 양 소개하였으나,

이것을 그대로 따라 공부하고 있는 선도인 들이 없기만을 바랄 뿐이었다.

북창北窓 정렴鄭𥖅(1506~1549)은 당시 선도의 일가를 이룬 선생의 지도 없이 독학으로 공부 한 자체부터 방문좌도傍門左道의 길을 걷게 된 것이라고 나는 단언한다. 우리나라에서 신선의 경지에 오른 김가기, 최치원 등은 중국에서 직접 스승들에게 사사받음으로써 높은 경지를 이루어 내지 않았는가? 이것이 우리에게 주는 교훈이다.

북창이 살았던 그 시대는 중국과 문물의 교류가 지금처럼 활발하지 않아 선도에 관한 각종 정보가 미흡했을 것이고 무엇보다도 직접 스승을 만나는 기회를 갖지 못했을 것이므로 이미 수입되어 있는『주역참동계』등 일부 서적에 의존할 수밖에 없다는 당시의 수련환경이 이러한 결과를 초래하게 한 것이라고 보여 진다. 그리고 북창은 동시대를 살면서 도학을 숭배하고 공부했던 선배인 화담 서경덕(1489~1546)과도 지근거리에서 있으면서도 교류가 없었던 것으로 보이는데 만약 이 두 사람이 서로 만나서 당시의 선도를 담론하고 서적을 펴내고 후학들을 길러냈다면 우리나라 선도도 많은 발전을 가져 왔을 것이다. 라는 생각을 떨쳐버릴 수 없다.

나는 이 글을 쓰는 동안『신용호비결』을 통해서 독자들에게 도가의 전통공법을 알기 쉽고 정확하게 전해야 한다는 압박감에서 벗어날 수 없었다. 특히 5천년을 이어온 도가의 전통 공법은 대부분 직설적 표현이 아닌 은유법이나 비유법으로 포장되어 있는 것이 사실이다. 당시當時의 이러한 전수방법은 응당 이해가 되기는 하지만 시대적 변천에서 오는 변화를 받아들이기 위해서는 이쯤해서 이 포장을 풀어야 한다는 것도 나의 몫이라고 생각되어 압박감은 더해졌다. 특히 전문 용어나 생소한 단어를 해석하는데 많은 어려움이 있었고 해석에 다양성을 갖고 있어서 여러 측면에서 많은 설명을 필요로 하지만 한정된 지면이다 보니 친절하게 설명할 수 없게 되어 이 약속은 공수표가 되어 버렸으나 독자들이 이해하기 어려운 부분은 여러 번 읽고 수련하여 체험해 보기를 권한다. 특히 이 책의 주제가 정좌수련 위주로 초점을 맞추다 보니 기타 외동공 및 보조공 등은 수련방법을 모두 공개 하지도 못했다는 점은 아쉬움으로 남는다.

이 책에서는 선도의 기초학문 부분에 가능한 지면을 할애했고 다음으로 정좌수련의 중요성을 감안 실재 수련하는 공리 과정을 가능한 자세하게 다루려고 했으나 이 모든 것을 글로 옮기기에는 부족한 역량 때문에 한계가 있었다는 것을 솔직하게 고백한다. 생각 같아서는 상황이 허락된다면 여기서 다루지 못했던 여러 가지 공리 공법과 천선공의 수련법을 모아 속편을 만들고 싶은 욕심이 있으나 이것은 장담할 일은 아니다.

그러나 선도공부를 지향하는 여러 도반들과는 각종 인터넷 매체를 통해 질의응답이나 토론 등으로 많은 정보를 교류하기를 희망한다.

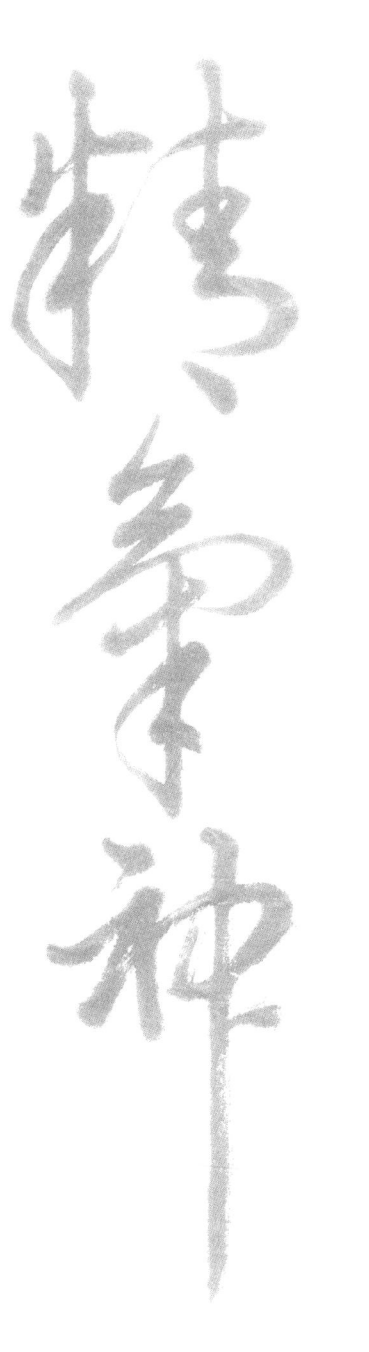